新編　顎関節症

改訂版

一般社団法人
日本顎関節学会 編

［編集委員］
古谷野　潔
和気　裕之
久保田英朗
小林　　馨
髙木　律男
矢谷　博文
依田　哲也

永末書店

編者・執筆者一覧

［編集委員］
古谷野　潔　　九州大学大学院歯学研究院口腔機能修復学講座　教授
和気　裕之　　みどり小児歯科　院長
久保田英朗　　佐賀大学医学部　臨床教授
小林　　馨　　鶴見大学歯学部口腔顎顔面放射線・画像診断学講座　教授
髙木　律男　　新潟大学大学院医歯学総合研究科顎顔面口腔外科学分野　教授
矢谷　博文　　大阪大学大学院歯学研究科顎口腔機能再建学講座クラウンブリッジ補綴学分野　教授
依田　哲也　　東京医科歯科大学大学院医歯学総合研究科顎顔面外科学分野　教授

［編集協力委員］
池田　順行　　新潟大学大学院医歯学総合研究科顎顔面口腔外科学分野　助教
城戸　瑞穂　　佐賀大学医学部生体構造機能学講座組織・神経解剖学分野　教授
澁谷　智明　　日立製作所京浜地区産業医療統括センタ横浜健康管理センタ
下田　信治　　鶴見大学歯学部口腔解剖学講座　教授
田中　栄二　　徳島大学大学院医歯薬学研究部口腔顎顔面矯正学分野　教授
田村　康夫　　朝日大学　副学長・教授
宮岡　　等　　北里大学医学部精神科学　主任教授
宮地　英雄　　北里大学医学部精神科学　講師
村上賢一郎　　赤穂市民病院歯科口腔外科

［執筆］
五十嵐千浪　　鶴見大学歯学部口腔顎顔面放射線・画像診断学講座　准教授
井川　知子　　鶴見大学歯学部クラウンブリッジ補綴学講座　助教
石橋　克禮　　鶴見大学　名誉教授
井上　富雄　　昭和大学歯学部口腔生理学講座　教授
井上農夫男　　北海道大学　名誉教授
今村　佳樹　　日本大学歯学部口腔診断学講座　教授
井本　研一　　東京歯科大学千葉歯科医療センター放射線科　助教
大久保昌和　　日本大学松戸歯学部有床義歯補綴学講座　専任講師
岡田　明子　　日本大学歯学部口腔診断学講座　准教授
小川　　匠　　鶴見大学歯学部クラウンブリッジ補綴学講座　教授
小木　信美　　愛知学院大学歯学部顎口腔外科学講座　准教授
小野　康寛　　ひたちなかファミリアデンタルクリニック　院長
覚道　健治　　大阪歯科大学　名誉教授
川上　哲司　　奈良県立医科大学口腔外科学講座　講師
木野　孔司　　木野顎関節研究所　所長
窪　　寛仁　　大阪歯科大学口腔外科学第二講座　講師
窪木　拓男　　岡山大学大学院医歯薬学総合研究科インプラント再生補綴学分野　教授
久保田英朗　　佐賀大学医学部　臨床教授
栗田　賢一　　愛知学院大学歯学部顎口腔外科学講座　教授
桑鶴　利香　　九州大学大学院歯学研究院口腔機能修復学講座

小出　恭代　日本大学松戸歯学部有床義歯補綴学講座　助手
後藤　滋巳　愛知学院大学歯学部歯科矯正学講座　教授
小林　馨　鶴見大学歯学部口腔顎顔面放射線・画像診断学講座　教授
古谷野　潔　九州大学大学院歯学研究院口腔機能修復学講座　教授
近藤　壽郎　日本大学松戸歯学部顎顔面外科学講座　教授
佐々木啓一　東北大学大学院歯学研究科口腔システム補綴学分野　教授
佐藤　博信　福岡歯科大学口腔医療センター　センター長
佐野　司　鶴見大学歯学部口腔顎顔面放射線・画像診断学講座　非常勤講師
柴田　考典　北海道医療大学歯学部生体機能病態学系組織再建口腔外科学分野　前教授
澁谷　智明　日立製作所京浜地区産業医療統括センタ横浜健康管理センタ
島田　淳　医療法人社団グリーンデンタルクリニック　理事長
下田　信治　鶴見大学歯学部口腔解剖学講座　教授
杉﨑　正志　鶴見大学歯学部口腔顎顔面放射線・画像診断学講座　特任教授
諏訪　文彦　大阪歯科大学　名誉教授
高橋　哲　東北大学大学院歯学研究科口腔病態外科学講座顎顔面・口腔外科学分野　教授
田口　望　医療法人 田口歯科医院　理事長
玉置　勝司　神奈川歯科大学大学院歯学研究科顎咬合機能回復補綴医学講座　教授
田村　康夫　朝日大学　副学長・教授
千葉　雅俊　東北大学病院歯科顎口腔外科　講師
築山　能大　九州大学大学院歯学研究院歯科医学教育学分野　教授
長谷川信乃　朝日大学歯学部附属病院口腔構造機能発育学講座小児歯科学分野　講師
馬場　一美　昭和大学歯学部歯科補綴学講座　教授
濱田　良樹　鶴見大学歯学部口腔顎顔面外科学講座　教授
藤澤　政紀　明海大学歯学部機能保存回復学講座歯科補綴学分野　教授
船登　雅彦　昭和大学スポーツ運動科学研究所　教授
本田　和也　日本大学歯学部歯科放射線学講座　教授
前川　賢治　岡山大学大学院医歯薬学総合研究科インプラント再生補綴学分野　准教授
鱒見　進一　九州歯科大学口腔機能学講座顎口腔欠損再構築学分野　教授
松浦　尚志　福岡歯科大学咬合修復学講座冠橋義歯学分野　准教授
松香　芳三　徳島大学大学院医歯薬学研究部顎機能咬合再建学分野　教授
松本　邦史　鹿児島大学病院放射線診療センター顎顔面放射線科　講師
宮岡　等　北里大学医学部精神科学　主任教授
宮澤　健　愛知学院大学歯学部歯科矯正学講座成人矯正歯科特殊診療科　教授
宮地　英雄　北里大学医学部精神科学　講師
村上賢一郎　赤穂市民病院歯科口腔外科
矢谷　博文　大阪大学大学院歯学研究科顎口腔機能再建学講座クラウンブリッジ補綴学分野　教授
山内　健介　東北大学大学院歯学研究科口腔病態外科学講座顎顔面・口腔外科学分野　准教授
山口　泰彦　北海道大学大学院歯学研究院口腔機能学分野冠橋義歯補綴学教室　教授
湯浅　秀道　国立病院機構豊橋医療センター歯科口腔外科　医長
和気　裕之　みどり小児歯科　院長
和嶋　浩一　慶應義塾大学医学部歯科・口腔外科学教室　非常勤講師
依田　哲也　東京医科歯科大学大学院医歯学総合研究科顎顔面外科学分野　教授

（五十音順）

改訂版 序文

一般社団法人日本顎関節学会は，定款にその目的を「顎関節学に関する研究，教育，診療についての会員の能力向上に努め，もって国民の健康と福祉の増進に寄与すること」と定め，種々の活動を行っています．こうした活動の一環として学会誌のみならず，顎関節症に関する書籍，顎関節症の概念，分類，診断基準，ガイドラインなどを発表してきました．なかでも書籍「顎関節症」は，顎関節症について一般に認められている基礎から臨床までの分野を網羅し，臨床現場で実際に役立つ専門書として企画され，2003 年に初版が発刊されました．

本会は 1998 年に「顎関節症をはじめとする顎関節疾患の診断，治療にあたる専門的知識と経験を有する歯科医師又は医師を育成するとともに，国民の健康福祉増進に寄与すること」を目的として認定医制度を設け，2008 年には専門医制度へと発展させました．そして 2013 年には専門医に加えて，さらに広い範囲の臨床医が顎関節症の臨床に携わり，より多くの国民の健康増進に寄与するべく新認定医制度を設けました．

同じ 2013 年に，書籍『顎関節症』が発刊以来 10 年を経たのを機に，時代の変遷とともに得られた新知見を盛り込み，内容を一新して『新編 顎関節症』として発刊しました．『新編 顎関節症』は，学会が策定した専門医研修カリキュラムを網羅し，専門医・新認定医試験を受験しようとする会員必携の書となるように工夫し編集されました．以来，『新編 顎関節症』は，新認定医および専門医を目指す歯科医師に対する教育・研修のための教科書としても用いられてきました．

この間，世界では 1992 年に発表された顎関節症の研究用診断基準である RDC/TMD（Research Diagnostic Criteria for TMD）の妥当性が，大規模臨床研究を基盤に再検討され，2014 年に顎関節症の世界標準とも言える DC/TMD（Diagnostic Criteria for TMD）が公表されました．こうした動きを受けて，本会に「学会症型分類と RDC/TMD 分類の検証委員会」が設置され，本会が作成した顎関節症の症型分類等と世界標準の病態分類等との整合性が検討され，「顎関節症の概念 2013」，「顎関節症の病態分類 2013」，「顎関節・咀嚼筋の疾患あるいは障害 2014」，「顎関節症と鑑別を要する疾患あるいは障害 2014」が次々に発表されました．これら近年の知見は大変重要であり，これに伴って専門医が研修すべき内容も大きく変化しましたが，その内容のすべてが

『新編 顎関節症』に掲載されていたわけではありませんでした．そこで今回，これらを中心にこの５年間の新知見を検証し，追加・修正すべき内容を精選して盛り込んだ改訂版を発行することとしました．

今回の改訂版が，顎関節症の教育，研究，臨床の進歩発展に貢献し，より多くの国民がよりよい顎関節治療を受けられることに寄与することを願い，序文といたします．

一般社団法人 日本顎関節学会　理事長
古谷野　潔

序文

初版『顎関節症』は，顎関節学会編として2003年に発刊されました．以来10年が経過しましたが，時代の変遷とともに顎関節症にかかわる新知見が加わり，診断法の再検討が求められるようになりました．そこで，一般社団法人日本顎関節学会では，『新編　顎関節症』として，顎関節症に関する最新情報を盛り込んだ本を発刊することにしました．

学会では，顎関節症を「顎関節や咀嚼筋の疼痛，関節雑音，開口障害または顎運動異常を主要症候とする慢性疾患の総括的診断名」として定義し，Ⅰ型～Ⅴ型までの5つの症型に分類しています．この診断基準や症型分類は，学会により1996年に提案されたもので，2001年に「顎関節症診療に関するガイドライン」が発刊され，以後10年以上にわたり臨床や教育の場で広く用いられてきました．この症型分類は，各施設間での顎関節症の診断とそれに基づく治療成績の比較検討を可能とし，顎関節症の検査，診断，治療および研究に大きく貢献してきました．しかし，この分類は，わが国独自のもので診断基準の信頼性・妥当性の検証は行われておらず，患者が示すいくつかの症候のうち最も重いものを取り上げ，症型として診断するため，必ずしもその診断が実際の治療ニーズと合致するとは限らない場合もありました．

一方，米国口腔顔面痛学会（AAOP）は，顎関節症（TMD）を含む口腔顔面痛患者を身体軸（Axis Ⅰ）と精神軸（Axis Ⅱ）の2軸で診断することを推奨し，Research Diagnostic Criteria/TMD（RDC/TMD）なるガイドラインを提唱，2012年には，それをさらに検証し改訂したDC/TMDが策定されました．そのため，本学会では「学会症型分類とRDC/TMD分類の検証委員会」を2012年に組織し，顎関節症診断基準の改訂を行うことにしました．検証にあたっての原則として，新分類は，①国際分類（RDC/TMDまたはDC/TMD）と可及的に整合性を持たせること，②最近の研究成果を可能なかぎり取り入れること，③病態名を使用すること，④重複診断を許し系統診断は廃止すること，⑤Axis Ⅱの考慮は必要であるが，現時点でよいスクリーニング法や診断法が存在しないため今回の記載は見送ること，⑥Ⅴ型は用いないことなどを委員会で取り決め，検証作業を続けてきました．また，学会の専門医資格を有する会員に対するアンケート調査を実施するとともに，委員会改訂案に対するパブリックコメントを広く募集し，2013年7月学会としてようやくその改定案がまとまりました．今後，この改訂案に沿った顎関節症の分類が行われることになりますので，本書で読者に詳しく紹介することにしました．

現在，学会が認定する歯科顎関節症専門医は326名，病院などの施設に所属する指導医は196名を数え，本学会が提示する診療ガイドラインに従って診断・治療を行い，わが国の歯科医療に貢献しています．一方，近年の多岐にわたる内外の過多な医療情報の氾濫や，正確でない伝聞などが顎関節症の患者を誤った方向へ誘導する場合もあり，学会では，将来広告可能な専門医（制度）の取得を目指しています．これは，初期治療を担当する歯科医師や医師が症状への対処に苦慮する患者に遭遇した場合，速やかに「歯科顎関節症専門医」に紹介することにより，顎関節症に対する良質な医療を提供できるようにするためです．

2013年7月で，一般社団法人日本顎関節学会が定めた旧認定医制度および暫定専門医制度が終了します．それに伴い学会では，専門医制度を整備し新しい認定医制度を立ち上げ，顎関節症を適切に診断・治療できる専門医や指導医ならびにそれらを養成する研修施設を増やしたいと考えています．本書の内容は，学会が策定した専門医・認定医の研修施設での研修カリキュラムの内容を網羅しており，専門医・認定医試験を受験しようとする会員に対して必携の教科書となるように工夫しました．また，学術講演会や学術大会のプログラムの内容も研修カリキュラムの内容に合わせて実施し，会員が積極的に学術講演会や学術大会に参加し，専門医・認定医の資格取得を目指してもらうようにしました．

本書が顎関節症の診療や研究の進歩発展に，より一層寄与できるように願うものであります．

一般社団法人 日本顎関節学会　理事長
久保田英朗

目次

新編　顎関節症

改訂版

一般社団法人
日本顎関節学会 編

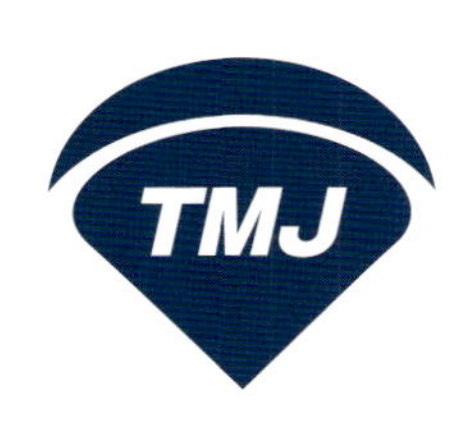

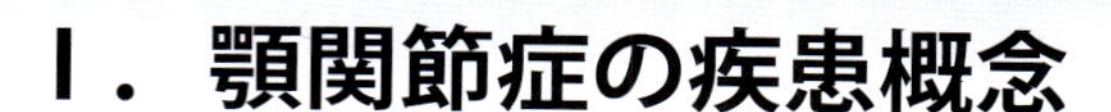

Ⅰ．顎関節症の疾患概念

1-1．顎関節症の概念

1956 年，上野は「顎運動時の関節痛，関節雑音および顎運動異常を主症状とし，顎関節部の腫脹，発赤，熱感などの明確な急性炎症症状を欠く症候群」に対して，本邦で最初に“顎関節症”という病名を提唱した．その後の顎関節疾患に対する研究の進歩と，CT 像や MR 画像など各種の画像診断法や顎関節鏡視法などの導入によって，顎関節症の病態が詳細に解明されるようになり，“顎関節症”という病名で一括りにされてきた疾患には，病態の異なる各種の疾患が包含されていることが次第に明らかになってきた[1)]．

一般社団法人日本顎関節学会の前身である顎関節研究会は，「顎関節症に関する小委員会」，「病名検討委員会」，「顎関節症診断法検討委員会」などの各種委員会を設置し，「顎関節症の疾患概念」，「顎関節症の症型分類」，「顎関節症の診断基準」および「顎関節症における各症型の診断基準」などを公表し，2001 年には「顎関節症診療に関するガイドライン」を作成した[2)]．これらは，本邦の諸施設に広く普及し，各施設間での診断とそれに基づく治療成績の比較検討が可能となり，顎関節症の検査，診断，治療および研究面における進歩に大きく貢献してきた[1)]．

しかしながら，当初は 5 年間程度で見直しを行う予定であったにもかかわらず，「顎関節症診療に関するガイドライン」が公表されてから 10 年以上が経過し，時代の変遷とともに顎関節症の症型分類などについても再検討が求められるようになった．そのため，学会では「学会症型分類と RDC/TMD 分類の検証委員会（2012 年）」を組織し，学会の専門医資格を有する会員に対するアンケート調査を実施するとともに，委員会改訂案に対するパブリックコメントを広く募集し，最終的に検証結果を以下のようにまとめた．

1）顎関節症の概念（表 1）

顎関節症は，顎関節や咀嚼筋の痛み，関節（雑）音，開口障害ないし顎運動異常を主要症候とする障害の包括的診断名である．その病態は咀嚼筋痛障害，顎関節痛障害，顎関節円板障害および変形性顎関節症である．

付記：顎運動異常には，開閉口時の顎運動経路の左右側への偏位，開閉口時の顎運動の引っかかり，また閉口障害等が含まれる．顎関節症の症候としての閉口障害はまれではあるが，顎関節円板後方転位，顎関節円板後部組織の重畳あるいは開口時の顎関節円板後方転位（オープンロック）等により発現することがある．

表 1　顎関節症の概念（2013）．

顎関節症は，顎関節や咀嚼筋の痛み，関節（雑）音，開口障害あるいは顎運動異常を主要症候とする障害の包括的診断名である．その病態は咀嚼筋痛障害，顎関節痛障害，顎関節円板障害および変形性顎関節症である．

【2013年の修正のポイント】
顎関節症は，最も頻繁にみられる顎関節・咀嚼筋の障害（most common temporomandibular disorders）である．顎関節症は，いくつかの障害を包括した診断名であり疾患ではないため，「疾患」という用語は概念から削除する．顎関節症には急性障害も含まれるため，「慢性」という用語は概念から削除する．各病態の名称は顎関節症の病態の変更に伴い，「咀嚼筋痛障害，顎関節痛障害，顎関節円板障害および変形性顎関節症」に変更する．

2）顎関節症の診断基準

「顎関節症」の診断基準は，以下の２要件を満たすことである．

１．① 顎関節や咀嚼筋など（咬筋，側頭筋，内側および外側翼突筋の４筋のほかに顎二腹筋，胸鎖乳突筋を含む）の痛み，② 関節（雑）音，③ 開口障害ないし顎運動異常の主要症候のうち，少なくとも１つ以上を有する．

２．１．の主要症候と類似の症候を呈する疾患（顎関節症と鑑別を要する疾患あるいは障害〈表２参照〉）を除外する．

なお，各種の画像検査において関節円板や関節硬組織の位置や形態に異常が認められても，顎関節症の診断基準１．の要件を満たさない場合は顎関節症と診断しない[1)]．

（覚道健治）

表２　顎関節症と鑑別を要する疾患あるいは障害（2014）．
顎関節症と鑑別を要する疾患あるいは障害は，① 顎関節症以外の顎関節・咀嚼筋の疾患あるいは障害（表３）と，② 顎関節・咀嚼筋の疾患あるいは障害以外の疾患とに大別される．顎関節症と鑑別を要する疾患あるいは障害のうち，顎関節・咀嚼筋の疾患あるいは障害以外の疾患は，この表に示されているように多岐にわたり，頭蓋内疾患をはじめ顎関節周囲の隣接器官である歯性疾患，咀嚼筋，側頭骨，顎骨などの腫瘍性あるいは炎症性疾患，各種耳鼻咽喉科疾患，筋・骨格系，心臓・血管系の疾患，神経系の疾患，頭痛，精神神経学的疾患などがある．臨床においては，いかなる疾患における診断と同様，顎関節症の診断においても顎関節という一器官としてのみ捉えるのではなく，全身とのかかわりから総合的に診断すべきであり，各関連専門診療科との対診を含め，慎重に対応しなければならない[1)]．

Ⅰ．顎関節症以外の顎関節・咀嚼筋の疾患あるいは障害
顎関節・咀嚼筋の疾患あるいは障害（2014年）参照

Ⅱ．顎関節・咀嚼筋の疾患あるいは障害以外の疾患
1．頭蓋内疾患　出血，血腫，浮腫，感染，腫瘍，動静脈奇形，脳脊髄液減少症など
2．隣接臓器の疾患
　1）歯および歯周疾患　歯髄炎，根尖性歯周組織疾患，歯周病，智歯周囲炎など
　2）耳疾患　外耳炎，中耳炎，鼓膜炎，腫瘍など
　3）鼻・副鼻腔の疾患　副鼻腔炎，腫瘍など
　4）咽頭の疾患　咽頭炎，腫瘍，術後瘢痕など
　5）顎骨の疾患　顎・骨炎，筋突起過長症（肥大），腫瘍，線維性骨疾患など
　6）その他の疾患　茎状突起過長症（Eagle 症候群），非定型顔面痛など
3．筋骨格系の疾患　筋ジストロフィーなど
4．心臓・血管系の疾患　側頭動脈炎，虚血性心疾患など
5．神経系の疾患　神経障害性疼痛（三叉神経痛，舌咽神経痛，帯状疱疹後神経痛など各種神経痛を含む），筋痛性脳脊髄炎（慢性疲労症候群），末梢神経炎，中枢神経疾患（ジストニアなど），破傷風など
6．頭痛　緊張型頭痛，片頭痛，群発頭痛など
7．精神神経学的疾患　抑うつ障害，不安障害，身体症状症，統合失調症スペクトラム障害など
8．その他の全身性疾患　線維筋痛症，血液疾患，Ehlers-Danlos 症候群など

【修正のポイント】
- 隣接臓器の疾患から「咀嚼筋の疾患」を削除し，「顎関節・咀嚼筋の疾患あるいは障害」に移動した．
- 各項目に含まれる疾患あるいは障害は，顎関節症の疑いにて歯科を受診する頻度が高いと思われる順に並べ替えた．
- 「7．精神神経学的疾患」に含まれる病名を新しくした．
- 「8．その他の全身性疾患」を新たに加えた．
- 新たにいくつかの病名を加えた（脳脊髄液減少症，非定型顔面痛，ジストニア，神経障害性疼痛，筋痛性脳脊髄炎，線維筋痛症，血液疾患など）．

表３　顎関節・咀嚼筋の疾患あるいは障害（2014）．

A. 顎関節の疾患あるいは障害（temporomandibular joint diseases or disorders）

1．先天異常・発育異常（congenital or growth abnormality）
　1）下顎骨関節突起欠損（aplasia of the condylar process）
　2）下顎骨関節突起発育不全（hypoplasia of the condylar process）
　3）下顎骨関節突起肥大（hyperplasia of the condylar process）
　4）先天性二重下顎頭（congenital bifid condyle）
2．外傷（trauma）
　1）顎関節脱臼（luxation of the temporomandibular joint）
　2）骨折（下顎骨関節突起，下顎窩，関節隆起）（fracture of the condylar process, articular fossa and/or articular eminence）
3．炎症（inflammation）
　1）非感染性顎関節炎（noninfectious arthritis, sprains, strains）
　2）感染性顎関節炎（infectious arthritis）
4．腫瘍および腫瘍類似疾患（neoplasm and allied diseases）
5．顎関節強直症（ankylosis of the temporomandibular joint）
　1）線維性（fibrous）
　2）骨性（osseous）
6．上記に分類困難な顎関節疾患（unclassified other diseases of the temporomandibular joint）
（特発性下顎頭吸収 idiopathic progressive condylar resorption など）

B. 咀嚼筋の疾患あるいは障害（masticatory muscle diseases or disorders）

1．筋萎縮（amyotrophia）
2．筋肥大（myopachynsis）
3．筋炎（myositis）
4．線維性筋拘縮（myofibrotic contracture）
5．腫瘍（neoplasia）
6．咀嚼筋腱・腱膜過形成症（masticatory muscle tendon-aponeurosis hyperplasia）

C. 顎関節症（顎関節・咀嚼筋の障害）（most common temporomandibular disorders）

D. 全身疾患に起因する顎関節・咀嚼筋の疾患あるいは障害（temporomandibular joint and/or masticatory muscle diseases or disorders caused by systemic diseases）

1．自己免疫疾患（autoimmune diseases）
（関節リウマチ＊　rheumatoid arthritis of the temporomandibular joint など）
2．代謝性疾患（metabolic diseases）
（痛風＊＊　gouty arthritis of the temporomandibular joint など）

註1：咀嚼筋の疾患あるいは障害については，比較的発現がみられ，鑑別可能なものだけを挙げた．
註2：2001年改訂の顎関節疾患の分類の外傷性顎関節炎は，3．炎症　1）非感染性顎関節炎に含める．
註3：＊，＊＊の用語は，それぞれ平成30年度版歯科医師国家試験出題基準のリウマチ性顎関節炎，痛風性顎関節炎と同義である．

【Ⅰ：1-1.】文献

1)　日本顎関節学会編．顎関節症．京都：永末書店；2003．8-9．
2)　柴田考典．日本顎関節学会の「顎関節症診療のガイドライン」はどのようにして決められたのか．日顎誌 2012；24：3-16．

1-2. 顎関節症の病態分類

1）病態分類

日本顎関節学会によれば，顎関節症は，顎関節・咀嚼筋の疾患あるいは障害のうち，最も発症頻度の高い顎関節・咀嚼筋の障害をまとめたものである（前項の表3参照）．2014年に発表されたDiagnostic Criteria for Temporomandibular Disorders（DC/TMD）[1]のmost common temporomandibular disordersの病態分類とほぼ整合している．日本顎関節学会の顎関節症の病態分類（2013年）は表1のとおりである．

表1 顎関節症の病態分類（2013年）．

- 咀嚼筋痛障害 myalgia of the masticatory muscle（Ⅰ型）
- 顎関節痛障害 arthralgia of the temporomandibular joint（Ⅱ型）
- 顎関節円板障害 temporomandibular joint disc derangement（Ⅲ型）
  - a：復位性 with reduction
  - b：非復位性 without reduction
- 変形性顎関節症 osteoarthrosis/osteoarthritis of the temporomandibular joint（Ⅳ型）

註1：重複診断を承認する．
註2：顎関節円板障害の大部分は，関節円板の前方転位，前内方転位あるいは前外方転位であるが，内方転位，外方転位，後方転位，開口時の関節円板後方転位等を含む．
註3：間欠ロックの基本的な病態は復位性関節円板前方転位であることから，復位性顎関節円板障害に含める．

【2013年の修正のポイント】
症型分類ではなく，より明確に「病態分類」とした．病態を数字で呼ぶことは適切ではないため，病態の具体的名称を前に出し，数字はその後にかっこ書きで示した．すべての病態に英名を付与した．混乱を避けるため，註1，2，3を付与した．顎関節症はあくまで発症頻度の高い顎関節・咀嚼筋の障害の分類であり，顎関節症Ⅴ型は廃止する．DC/TMDと整合させるため，咀嚼筋痛障害 myalgia of the masticatory muscle（Ⅰ型）と顎関節痛障害 arthralgia of the temporomandibular joint（Ⅱ型）に名称変更する．「関節円板障害」の英名disc disordersは和製英語であるため，「顎関節円板障害 temporomandibular joint disc derangement（Ⅲ型）」に変更する．

2）咀嚼筋痛障害（Ⅰ型）

（1）咀嚼筋痛障害の定義と分類

顎運動時，機能運動時，あるいは非機能運動時に惹起される咀嚼筋の痛みに関連する障害と定義される．その痛みは，筋触診あるいは最大開閉口運動により再現されなければならない．

American Academy of Orofacial Pain（AAOP）は，咀嚼筋痛障害を局所筋痛（local myalgia），筋・筋膜痛（myofascial pain），中枢性機序による筋痛（centrally mediated myalgia），筋スパズム（muscle spasm），筋炎（myositis），線維性筋拘縮（myofibrotic contracture），新生物（neoplasia）に分類している[2]．また最近，RDC/TMD（1992）[3]に代わって発表されたDC/TMD（2014）の咀嚼筋痛障害の分類[1]は表2のようになっている．これらの病態のうち，局所性の病態である中枢性機序による筋痛，筋スパズム，筋炎，筋拘縮，新生物や全身性の病態である線維筋痛症などの発症頻度は非常に低く，DC/TMDでは咀嚼筋痛障害（myalgia）の主な病態として，局所筋痛（local myalgia），拡散を伴う筋・筋膜痛（myofascial pain with spreading），および関連痛を伴う筋・筋膜痛（myofascial pain with referral）をあげている[1]．咀嚼筋痛障害の病態のなかでは，特に筋・筋膜痛が重要であり，局所筋痛は筋・筋膜痛の特徴を欠く筋痛であると理解される．しかしながら，局所筋痛と筋・筋膜痛

表２　DC / TMD（2014）の咀嚼筋痛障害の分類．

1．Muscle pain
- A. Myalgia
  - 1．Local myalgia
  - 2．Myofascial pain
  - 3．Myofascial pain with referral
- B. Tendonitis
- C. Myositis
- D. Spasm

2．Contracture

3．Hypertrophy

4．Neoplasm

5．Movement disorders
- A. Orofacial dyskinesia
- B. Oromandibular dystonia

6．Masticatory muscle pain attributed to systemic/central pain disorders
- A. Fibromyalgia/widespread pain

の発症機序や病態生理学的な理解は十分に進んでいるとは言い難く，また，細病態ごとに特異的な治療法が確立されているわけではないことから，日本顎関節学会では咀嚼筋痛障害をDC/TMDのようにさらに細病態に分類することは行っていない．

咀嚼筋痛障害における痛みは主に筋線維自体と筋膜に由来しているが，実際には筋組織由来の局所性因子だけでなく，中枢性因子も含めて多くの病因因子が痛みの発現に関与していると考えられている．また，筋・筋膜痛という用語には慢性に経過しやすいという意味が含まれていないことから，筋・筋膜痛に代わってpersistent orofacial muscle pain（POMP）という用語を提唱する研究者もみられる[4]．

筋緊張に関しては，顎関節症患者の安静時の筋活動量は正常者に比べて高いとはいえないこと，実際に安静時には生じ得ないような持続的な筋緊張が発現しなければ，咀嚼筋痛が生じるとは考えにくいこと，筋緊張による筋痛誘発実験後の被験筋の筋痛は実験が終了すれば代謝が速やかに回復し，筋痛も間もなく消失するはずであるが，実際には実験の数日後まで持続することから，咀嚼筋痛障害の病因としての筋緊張説は現在では否定されている[5]．

（2）咀嚼筋痛障害の病態生理学

咀嚼筋痛障害に関する病態生理学には不明な点が多く，十分な解明には今後多くの研究が必要である．最新のエビデンスを集約すると，咀嚼筋痛の発生には，① 末梢の筋内における侵害受容機構，② 中枢における疼痛感受機構，③ 痛みのコーピング能力が関連しているということができる[4]．

末梢においては，咀嚼筋に加わる外来性外傷（頭部外傷など）や内在性外傷（大開口など）は筋線維および周囲組織の微小損傷を引き起こす．これらは，直接，間接的に自由神経終末を刺激し，咀嚼筋痛の発生につながる[6]．

咀嚼筋痛障害の重要な臨床所見である筋圧痛は，筋や筋膜における疼痛閾値が下がったいわゆる末梢性感作（peripheral sensitization）の存在を意味しており，また筋圧痛は患者が痛みを訴える筋以外の筋においても認められることから，中枢性感作（central sensitization）の存在も示唆されている[7]．複数のニューロペプタイドやアミンが末梢における筋痛の発現に関与していると思われる[8]．特に著しい痛みを生じる圧痛部位はトリガーポイント（trigger point）と呼ばれ，しばしば圧痛部位から周囲に拡散する痛み（spreading pain）を生じたり，圧痛部位と離れた特定の部位に関連痛（referred pain）を引き起こしたりすることが知られている[9]．トリガーポイントはα-運動ニューロンの筋接合部（終板）に位置していることが示唆されている[10]．特定の運動ニューロンの持続的活動により支配下の筋線維が収縮し，トリガーポイントの周囲に固く結節状の部分（トートバンド）が形成される．トリガーポイント部の筋線維の持続的収縮は低酸素状態（血流低下），pHの低下，炎症メディエイター前駆物質の蓄積を引き起こし，末梢の侵害受容器の活動性が増して疼痛閾値の低下を生じる．血流の低下には交感神経系の過敏化も関連しており，交感神経系の活動により侵害受容器が刺激されて痛みが生じる[11]．

咀嚼筋痛障害を有する患者は，しばしば片頭痛，腰痛，消化器性潰瘍など他のストレス性の疾患にも罹患しており[12]，また顎関節痛を有する患者と比較してより強い心理的障害を有していることが多い[13]ことから，ストレスや痛みの中枢における修飾機構が咀嚼筋痛障害に関連しているものと考えられる．睡眠不良はこの修飾機構に悪影響を及ぼし，筋痛と双方向の因果関係を有している[14]．心理社会学的因子は，筋痛の発症因子ではなく，治療に対する反応や筋痛の慢性化に関連しているようである[15]．

加えて，人種，文化，ストレスなどの環境因子は患者のコーピング能力や治療要求度と密接に関連しており，コーピング能力の低下は咀嚼筋痛障害の発生につながる[4]．

咬合と筋痛との関連は薄いようであり，ブラキシズムやクレンチング癖が咀嚼筋痛障害の発生に影響を及ぼすとするエビデンスは少なく，昼間の歯の接触癖との関係も不明である．

さらに最近，catechol-O-methyl transferase（COMT）とよばれる疼痛感受性に影響を及ぼすと考えられる遺伝子の存在が指摘されるようになっている[16]．

これら多くの咀嚼筋痛障害の原因因子のうち，患者によって異なる単独あるいは複数の因子が筋痛の発症に関わっているものと考えられる．

3）顎関節痛障害（II 型）

顎運動時，機能運動時，あるいは非機能運動時に惹起される顎関節の痛みに関連する障害と定義される．その痛みは，顎関節部の触診あるいは最大開閉口運動により再現されなければならない．

外来性外傷（顎頭蓋部の強打，気管挿管など）や内在性外傷（硬固物の無理な咀嚼，大あくび，睡眠時ブラキシズム，咬合異常など）によって顎関節痛やそれによる顎運動障害が惹起された病態で，その主な病変部位は，滑膜，円板後部組織，関節包，関節靭帯（主に外側靭帯）であり，基本的にはそれらの炎症により顎関節痛が生じる[17]．顎関節痛障害は顎関節円板障害や変形性顎関節症に併発して生じることが多いが，単独で出現することも少なくない．

咀嚼筋痛障害と同様に，重要な臨床所見である顎関節部の圧痛は，顎関節諸組織における疼痛閾値が下がったいわゆる末梢性感作の存在を意味しており，また，中枢における鎮痛作用をもつアセトアミノフェンのような鎮痛薬が顎関節痛に奏効することがあることから，中枢性感作の存在も示唆されている[7]．

4）顎関節円板障害（III 型）

（1）顎関節円板障害の概論

顎関節円板障害は，下顎頭－関節円板複合体を含むバイオメカニカルな関節内障害と定義される．顎関節内障（internal derangement of the TMJ）と同義である．主病変部位は関節円板と滑膜であり，関節円板の転位，変形，変性，穿孔，線維化により生じるとされている．歴史的にみると，1970 年代後半に Wilkes[18] や Farrar[19] が顎関節の造影検査や断層造影検査所見を発表したことによりその病態の解明が急速に進んだ．現在では MRI 検査により確定診断が可能である．顎関節症の各病態のなかで最も発症頻度が高く，患者人口の約 6 ～ 7 割を占めるといわれている[20]．関節円板は前方ないし前内方へ転位することがほとんどであるが，内方転位，外方転位，後方転位を認めることがある．また，いずれの方向に転位した場合でも，顎運動に伴って転位円板が下顎頭上に復位する場合と復位しない場合がある．

正常と円板前方転位の境界はクリアカットではなく，円板前方転位はスペクトラムであることに注意する必要がある．すなわち，円板の転位量が一つの顎関節の内方と外方で異なることは頻繁に見られ，外方のみあるいは内方のみ転位している部分関節円板前方転位（特に外側極でみられることが多い）も少なくない[21]．関節円板の後方肥厚部がちょうど下顎頭と関節隆起後方斜面の間にはさまって位置しているのがしばしば観察される．関節円板の転位方向や転位量によって，また円板転位が復位性か非復位性かによって臨床症状が異なってくる．

① 関節円板前方転位の細病態

関節円板転位の大部分を占める前方転位は開口時に関節円板が復位するものと復位しないものに大別される．前者は，開口時にクリックを生じて下顎頭が関節円板の後方肥厚部を乗り越えて中央狭窄部にすべりこんで下顎頭−円板関係は正常に戻るものの，閉口していくと（多くは咬頭嵌合位に戻る直前に）鈍いクリックを生じて円板が再び転位してしまうものである（図１）．開閉口時に一度ずつ生じるクリックは相反性クリックと呼ばれる．後者は，どのような下顎運動を行っても関節円板が前方へ転位したままであり，下顎頭の運動制限により開口障害が生じるものである（図１）．クローズドロック（closed lock）はこの非復位性の関節円板前方転位に随伴する開口障害の呼称である．クリック（弾撥音）はコクッという感じの持続時間の短い単音で，クレピタス（捻髪音）のような持続時間の長い摩擦音とは区別される．

さらに厳密に分類すれば，ときどき関節円板が前方へ転位してクリックが生じるという相反性クリックの前段階（間欠クリック）と，通常は間欠クリックあるいは相反性クリックの状態であるが，ときどき顎がひっかかって開かなくなるクローズドロックの前段階（間欠ロック）の病期が存在する．間欠クリックや相反性クリックを呈する復位性関節円板前方転位は非復位性関節円板前方転位に移行するリスクを抱えている．

このように顎関節円板障害のなかにも種々の細病態が存在し，顎関節円板障害はそれら細病態をまとめた包括診断名であることを理解しておく必要がある．

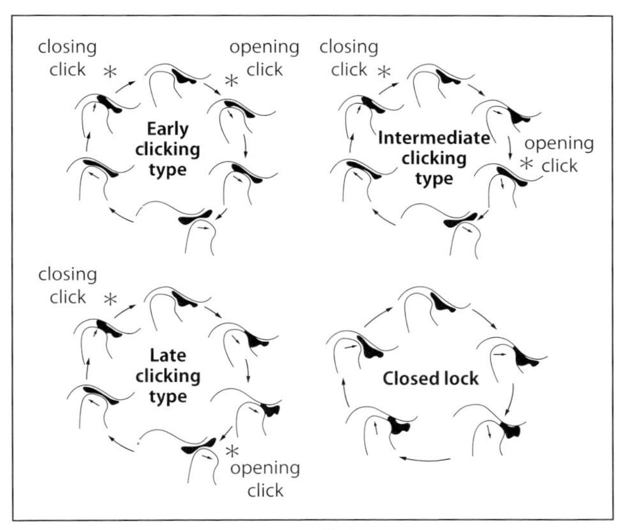

図１　顎関節円板障害の病態の模式図．

② 円板転位の原因

関節円板転位の発症機序に関しては現在のところ不明な点が多く，推測の域をでていないが，顎関節に加わる急性の過剰な負荷あるいは慢性の持続的な負荷によって関節包や下顎頭円板靭帯に伸展や断裂などの損傷が生じ，これが引き金となって下顎頭−関節円板の一体性が失われることにより発症するとされている[22]．

顎関節円板障害の好発年齢は10歳代から20歳代であることが明らかとなっている[23]．この年代では，欠損歯列や不良補綴装置は少ないことから，その原因は上下顎の成長のインバランス，顎の劣成長による顎関節部の異常負荷（負荷の方向，大きさの異常），あるいは顎関節構造の脆弱化による顎関節の対負荷能力の減弱が関与していると考えられている．

関節円板前（内）方転位は咬合異常やクレンチングなどの異常機能が引き起こす外側翼突筋上頭の過緊張による関節円板の前方への牽引力（lateral pterygoid pull）が原因であるとする説[24]があったが，現在では否定されている．

③ 顎関節円板障害の進行

正常顎関節における関節円板の形態は，円板中央狭窄部が前方および後方肥厚部に比べ薄くなった赤血球断面様（biconcave）である．ただ，円板上面の陥凹部は前方に，下面の陥凹部は後方にあり，前後にずれている点が赤血球とは異なる．この正常関節円板が関節円板転位に伴って変形することが顎関節造影撮影，MR画像によって明らかにされている[25]．円板変形の程度と顎関節円板障害の臨床症状には大きな関連がある[25]．

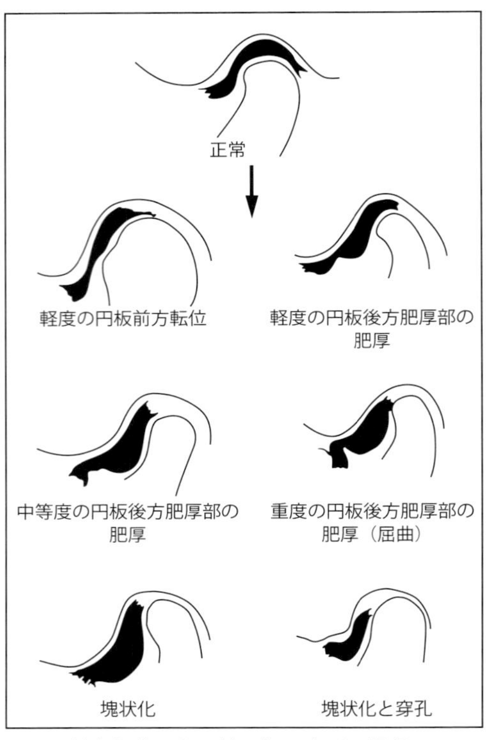

図２　前方転位した関節円板の変形の過程

まず，何らかの原因で関節円板が軽度，前方に転位する．この状態では，円板は正常形態を保っているが，関節円板が関節面から完全に転位すると，関節円板は次第に変形する．一般に，円板変形は円板後方肥厚部の肥厚から始まり，屈曲を経て，塊状化にいたる（図２）．この段階になると関節に加わる負荷は下顎頭から円板後部組織を経て下顎窩に加わることになる．円板後部組織は関節円板に比べはるかに脆弱なため，その力に耐えることができず，適切な処置を怠れば穿孔をきたすことも多い．関節軟骨には変性，破壊が生じ，変形性顎関節症へと移行する．しかしながら，顎関節円板障害は基本的にself-limiting*であり，変形性顎関節症へ移行するのは関節円板前方転位を起こした顎関節のごく一部であることに留意すべきである．

＊ self-limiting：時間経過に伴う症状の自然消退を期待できる，症状の自然消退傾向を有する，の意．

（２）復位性顎関節円板障害

開口時クリックが生じる時期は患者により異なるが，閉口時クリックはほとんどの場合咬頭嵌合位に戻る直前に生じる．また,開口時クリックは閉口時クリックと比較すると比較的明瞭なことが多く，可聴性であることもまれではないが，閉口時クリックは小さいことが多く，注意深く触診しても円板の脱位に伴う振動をとらえられないことも多い（図１）．

開口時クリックが生じる時期は関節円板の転位や変形の程度と相関があり，最大開口位に達する直前にクリックを認める場合（late opening click）のほうが開口初期にクリックが生じる場合（early opening click）よりも関節円板の転位や変形の程度は大きい．多くの場合，開口時に下顎頭上に復位した関節円板は閉口時に下顎頭とともに関節隆起を乗り越えて下顎窩に戻り，下顎が咬頭嵌合位に復する直前まで正常な位置を保っている．しかしながら，ときに閉口初期に閉口時クリックが生じることがあり，こういう場合は癒着などにより関節円板の可動性が失われていることが多く，難治性を示す．

雑音の種類から分類すると，関節円板の転位や脱位に伴って必ずしもいつも明瞭なクリックが生じるとは限らず，クリックの振動を触知できないいわゆる silent click や，クリックとクレピタスの混在したような雑音を認めることもある[26]．また，明瞭なクリックが生じる場合でも，相反性にクリックが生じる場合ばかりでなく，開口時や閉口時にのみクリックが触知される場合も少なくない．

また近年，相反性クリックが発生するのは，円板の復位や脱位に伴ういわゆる“on-off click”や“off-on click”だけでなく，非復位性関節円板前方転位例にも発生し，円板は復位しないが円板後部組織の下面の凸部を下顎頭が滑走する際にクリック様の雑音が発せられる場合（retrodiscal click）[27] や前方転位した円板が下顎頭によってより前方へ押出され，復位せずに関節隆起を越える際にクリック様の雑音（eminence click）が発せられる場合がある．また，円板転位がない場合でも下顎窩が深く，関節隆起の突出が著しい場合には，下顎頭と関節円板が関節隆起を越える際にクリック様の振動を発することがある[26]．これも eminence click とよばれる．

（3）非復位性顎関節円板障害

① 非復位性顎関節円板障害の概論

復位性顎関節円板障害の一部はやがて非復位性へと進行する．持続していたクリックは消失するが，前方に転位した関節円板が，患者のいかなる自発運動（開口運動，側方運動，前方運動など）によっても整位されずに永続的に前方転位したままの状態となり，患側下顎頭の前方移動量が制限され，それに伴って開口障害と開口路の患側偏位が生じる（図 1 ）．

しかし，常にこのような病態の進行過程をたどるとは限らず，無症状者やクリックの既往のない者にも非復位性顎関節円板障害が生じていることが数多く報告されている[28]．

② 非復位性顎関節円板障害の病態の進行

復位性顎関節円板障害の一部は，突然に開口量が最大 20 ～ 30mm に制限される強度の開口障害と開口時痛を示すいわゆる急性の非復位性顎関節円板障害に陥る．非復位性への移行は起床時に起こることが多い．急性の非復位性顎関節円板障害では円板外形はあまり変形しておらず，円板後部組織はまだそれほど伸展していないため，下顎頭の前方移動の制限が著しく，強度の開口障害と開口時関節痛を呈する．

復位性顎関節円板障害から開口障害が間欠的に生じる間欠ロックの病期を経て，永続的な非復位性顎関節円板障害に移行する場合もある．間欠ロックは夜間のクレンチングによって起床時に生じたり，硬固物を咀嚼した後に生じたりすることが多い．間欠ロックに陥った顎関節は非復位性顎関節円板障害に移行する率がきわめて高い[29]．

間欠ロックに陥った顎関節では，たとえば患者自身で側方運動を伴う開口動作をしたり，顎関節外側部を手で圧迫して開口したりすると，ロックを解除することができ，正常な開口量が得られることが多い．

まれには正常状態から突然に急性の非復位性顎関節円板障害に移行する場合もみられる．

急性の非復位性顎関節円板障害はやがて慢性に移行する．慢性の復位性顎関節円板障害では，関節円板の変形および関節包や円板後部組織の伸展により下顎頭の前方移動の制限が軽減されるにつれて開口量も次第に増大し，顎関節痛も軽減してくる．しかしながら，開口量が 40mm 程度まで回復しても下顎頭の運動制限は依然としてわずかに残っており，強制開口すると顎関節痛を訴えることが少なくない．

③ 非復位性顎関節円板障害の関節内部の病理

非復位性顎関節円板障害に陥った直後の状態では，関節に加わる負荷は下顎頭から円板後部組織を経て下顎窩に加わることになる．ところが，正常時には通常負荷が加わらない円板後部組織は，血管組織，神経組織を豊富に含み，耐圧能力は低い．したがって，円板転位によってその部に異所性の負荷が加われば，特にそれが過剰な負荷でなく通常の負荷であっても組織に損傷が生じ，続いて局所の炎症や痛みが生じることになる．組織損傷や炎症が生じた関節が治癒機転に向かわず適応変化が生じない場合には退行性変化が主体となり，円板後部組織における穿孔，上下関節腔での癒着，硬組織の変形が生じ，変形性顎関節症へと移行する[30]．

一方，多くの場合，時間の経過とともに顎関節諸組織に修復反応としての適応が生じ，関節円板転位がそのままであっても，痛みが次第に消失し，下顎頭の前方移動量が増大してくることが明らかとなっている．すなわち，円板後部組織は，剖検，手術標本の組織化学的，肉眼的検討により，結合組織が硝子化し，肉眼的には白色で関節円板様となることから，偽円板形成（pseudo-disc formation）[31]と呼ばれている（図３）．偽円板化した円板後部組織は円板同様，脱神経線維化，脱血管化が進み，関節円板と同様の耐圧能力をもつようになり，痛みや開口障害といった臨床症状が次第に消退する[31]．

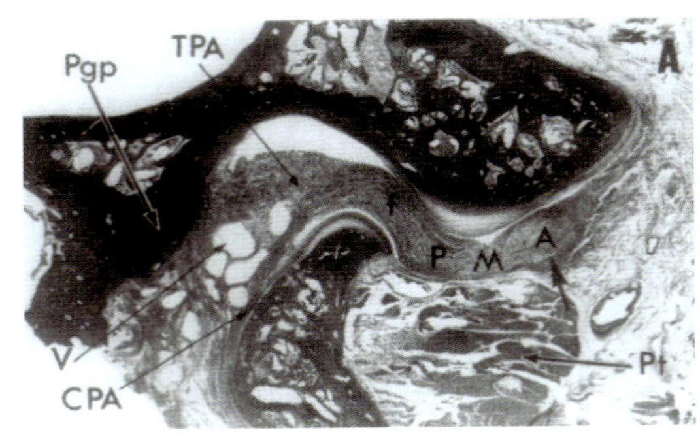

図３　偽円板形成
A：関節円板前方肥厚部，M：関節円板中央狭窄部，P：関節円板後方肥厚部，f：線維化した円板後部組織，TPA：円板後部組織，Pgp：後関節突起，V：血管，CPA：円板後部組織の下顎頭側，Pt：外側翼突筋．
23歳，男性．ヘマトキシリン－エオジン染色された顎関節部の標本．関節円板は前方に転位している．fに示す円板後部組織は線維化し，関節円板との境界がなくなっているのが観察される（文献31から引用）．

④ その他の顎関節円板障害

関節円板の内方転位や外方転位（sideways disc displacement）[32]や後方転位[33]がまれに生じることが報告されている．

開口時の関節円板後方転位に関しては，閉口障害を呈する顎関節脱臼および亜脱臼症例に対する顎関節腔造影所見から，大開口時に関節円板が後方に転位し，関節隆起の前方斜面と下顎頭の後方関節面に間に円板の前方肥厚部が陥頓して閉口障害が生じていることが観察されている[34]．この状態から無理に閉口し，関節円板が後方転位したまま下顎頭が下顎窩に戻った非復位性関節円板後方転位例も報告されている[35]．習慣性閉口位において関節円板と下顎頭は正常な位置関係にあるが，開口時に下顎頭が関節円板前方肥厚部の下面をくぐって前方に逸脱し，関節円板が後方転位した状態で最大開口位に至り，閉口時に下顎頭が円板前方肥厚部の下面より中央狭窄部へ復位する復位性関節円板後方転位症例も報告されている[36]．

５）変形性顎関節症（Ⅳ型）

（１）変形性顎関節症の定義

下顎頭と関節隆起の骨変化を伴う関節組織の破壊を特徴とする退行性病変と定義される．その主病変部位は関節軟骨，関節円板，滑膜，下顎頭，下顎窩にあり，その病理変化は軟骨破壊，骨吸収，骨添加，骨変性である．骨関節症とも呼ばれる．非復位性顎関節円板障害を高頻度に伴う[37]．関節円板に穿孔や断裂を認めることも多く，進行すると下顎頭，下顎窩，あるいは関節隆起は，骨吸収や骨添加により変形する（図４）．この変形性顎

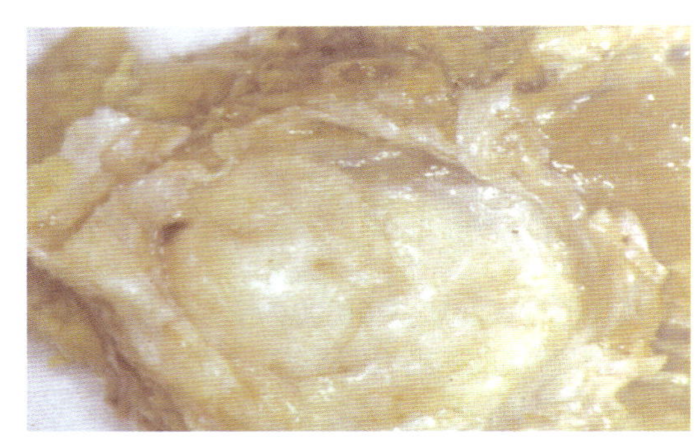
図４　円板の断裂症例で，断裂部に下顎頭が見える．

関節症の罹患率は加齢とともに増加する[38,39]．発症頻度に性差は認められない[39]．

（2）変形性顎関節症の分類

① 一次性変形性顎関節症（Primary Osteoarthrosis）

これは，関節組織の老化（負荷受圧能力の低下）と関節部負荷の増大を基盤に特発的に発症するもので，下顎頭−関節円板関係が正常な状態で発症する変形性顎関節疾患である．二次性変形性顎関節症と比較して発症頻度は高くない．

② 二次性変形性顎関節症（Secondary Osteoarthrosis）

これは，原疾患すなわち関節包内骨折，炎症，関節円板転位に続発するもので，特に非復位性顎関節円板障害に高率に続発する．

③ 全身性変形性顎関節症（Systemic Osteoarthrosis）

これは，全身性の骨関節症に随伴して顎関節にも骨関節症が発症したもので，自己免疫疾患との関連が検討されつつある．

（3）変形性顎関節症の発症機序

顎関節に加わる負荷には，圧縮力と牽引力の２通りがあるが，咀嚼や噛みしめ，ブラキシズムなどの顎機能時，非機能時には圧縮力が加わり，通常牽引力が加わることはない．

顎関節の圧縮力に対抗する解剖的要素は，下顎頭，関節隆起上を覆っている関節軟骨ならびにその間に介在する関節円板である．

関節軟骨は一般にコラーゲンの網目とその間を満たす軟骨基質および水分により構成される．このうち軟骨基質の多くを占めるプロテオグリカンの糖鎖は負の電荷をもち，電気双極体と考えられている水分子を大量に含む．さらに，細胞外基質の多数の間隙にも多量の水を蓄えることができる．この結果，強靱なコラーゲンの網目のなかでこれらの多量の構造水が通過する際に抵抗が生まれ，この抵抗力が関節軟骨の耐圧能力となる．加わった圧縮力が緩和されると，コラーゲンの網目から移動した構造水の再進入がプロテオグリカンの静電力によって速やかに生じ，耐圧能力が回復する．したがって，関節軟骨は粘弾性を有し，この性質によって，顎関節は毎日何千回にも及ぶ咀嚼運動負荷を受けても破壊されない耐久性を有している．

また，生体における関節の潤滑状態はきわめて優れており，その摩擦係数は 0.006 前後であるとされている[40]．この優れた関節潤滑は容積の決まった関節腔内を満たしている滑液が，下顎頭の移動に伴って関節隙を前後に移動することによる境界潤滑（boundary lubrication）と，負荷が加わることによって関節軟骨に含まれる構造水が近接した関節隙に遊出し，非常に粘度の高い滑液の被膜を形成することによる流体潤滑（weeping lubrication）の２つの潤滑様式により得られる[41]．

栄養血管をもたない軟骨ならびに関節円板の無血管領域への栄養供給は，滑液を介した物理的拡散がその主役を務める．滑液中に遊出した養分は滑液中に生じる濃度勾配を利用して軟骨に供給される．この際，関節が機能することによって軟骨に生じる応力はプロテオグリカン分子の荷電領域における構造水の流出入を生じ，この流れが物質の交換に対し重要な役割をはたしている．したがって，適度な負荷と関節運動は関節組織に対して保護的に働き，それに対して持続的な負荷あるいは関節の固定は関節軟骨の栄養供給の低下を招く[42]．また，加齢とともに関節軟骨中のプロテオグリカンの分子量，構造水の含有率の低下ならびに組織の代謝活性の低下が生じる[43]．

関節軟骨に加わる負荷がその生理的許容範囲を越えると，初期には軟骨表面の軟化，つづいて膨化，亀裂，線維化，糜爛を生じさせる[44]．程度の差はあるが，関節鏡視下手術時には，このような初期の退行性変性を示す所見がよく観察される．このような変化により細胞成分からのタンパク溶解酵素の放出が引き起こされる．これらは，ヒアルロニダーゼを含む滑液成分の軟骨への浸透を促すことになり，基質，特に多糖類の崩壊が進む．これにより基質を構成するプロテオグリカン濃度ならびに分子量が低下し，関節軟骨の弾性や潤滑能の低下が起こる．生体はこれに対応して軟骨細胞の増殖や基質の生合成を促進するが，障害がこれ以上に進むと，正常域の負荷でさえも外傷的に働くようになり，ますます悪循環が進行することになる．やがて軟骨は破壊され，軟骨下骨の露出に至る[45]．

また，障害された関節軟骨細胞，線維芽細胞，滑膜細胞は，関節腔内に起炎物質，炎症細胞遊走因子，タンパク溶解酵素などを放出し，関節軟骨や関節円板などに生じる関節内退行性変化を増幅する．また，これらの起炎作用により滑膜に炎症性細胞浸潤が生じ，滑膜の過剰増殖（パンヌス形成）が生じる．これらの病理変化は関節内摩擦係数の増大による関節円板の可動性の減少をもたらし，開口制限の進行，特定部位への関節負荷の増大，退行変性の加速的進行等を惹起する．また，二次性滑膜炎の誘発により prostaglandin E2 や leukotrien B4 などの関節腔内濃度が上昇し，これらの炎症性サイトカインが顎関節内に分布する自由神経終末を刺激して，顎関節痛が生じるとされる[46]．

（矢谷博文）

【Ⅰ：1-2.】文献

1） Schiffman E, Ohrbach R, Truelove E, Look J, Anderson G, et al. Diagnostic criteria for temporomandibular disorders（DC/TMD）for clinical and research applications：recommendations of the international RDC/TMD consortium network and orofacial pain special interest group. J Oral Facial Pain Headache 2014；28：6-27.
2） de Leeuw R ed. Orofacial pain Guidelines for assessment, diagnosis, and management. 4th ed. Chicago, Quintessence Publishing；2008, 49-59.
3） Dworkin SF, LeResche L. Research diagnostic criteria for temporomandibular disorders：Review, criteria, examinations and specifications, critique. J Craniomandib Disord：Facial & Oral Pain 1992；6：301-355.
4） Bonoliel R, Svensson P, Heir GM, Sirois D, Zakrzewska J, Oke-Nwosu J, et al. Persistent orofacial muscle pain. Oral Diseases 2011；17（Suppl 1）：23-41.
5） Yemm R：Pathophysiology of the masticatory muscles. In Temporomandibular joint A biological basis for clinical practice, 4th ed. by Sarnat BG and Laskin DM. Philadelphia：W.B.Saunders Co；1992. 143-149.
6） Huang GJ, LeResche L, Critchlow CW, Martin MD, Drangsholt MT. Risk factors for diagnostic subgroups of painful temporomandibular disorders（TMD）. J Dent Res 2002；81：284-288.
7） Hedenberg-Magnusson B, Ernberg M, Kopp S. Symptoms and signs of temporomandibular disorders in patients with fibromyalgia and local myalgia of the temporomandibular system. A comparative study. Acta Odontol Scand 1997；55：344-349.
8） Simons DG：Review of enigmatic MTrPs as a common cause of enigmatic musculoskeletal pain and dysfunction. J Electromyogr Kinesiol 2004；14：95-107.
9） Wang K, Svensson P, Sessle BJ, CairnsBE, Arendt-Nielsen L. Interactions of glutamate and capsacin-evoked muscle pain on jaw motor functions of men. Clin Neurophysiol 2010；121：950-956.
10） Gerwin RD, Dommerholt J, Shah JP. An expansion of Simons' integrated hypothesis of trigger point formation. Curr Pain Headache Rep 2004；8：468-475.
11） Maekawa K, Clark GT, Kuboki T. Intramuscular hypoperfusion, adrenergic receptors, and chronic muscle pain. J Pain 2002；3：251-260.
12） Korszun A, Papadopoulos E, Demitrack M, Engleberg C, Crofford L. The relationship between temporomandibular disorders and stress-associated syndromes. Oral Surg Oral Med Oral Pathol Oral Radiol Endod 1998；86：416-420.
13） Galdon MJ, Dura E, Andreu Y, Ferrando M, Poveda R, Bag?n JV. Multidimensional approach to the differences between muscular and articular temporomandibular patients：Coping, distress, and pain characteristics. Oral Surg Oral Med Oral Pathol 2006；102：40-46.
14） Smith MT, Haythornthwaite JA. How do sleep disturbance and chronic pain inter-relate? Insights from the longitudinal and cognitive-behavioral clinical trials literature. Sleep Med Rev 2004；8：119-132.
15） Carlson CR, Reid KI, Curran SL, Studts j, Okeson JP, Falace D, Nitz A, Bertrand PM. Psychological and physiological parameters of masticatory muscle pain. Pain 1998；76：297-307.
16） Neckley AG, Tan KS, Fecho K, et al. Catechol-O-methyltransferase inhibition increases pain sensitivity through activation of both beta2-and beta3-adrenergic receptors. Pain 2007；128：199-208.
17） Kubo K：The uptake of horseradish peroxidase in monkey temporomandibular join synovium after occlusal alteration. J Dent Res 1987；66：1049-1054.
18） Wilkes CH. Arthrography of the temporomandibular joint in the patients with the TMJ pain-dysfunction syndrome. Minn Med 1978；61：645-652.
19） Farrar WB, McCarty WL. Inferior joint space arthrography and characteristics of condylar paths in internal derangements of the TMJ. J Prosthet Dent 1979；41：548-555.

20）山下敦，矢谷博文，窪木拓男：最新生理咬合学と顎関節症の治療．東京：クインテッセンス出版；1993. 284-294.
21）Westesson P-L, Bronstein SL, and Liedberg J. Internal derangement of the temporomandibular joint：Morphologic description with correlation to joint function. Oral Surg Oral Med Oral Pathol 1985；59：323-331.
22）Stegenga B, De Bont LGM, Boering G, van Willigen JD. Tissue responses to degenerative changes in the temporomandibular joint：A review. J Oral Maxillofac Surg 1991；49：1079-1088.
23）田口望，丸山高広，小谷久也，浅井嗣久，福岡保芳，佐分利紀彰ほか．顎関節症の臨床統計的研究．日口外誌 1986；32：399-405.
24）Liu Z, Wang HY, Pu WY. A comparative electromyographic study of the lateral pterygoid muscle and arthrography in patients with temporomandibular joint disturbance syndrome sounds. J Prosthet Dent 1989；62：229-233.
25）和嶋浩一，小飼秀紀，井川雅子，鈴木彰，中川仁志，中村泰規ほか：下顎前方整位型スプリントの適応と治療効果－円板形態，関節雑音およびクリック期間との関連について－．日顎誌 1990；2：18-27.
26）和嶋浩一，中川仁志，鈴木彰，小飼秀紀，井川雅子，河奈裕正ほか：顎関節内障における臨床診断と顎関節腔造影診断の比較検討－両側顎関節腔造影による評価－．日顎誌 1990；2：279-289.
27）Miller TL, Katzberg RW, Tallents RH, Bessette RW, Hayakawa K. Temporomandibular joint clicking with non-reducing anterior displacement of the meniscus. Radiology 1985；154：121-124.
28）Naeije M, Te Veldhois AH, Te Veldhois EC, Visscher CM, Lobbezoo F. Disc displacement within the human temporomandibular joint：a systematic review of a 'noisy annoyance' . J Oral Rehabil 2013；40：139-158.
29）Westesson P-L, Lundh H. Arthrographic and clinical characteristics of patients with disk displacement who progressed to closed lock during a 6-month period. Oral Surg Oral Med Oral Pathol 1989；67：654-657.
30）Westesson P-L. Structural hard-tissue changes in temporomandibular joints with internal derangement. Oral Surg 1985；59：220-224.
31）Scapiro RP. Histopathology associated with malposition of the human temporomandibular joint disc. Oral Surg 1983；55：382-397.
32）Katzberg RW, Westesson P-L, Tallents RH, Anderson R, Kurita K, Manzione JV Jr, et al. Temporomandibular joint：Magnetic resonance assessment of rotational and sideways disc displacement. Radiology 1988；169：741-748.
33）Blankestijin,J, Boering,G. Posterior dislocation of the temporomandibular disc. Int J Oral Surg 1985；14：437-443.
34）Bell WE：Disc-interference disorders. In Clinical Management of Temporomandibular Disorders（Bell WE ed.）, 2nd ed. Chicago：Yearbook Medical Publishers, 1986. 182-198.
35）覚道健治，東野洋一，白数力也，柴田考典．顎関節円板後方転位の１例，日顎誌 1991；3：137-142.
36）杉崎正志：簡易顎関節Ｘ線規格撮影装置を用いた顎関節腔造影法．歯科ジャーナル 1986；24：41-54.
37）De Bont LGM, Boering G, Liem RSB, Eulderink F, Westesson P-L. Osteoarthritis and internal derangement of the temporomandibular joint：a light microscopic study. J Oral Maxiloofac Surg 1986；44：634-643.
38）Guarda-Nardini L, Piccotti F, Mogno G, Favero L, Manfredini D. Age-related differences in temporomandibular disorder diagnosis. Cranio 2012;3330:103-109.
39）Richards LC. Degenerative changes in the temporomandibular joint in two Australian aboriginal populations. J Dent Res 1988；67：1529-1533.
40）笹田直，前沢伯彦：生体関節の摩擦測定．潤滑 1973；18：901-906.
41）Okeson JP：Management of temporomandibular disorders and occlusion. 6th ed. St.Louis：Mosby；2008. 1-24.
42）Glineburg RW, Laskin DM, Blaustein DI. The effects of Immobilization on the primate temporomandibular joint：A histologic and histochemical study. J Oral Maxillofac Surg 1982；40：3-8.
43）Inerot S, Heinegard D, Audell L, Olsson S-L. Articular-cartilage proteoglycans in aging and osteoarthritis. Biochem J 1978；169：143-156.
44）Quinn JH. Pathogenesis of temporomandibular joint chondromalacia and arthralgia. Oral and Maxillofacial Surgery Clinics of North America 1989；1：47-57.
45）Bollet AJ. An essay for osteoarthritis. Arthritis and Rheumatism 1969；12：152-163.
46）Henderson B, Higgs GA. Synthesis of arachidonate oxidation products by synovial joint tissues during the development of chronic erosive arthritis. Arthritis and Rheumatism 1987；30：1149-1156.

1-3. 顎関節症の疫学的特徴

本邦のみならず，諸外国においても，正確な顎関節症患者の全国調査は完全ではない．その理由として，現在，顎関節症の一般集団におけるスクリーニングテストが提案されており（4項目，5値評価）[1]，さらにその4項目から1項目（はい，いいえ）の抽出報告[2]はあるが，集団での確定診断法の確立には至らないことがある．最近，国際雑誌に顎関節症のスクリーニングテストが報告されているが，そこには頭痛や片頭痛の項目が含まれており，本邦での概念にはそぐわない[3]．また，一般集団を対象とした研究では顎関節症と診断する基準が研究者によって異なることから，多数の論文における比較も困難になる．

1）患者数

上述のように本邦も含めた疫学調査は不完全なため，明確な結果はない．本邦では，2016年の厚生労働省歯科疾患実態調査[4]での顎関節の状況で，それまで「口を大きく開け閉めしたとき，あごの音がしますか」の単独質問に加え，上記の1項目である「口を大きく開け閉めしたとき，あごの痛みがありますか」が追加された．前者の質問はクリック音の有無に関する質問であるが，クリックの有無はスクリーニングとして不適切とされている[1]．2016年の調査結果では痛みを自覚する対象者が139/3,985で，約3.4%であった（男性36/1,610〈2.2%〉；女性103/2,375〈4.3%〉）．性，年齢階級別分布を表1に示す．女性の20～24歳では13.9%と他の性・年齢別出現率よりきわめて大きな値を呈していた．なお，2011年のデータにおいては女性の20～24歳では10.4%であった）．また財団法人8020推進財団による全国成人歯科保健調査（2007年）では，成人女性（乳幼児歯科検診児の母親2,786名，平均年齢31.4歳〈17～46歳〉）を対象に行われた[5]．歯科疾患実態調査と同様に，「口を大きく開け閉めしたとき，あごの痛みがありますか」との質問に「はい」と回答したのは3.5%であった．

一方，2005年と2006年に実施した約1,000名の東京都内の就労者をスクリーニング質問（4問5値評価）で評価した場合[6]，顎関節症の疑いは男性14.6%，女性21.2%で，1項目評価（2006年のみ）では男性15.5%，女性24.5%で，1,969名の同一の日本の企業での4項目を用いた調査では22.6%に顎関節症の疑いがみられている[7]．厚生労働省歯科実態調査とはかけ離れた結果であった．

表1　顎関節に痛みを自覚する者の割合，性・年齢階級別（%）．

※口を大きく開け閉めしたとき，あごの痛みがあるかという質問に「はい」と答えた者の割合		
年齢階級（歳）	男	女
6～9	2.5	0
10～14	1.6	0
15～19	5.3	0
20～24	2.9	13.9
25～29	5.4	6.1
30～34	2.3	6.3
35～39	1.5	9.7
40～44	6.2	5.7
45～49	1.3	8
50～54	3.7	5
55～59	4	5.2
60～64	1.4	1.9
65～69	2.9	1.2
70～74	1.6	3.1
75～79	1.9	0.6
80～84	1	1.6
85～	1.6	6.9

これは，厚生労働省歯科疾患実態調査や全国成人歯科保健調査が日中に歯科医院などで実施されたため，それへの参加者は自由業，一次産業従事者あるいは無職（休職中）であろうと推測され，就労者（企業でのアンケート法）での対象者と異なることが因子であろうと考えられた．今後さらに詳細な研究が必要である．オーストラリアで 2004 ～ 2006 年に実施された，18 ～ 91 歳の 3,954 名を対象としたスクリーニングテストでは，10.1％観察されたと報告されている[8]．

2）年齢分布

広範囲の年齢層を対象にした疫学調査からみた顎関節症患者の年齢分布は，厚生労働省歯科疾患実態調査のみであろう．これによれば，「口を大きく開け閉めしたとき，あごの痛みがありますか」に「はい」と回答した対象者の年齢分布は明確な 2 峰性を呈しておらず，85 歳代以上の高齢女性に増加がみられた（図 1）[4]．都内就労者では 30 ～ 40 歳代が最も多くみられた[6]．一方，10,000 名を超える顎関節症患者の年齢分布を調べた結果でも以前は 2 峰性といわれていたが，2 峰性はみられなかった[9]．

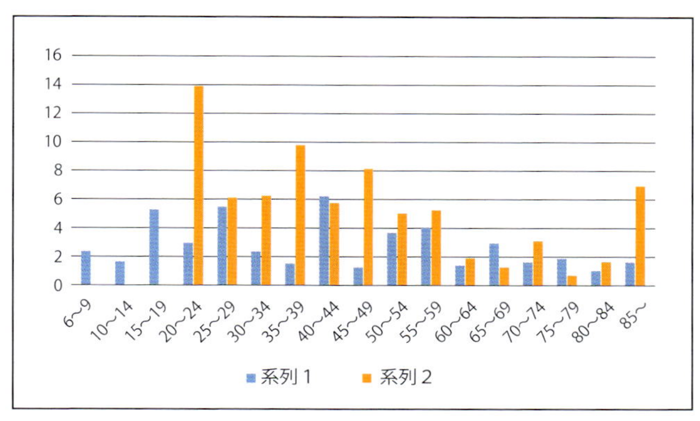

図 1　顎関節に痛みを自覚する者の割合
性・年齢階級別割合（％）　系列 1：男性　系列 2：女性

もし顎関節症が進行性疾患であるなら，20 歳代に発症した患者は加齢とともに進行し，患者数は年代とともに増加していくと考えられる．しかし，多数の患者群の調査では加齢とともに患者数は減少していくことから，本症は 20 歳代にピークを有し，加齢とともに減少していくという，本疾患が self-limiting であることの裏づけになるかもしれない．

骨粗鬆症，性ホルモン，歯などの周囲組織の変化，症状への無関心さなどもあり，加齢との関連は明確ではないが，都内就労者の調査では 30 ～ 40 歳代という多忙な年齢群に多いことから，社会的影響もあると考えられる．なお，いわゆる 20 ～ 30 歳での高頻度の理由として，下顎頭成長終了時期と歯列完成時の関連性，性ホルモンの問題などが考えられているが，明確にされていない[10]．海外での 15 ～ 35 歳までの 20 年間の長期観察では症状に変動があることが示されており[11]，この間の有症候者数も変動していることと考えられる．

3）性差

一般に，受診顎関節症患者の統計では，女性が 1.7 ～ 9 倍多いことは多くの報告に共通してみられている．一方，一般集団を対象とした研究では，顎関節症とする根拠が研究者によって異なることから単純比較はできない．

本症への性の関与として考えられている因子として，女性のほうが機能障害の訴えの程度が増大している，顎関節におけるエストロゲン受容器の影響，咀嚼筋における筋構築線維の違い，下顎頭の成長期間の差を含めた組織補償能の違い，閉経，健康意識の差，人生における緊張度の高い出来事を考えなければならない時間などが挙げられている[12]が，性差に関する病因論は明らかではない．

いくつかの論文から推察すると，非患者集団を対象とした研究では，性差が存在する可能性がある．この性差は年代集団で異なるようである．特に，若年者および成人集団では女性に多くみられ，Solbergは屍体での研究で女性に関節円板転位が多く観察されたとしている[13]．

（杉﨑正志）

【Ⅰ：1-3．1）～3)】文献

1) 杉﨑正志，来間恵里，木野孔司，渋谷寿久，塚原宏泰，島田淳ほか．顎関節症スクリーニングに用いる質問項目の選択と妥当性検定．日顎誌 2007；19：177-184.
2) 杉﨑正志，来間恵里，木野孔司，渋谷寿久，塚原宏泰，島田淳ほか．顎関節症スクリーニング用質問1項目の選択と妥当性検定．日顎誌 2007；19：233-239.
3) Zhao NN, Evans RW, Byth K, Murray GM, Peck CC. Development and validation of a screening checklist for temporomandibular disorders. Journal of Orofacial Pain 2011; 25: 210-222.
4) 厚生労働省．平成28年度歯科疾患実態調査報告書．http://www.mhlw.go.jp/toukei/list/dl/62-28-02.pdf 2019/03/08
5) 財団法人8020推進財団．全国成人歯科保健調査報告書．http://www.8020zaidan.or.jp/pdf/jigyo/zenkoku_seijin.pdf 2013/02/09検索
6) 杉﨑正志，高野直久，木野孔司，林勝彦，齋藤高，西山暁ほか．東京都内就労者における質問票による顎関節症有病者率調査．日顎誌 2008；20：127-133.
7) Nishiyama A, Kino K, Sugisaki M, Tsukagoshi K. A survey of influence of work environment on temporomandibular disorders-related symptoms in Japan. Head & Face Med 2012; 8: 24.
8) Sanders AE, Slade GD. Gender modifies effect of perceived stress on orofacial pain symptoms: National Survey of Adult Oral Health. Journal of Orofacial Pain 2011; 25: 317-26.
9) 木野孔司，杉﨑正志，羽毛田匡，高岡美智子，太田武信，渋谷寿久ほか．多元的調査結果に見られる有痛顎関節症患者の年代別寄与因子に関する探索的研究．日顎誌 2007；19：218-226.
10) 杉﨑正志．顎関節症発症に関する性差，年齢差ならびに局所因子について（1）．歯科評論 1990；578：153-168.
11) Magnusson T, Egermark I, Carlsson GE. A longitudinal epidemiologic study of signs and symptoms of temporomandbular disorders from 15 to 35 years of age. J Orofac Pain 2000; 14: 310-319.
12) 杉﨑正志．顎関節症発症に関する性差，年齢差ならびに局所因子について（2）．歯科評論 1990；579：143-162.
13) Solberg WK, Hansson TL, Nordström BB. The temporomandibular joint in young adults at autopsy: a morphologic classification and evaluation. J Oral Rehabil 1985; 12: 303-321.

4）自然経過

（1）クリッキングの自然経過

Könönenほか[1]は，思春期に発症したクリッキングがクローズドロックに移行するのかを14歳から23歳に至るまで9年間経時的に追跡調査をしたところ，当初の参加者の82％をフォローすることができた．診察時にクリッキングが一度でもみられたのは53％にのぼり，経年的に頻度は上昇したが，診察時に一貫してクリッキングを認めたのはわずか2％にすぎず，クローズドロックに移行した例はなかったとしている．

Lundhほか[2]は，10～60歳代（中央値：30.5歳）の相反性クリックの患者を3年間にわたり経過を追い，71％は不変で，29％はクリッキングが消失したが，9％がクローズドロックに移行したと述べ，相反性クリックが普通にクローズドロックになっていく可能性はないことを示唆した．

（2）間欠ロックの自然経過

Kalaykovaほか[3]は，間欠ロックでクリックが消失した際に正常な関節円板の位置関係になるのか，非復位性関節円板前方転位となるのかを検討した．間欠的なクローズドロックのある復位性関節円板前方転位の患者と，間欠的なクローズドロックのない復位性関節円板前方転位の患者を2年間経過観察したところ，間欠ロックのある患者の一部で，クローズドロックの症状を伴わずに復位性関節円板前方転位の症状が消失した．間欠ロックのある患者では，関節円板が復位するポイントが統計学的に有意な差をもって，より大きく開口した位置に移っていた．MR画像を撮像し，関節円板に非復位

性前方転位または開口時の部分的な復位を認めたが，関節円板が正常な位置に戻ることはなかった．間欠的なクローズドロックのない復位性関節円板前方転位の患者には，変化がなかった．間欠ロックのある患者は，MR 画像で関節円板が復位しない状態となってもクローズドロックの症状を伴うことはきわめてまれであると記載しているが，最終的な結論とはいえない．

（3）クローズドロックの急性期の自然経過

Yura [4] は，発症から 1 週間以内の急性のクローズドロックを 12 週まで経過観察を行い，経過観察の開始から 2 週で 40 例中 15 例だけが改善せず，12 週では 2 例だけが改善していなかったと記述しているが，急性期の報告は限定的である．

（4）クローズドロックの長期にわたる自然経過

Sato ほか [5] は，顎関節造影と MR 画像で非復位性関節円板転位と診断した患者の 1 年間の自然経過観察を行い，現在または過去に顎関節症症状のない顎関節をコントロールとして，下顎頭の動きと放射線学的な変化について検討した．臨床症状は改善傾向を示し，下顎頭の動きは制限があるものの有意に増加し，観察できるような放射線学的な骨の変化は認められなかったと報告している．

Kurita ほか [6] は，顎関節痛や開口障害があり MR 画像で骨変化を伴わない非復位性円板転位と診断された中等度から重度の患者を 2 年半にわたり経過観察したところ，88％は改善し，12％は改善しなかったと報告している．そのなかで，MR 画像で骨の変化を伴う非復位性関節円板転位と診断された顎関節症の患者について 2 年半の自然経過を検討し，53％が改善したが，47％では不変で改善しなかったと報告した．

MR 画像で変形性顎関節症の所見が認められた患者では，骨変化の所見のない患者と比較すると予後が悪い可能性が示唆された．

（栗田賢一，小木信美）

【Ⅰ：1-3．4)】文献

1) Könönen M, Waltimo A, Nyström M. Does clicking in adolescence lead to painful temporomandibular joint locking? Lancet 1996; 347: 1080-1081.
2) Lundh H, Westesson PL, Kopp S. A three-year follow-up of patients with reciprocal temporomandibular joint clicking. Oral Surg Oral Med Oral Pathol 1987; 63: 530-533.
3) Kalaykova S, Lobbezoo F, Naeije M. Two-year natural course of anterior disc displacement with reduction. J Orofac Pain 2010; 24: 373-378.
4) Yura S. Natural course of acute closed lock of the temporomandibular joint. Br J Oral Maxillofac Surg 2012; 50: 646-649.
5) Sato S, Takahashi K, Kawamura H, Motegi K. The natural course of nonreducing disk displacement of the temporomandibular joint: changes in condylar mobility and radiographic alterations at one-year follow up. Int J Oral Maxillofac Surg 1998; 27: 173-177.
6) Kurita K, Westesson PL, Yuasa H, Toyama M, Machida J, Ogi N. Natural course of untreated symptomatic temporomandibular joint disc displacement without reduction. J Dent Res 1998; 77: 361-365.

1-4. 顎関節症の発症メカニズムと症候，継発する病態

1）多因子説

顎関節症の原因として，1930 年代の Costen[1] に始まる咬合病因論をはじめとして，その後多くの病因論が提案された．しかしそれらの病因論（その後の筋肉説，神経筋肉説，心理生理説など）は，その考えで説明しうる症例はあるものの，いずれもその病因論で全ての症例の発症や症状の維持，永続化を説明することはできなかった．

1970 年代以降，それまでになかった考え方が提唱されるようになった．たとえば Weinberg[2] は患者がそれぞれ異なった病因をいくつももち，それらが互いに影響し合う病因連環を形成し，これが発症と症状維持に関連する．したがって治療のためには患者それぞれが有する病因をリスト化した機能障害プロファイルを作成することが必要と述べている．Weinberg 以後，同じようにいくつもの因子がタイミングを合わせ，互いに影響し合い症状を形成していくとする病因論がいくつも提案されている．それまでの単一因子から出発する考え方を単一病因説と呼び，多くの因子が影響するとした考え方を多因子病因説と呼ぶようになった．現在，多因子病因説は世界中の研究者に支持されている．

多因子病因説においては，それぞれの因子が果たす役割に関して明確な規定があるわけではなく，またどのような因子があるのかという種類に関しても研究者によってまちまちである．さらにそれぞれの因子が，それのみで病因としての強度を備えているとは限らないことから，それら因子をリスク因子と呼ぶ．表 1 に提示するような因子が，顎関節症のリスク因子として挙げられている．リスク因子は，素因（predisposing factor），初発因子（precipitating factor），および悪化・永続化因子に（perpetuating factor）分けられる[3] とされているが，リスク因子によっては初発因子にも悪化・永続化因子にもなる場合があると考えられ，現時点では表 1 に挙げたリスク因子を 3 種類のリスク因子のいずれかに分類することは困難である．

2）リスク因子

多因子説の立場に立つと，治療のためにはその患者がどのようなリスク因子をもっているかを知らねばならない．保有するリスク因子を除去することでリスク因子の総量を減らし耐久力の範囲内に収めることができれば，症状の改善を期待できるからである．

しかし，どのようなリスク因子をもつのかを完璧に確定することは不可能である．たとえば，表 1 に提示したリスク因子のなかで「1. 解剖因子」に関して，骨は X 線撮影によってある程度の脆弱性評価はできるかもしれない．また「2. 咬合因子」も，先行研究の蓄積から咀嚼機構に負荷をかける咬合状態は明確化できよう．さらに「3. 外傷因子」は，患者からの聞き取りによって明らかにできるだろう．しかし，それらの病因強度に関して測定する手段はなく，また「4. 精神的因子」と「5. 行動因子」に関しても，因子を見出したとしてもその強度に関して測定できないのは同じである．しかもそれら因子は，管理可能な因子とはいえない．

米国では 1990 年代半ば頃からリスク因子のリストを作成し，可逆的な処置が可能な因子から随時除去していくといった，試行錯誤的な治療を行うべきであるという治療の方向性が示された[4]．しかしこの方法は非効率的であり，大きなリスク因子に遭遇することがないと，いつまでも試行錯誤を繰り返すだけになる．そこでわれわれは，可逆的な介入が可能である精神的因子と行動学的因子に絞り，来院する顎関節症患者の協力を得て調査を実施した．目的は，なるべく多くの患者が保有し，そのリスク因子除去が可逆的な介入で可能であり，またできるなら医療コストも小さく対応できるようなリスク因子を探すことである．2000 年からの 1 年間に，痛みをもって来院した顎関節症患者 511 名を対象として精神因子と行動因子の調査を実施した．行動因子では習慣や習癖，スポーツ，職場・学校・

表１　顎関節症の発症，維持・永続化に関与するリスク因子の種類．

1. 解剖因子	顎関節や顎筋の構造的脆弱性
2. 咬合因子	不良な咬合関係
3. 外傷因子	かみちがい，打撲，転倒，交通外傷
4. 精神的因子	精神的緊張，不安，抑うつ
5. 行動因子	1）日常的な習癖：上下歯列接触癖，頬杖，受話器の肩ばさみ，携帯電話の操作，下顎突出癖，爪かみ，筆記具かみ，うつぶせ読書
	2）食事：硬固物咀嚼，ガムかみ，片咀嚼
	3）就寝時：ブラキシズム（クレンチング，グラインディング），睡眠不足，高い枕や硬い枕の使用，就寝時の姿勢，手枕や腕枕
	4）スポーツ：コンタクトスポーツ，球技スポーツ，ウインタースポーツ，スキューバダイビング
	5）音楽：楽器演奏，歌唱（カラオケ），発声練習
	6）社会生活：緊張する仕事，PC作業，精密作業，重量物運搬

家庭での状況，夜間ブラキシズム，楽器演奏と歌唱など 34 項目についての回答を求めた．その結果 50% 以上の患者に保有を認めたリスク因子として「片かみ癖」は 64.8%，「不良姿勢」が 59.8%，「多忙な仕事」が 57.7%，「上下歯列接触癖（TCH）」が 50.4% にみられた．結果的に精神的因子に関しては不安が 30% 弱にみられた程度であった[5]．

（木野孔司）

【Ⅰ：1-4．1），2）】　参考文献

1）Costen, JB. A syndrome of ear and symptoms dependent upon disturbed function of the temporomandibular joint. Ann Otol Rhinol Laryngol 1934; 43: 1-15.

2）Weinberg LA. Temporomandibular dysfunctional profile: a patient-oriented approach. J Prosthet Dent 1974; 32: 312-325.

3）de Leeuw R，Klasser GD，ed.　Orofacial Pain　Guidelines for assessment, diagnosis, and management.　The American Academy of Orofacial Pain.　Fifth Edition.　Chicago, Quintessence Publishing Co. Inc，129-137.

4）Management of temporomandibular disorders. National Institutes of Health Technology Assessment Conference Statement. J Am Dent Assoc 1996; 127: 1595-1606.

5）Kino K, Sugisaki M, Haketa T, Amemori Y, Ishikawa T, Shibuya T, et al. The comparison between pains, difficulties in function and associating factors of patients in subtypes of temporomandibular disorders. J Oral Rehabil 2005; 32: 315-325.

3）顎関節症の発症メカニズム

なぜ関節円板が転位するのか，なぜ関節痛が生じるのか，なぜ筋痛が生じるのか，顎関節症の発症メカニズムは不明なことが多い．

発症因子とはその病因が個々の患者のなかで共通してみられ，それを除外することで発症しないことが確認されている因子をいうが，その逆は成立しない．一方，疾患の発症は単一の因子で発症する単一説での説明が困難であり，ほとんどの疾患が「多因子病因説」を容認している．もちろん顎関節症もそのひとつで，日常生活を含めた環境・社会因子，遺伝因子，宿主因子，時間的因子などが組み合わさり，ある一定の閾値を超えた場合に発症するとされている．特に日常生活での悪化・持続因子は多数報告されており，すべてにエビデンスが明確にされたものではないが，楽器，長時間の PC 業務，押印作業，単純作業，重量物運搬，編み物，絵画，料理，筋トレ，睡眠障害など，日中の歯列接触癖，日中の姿勢，夜間のクレンチングや寝姿の問題が指摘されている．宿主因子には咬合，関節形態，咀嚼筋構成組織，耐痛域，疼痛経験，性格などが指摘され，近年では滑液の遺伝子分析も行われてきている．時間的因子とは，その持続・悪化因子への曝露時間をいう．

持続・悪化因子とは，発症因子とは関係なく，症状・病態を悪化させる，あるいは持続させる因子である．症候，継発する病態は，顎関節症の診断には「顎関節や咀嚼筋などの痛み，関節（雑）音，開口障害ないし顎運動異常のいずれかが必要条件」とされており，これより本症の症候は痛み，関節（雑）音および開口障害ないし顎運動障害であることは明確である．ここでは痛みと顎関節（雑）音について概説する．

「痛み」は，国際疼痛学会の定義で，「An unpleasant sensory and emotional experience associated with actual or potential tissue damage, or described in terms of such damage（実際に何らかの組織損傷が起こったとき，または組織損傷を起こす可能性があるとき，あるいはそのような損傷の際に表現される，不快な感覚や 不快な情動体験）」とされている．この痛みは，身体に生じる危険を回避する生体の重要な防衛反応の一部である．一方，生体が警告を受けたなら，その後の痛みは不要なものとなり，患者にとっては苦悩となる．国際疼痛学会によれば，急性疼痛は最近発生し，おそらく長続きしない痛みで，その原因は，普通は傷害あるいは疾患とはっきりとした関係があり，一時的なものとされている．また慢性疼痛は長期間続く痛みとされ，通常，傷害が治癒した時点でも続き，明確な原因が見つからないことも多く，心理社会的因子の関与が大きい．顎関節症の痛みは慢性疼痛とされていたが，現在では急性疼痛も含まれる，さらに外傷が明確な場合は外傷性関節炎とし，顎関節症の範疇には含めない．

顎関節症患者の顎関節腔内に局所麻酔薬を注入すると，痛みの消失程度や反対側などの違いはあるが，顎関節以外の顔面の痛みに変化が生じることが報告されている[1,2]．これは患者の訴える痛みの主体が顎関節，咀嚼筋あるいは顔面などと確定することの困難性を示している．もちろんこの注射が24 時間もの鎮痛効果を認めた患者もいることから，中枢での過敏化や下行抑制路への影響もあろう．このような状況下で，患者の訴える痛みの発現部位の確認は不確実であることを知る必要がある．

また，関連痛が存在することから，鑑別診断には細心の注意が必要となる．ちなみに国際頭痛学会は顎関節症の咀嚼筋痛障害を緊張型頭痛に分類しており，咀嚼筋痛障害の扱いは混乱している．顎関節症の疼痛源である関節痛や筋痛は体性深部痛である．この特徴として，鈍痛で憂うつであり，疼痛部位が拡散しやすく疼痛源と出現部位は一致しない，疼痛誘発検査への反応出現と頻度は一定ではない，中枢での興奮で痛みを生じるなどがあることを知らなければならない．

4）咀嚼筋痛

4 大咀嚼筋については『第Ⅱ章　顎関節症の診断，治療に必要な基本知識』を参照願いたい．

顎関節症にみられる筋痛には初発因子があるであろうが，その後の変化はさまざまである．たとえば，精神的ストレス→交感神経緊張→筋緊張亢進→血流減少→炎症→筋線維化→筋・筋膜痛→防衛的筋拘縮→筋萎縮などが考えられ，さらにこの矢印は逆転することもある．筋内血流減少下での収縮は，エネルギー供給低下，筋疲労，ATP 形成抑制，フリーラジカル増加，筋代謝低下などから炎症を生じる．表 2 に示すように種々の病態がある[4]．

5）顎関節痛

顎関節の痛みを大別すると，以下のように考えられる．

①関節円板転位による円板後部組織や，滑膜損傷による急性疼痛

表２　咀嚼筋痛の病態．

（１）異常・過剰活動による痛み
①急性疼痛：［1］虚血性・代謝性疼痛．［2］炎症性・損傷性疼痛．
②delayed onset pain：運動後数時間経過後に観察され，2～3日後に増悪し，10日程度で回復する．これは筋組織内での炎症の結果，筋線維の破壊によるとされるが，詳細は不明である．
③筋・筋膜痛：触診による疼痛点（トリガーポイントやトートバンド）を有していることを特徴とするが，トートバンドは線維筋痛症や delayed onset pain でも確認されている．
（２）神経性・心理学的疼痛
①交感神経性
②異所性インパルスの発生：神経因性疼痛
③心理学的疼痛
④関連痛
（３）筋萎縮性疼痛
（４）その他の疾患
①線維筋痛症
②他疾患による筋痛：筋痛の他覚的所見として，組織内筋血流量の検査がある．筋圧痛を訴える側の血流は，非疼痛側よりも減少しており，非疼痛側も対照群より減少している．この筋血流量，心理状態および疼痛自覚評価の関連性を調査した研究では，この三者の関係はどこからでも起こりえることが報告された．すなわち単一の病因ではなく，多因子で発症することが示されている．かつ個々の患者によって初発病因は異なると考えられる．

②非復位性関節円板転位による円板後部組織の過伸展や，滑膜損傷による開口時痛
③変形性顎関節症による軟骨，および滑膜損傷による炎症性疼痛
④関連痛

同じ病態がみられても無痛の場合があることは知っておかなければならない．後述するように，復位性関節円板前方転位でも自覚がないまま，経過している成人症例が 20 ～ 44% ある．

健常者関節円板の中央菲薄部（負荷部）には神経・血管はなく，そこへの負荷は無痛であるが，円板周囲には滑膜組織があり，円板後部組織は血管に富み，疼痛感覚がある．関節円板が転位すれば非負荷部に負荷を受けることになり，炎症を生じ，痛みが出現する．非復位性では関節円板が下顎頭の動きに伴い，健常者以上に前方に押しやられることとなり，円板後部組織はその伸展限界を超えて動くため，開口時痛を生じる．関節円板障害および変形性顎関節症では炎症性サイトカインが出現し，これらが痛みや軟骨破壊に関与している．

6）関節（雑）音[6)]

関節音は音を意味し，障害ではない．しかし，この音に不安や不快さを感じる場合は「関節雑音」になるが，これが不快かどうかを調査した研究はないようである．そのため，関節（雑）音と表記することとした．関節音を対象とした場合，広範囲年齢層では 23 ～ 39% にみられ，無症候者成人では 20 ～ 44% に観察されている．また復位性関節円板転位での触診で確認されたレシプロカルクリッキングの信頼性は 70% 以下とされている．関節（雑）音は多数あり，その分類も報告されている（表３）．

（杉崎正志）

表3　関節（雑）音の種類.

1. エミネンスクリック	下顎頭が関節隆起を超えるときに生じる無痛性の「ガク，ボコ」といった鈍い音. 円板下顎頭複合体が関節隆起を超える際に生じるクリック様関節雑音. クリックは開閉口時ともに同一部位で生じる.
2. 相反性クリック	関節円板前方転位の状態で，開口時に関節円板が下顎頭上に復位する際，ならびに閉口時に関節円板が下顎頭より前方に転位する際の両方で生じる.
3. クレピタス	関節円板や関節軟骨の器質的変化，穿孔などで生じる捻髪音，あるいは最大開口時に生じる捻髪音.
4. その他の関節（雑）音	下顎頭や関節隆起の形態異常あるいは関節円板の変形に伴う音.
5. 滑液性音	しばらくの閉口状態からの突然の開口時に生じる「パチッ」という小さな音で，滑液粘度，浸透圧などによる仮性固着，あるいは滑液中の泡の破裂音.

【Ⅰ：1-4．3）～6)】文献
1）　木野孔司，和気裕之，泉祐幸，大村欣章，黒川悦郎，鹿島健司ほか．顎関節症の痛みに対する局麻剤の関節腔パンピングによる鑑別法．日口外誌 1987；33：1450-1457.
2）　Danzig W, May S, McNeill C, Miller A. Effect of an anesthetic injected into the temporomandibular joint space in patients with TMD. J Craniomand Disord. Fac Oral Pain1992; 6: 288-295.
3）　杉﨑正志．顎関節症にみる科学（5）．歯界展望 1997；90：667-676.
4）　杉﨑正志．顎関節症における筋痛の病態．ザ・クインテッセンス 1992；11：1819-1831.
5）　杉﨑正志, 伊介昭弘, 田辺晴康, 江里口彰．顎関節症における加圧疼痛閾値の臨床評価．第3報：女性有痛者のカットオフ値の検討．日顎誌 1994；6：62-69.
6）　杉﨑正志．顎関節雑音は治療の絶対的適応か．歯界展望 1993；81：893-902.

7）開口障害

「開口障害」は慣用的な用語であり，その定義に曖昧な部分を残しているので，「下顎運動制限」と同義とする．さらに下顎運動制限を顎関節ないし下顎の運動に関与する組織，器官が何らかの原因により，一過性あるいは持続的に障害を受け，顎関節ないし下顎の運動制限をきたした病態と定義する．

（1）開口障害を呈する疾患とその分類

下顎運動制限を呈する疾患はきわめて多く，それらを網羅することは簡単ではない．下顎運動制限の分類を表4に示す．関節可動域の制限は，発症時期から先天性と後天性とに，発症機序から一次性と二次性とに，原因の所在から中枢性と末梢性とに大別され，さらに末梢性は関節拘縮と関節強直とに分けられる．なお，一般に関節拘縮は，関節包外の軟部組織に原因があるものをいう．しかし顎関節ではその解剖学的構造から，関節外の骨が原因となった可動域制限があるため骨性を拘縮のなかに含めている．

一般的な診断法と同様に，的確な医療面接による十分な医療情報の収集とCT像およびMR画像情報の活用が基本となる．最も高頻度に遭遇するのが復位を伴わない関節円板前方転位であるからといって，下顎運動制限を顎関節症のうちの復位を伴わない関節円板前方転位と安直に決めつけることだけは，厳に戒めなければならない．鑑別を要する疾患はきわめて多いことを忘れてはならない．ただし，下顎頭運動制限が長期に及ぶ場合には，病変が関節包内外を含み，発症の原因究明がきわめて困難となることが多い．痛みを伴わない下顎運動制限であっても早期診断が必要である．

（2）顎運動異常

開口障害ないし顎運動異常を呈する症例は，全顎関節症患者の約6割にみられた．なお，開口障害は上下顎切歯間距離が40mm未満を開口障害ありとし，最大開口時の側方偏位距離が5mm以上を顎運動異常と判定した．最大開口時の側方偏位をきたした症例において，その偏位方向と罹患側との関係では，約 2/3 は患側偏位を，約 1/3 は健側偏位をきたしていた．これらのうち患側偏位は，患側下顎頭の運動障害によるものが考えられる．

なお，顎運動異常には下顎頭の過剰運動も含まれ，過開口を呈する．なお，最大開口位付近にて下顎頭が関節円板前方肥厚部下面をくぐり抜け，前方に逸脱し過開口を呈する場合もある．さらに，その位置から，閉口する際に下顎頭後面と関節隆起前斜面との間に後方転位している関節円板が嵌頓し，一過性の閉口障害をきたすことがあり，これを最大開口位付近の円板後方転位，あるいはオープンロックと呼ぶ．

表4　下顎運動制限の分類．

I．中枢性
II．末梢性
1．関節包内性
　1）奇形・発育異常
　2）外傷
　3）感染
　4）関節リウマチとその類縁疾患
　5）退行性関節疾患
　6）代謝性関節疾患
　7）腫瘍および腫瘍類似疾患
　8）関節円板障害
　9）顎関節強直症
　　（1）先天性
　　（2）後天性
2．関節包外性
　1）先天性拘縮
　2）後天性拘縮
　　（1）上皮性
　　（2）線維性
　　（3）筋性
　　（4）骨性
　　（5）神経性
　　（6）腫瘍性
　　（7）精神身体性
　　（8）異物
3．複合性

（3）顎関節退行性変化

①軟骨の変化

下顎頭における関節軟骨の最も初期の変化については不明な点が多く，いまだ定説をみるに至っていない．仮説のひとつは，下顎頭における関節軟骨の最も初期の変化は関節軟骨の軟化に始まり，この軟骨軟化は関節軟骨における proteoglycan-water gel の増加による浮腫性変化である．この軟骨における水和作用は膠原線維の線維構築の硬さを脆弱化させ，断裂を起こす，軟骨の断裂は関節軟骨を薄くし，水平亀裂や垂直亀裂を引き起こすとしている[1,2]．一方，他の仮説は，下顎頭における関節軟骨の膠原線維構築の分解や軟骨の脂肪変性のような基質の変化が最初の変化であるとしている[1,2]．変形性顎関節症の初期における外観的変化は，関節表面の fibrillation として出現するとするもの[1,2] と，関節軟骨の深部に生じた変化がまず関節表面における関節層の縦の fibrillation として起こり，次いでそれが崩壊して関節面の消失を招き，下部の骨が露出するとするもの[1,2] があり，特に初期には水平 fibrillation はその部に垂直 fibrillation を随伴し，これらの引き裂きが下顎頭の滑走時に生じると述べている[1,2]．

②骨の変化

骨の変化には吸収，象牙質化，erosion，囊胞形成，骨新生などがみられる．

a. 象牙質化

軟骨下骨の露出には，関節軟骨が完全に消失し，軟骨下骨量が負荷に反応して肥厚・緻密化し，磨いた象牙のようになった象牙質化と，関節軟骨が局所的に剝離消失しその底に骨組織の露出をみる，いわゆる軟骨潰瘍とがある．前者の象牙質化した高度の石灰化骨関節面は nonvital であるが，機械的な機能は残っているといわれ[1,2]，軟骨下骨の増殖は軟骨被覆が消失した部位で最も顕著である．しかしこの部の骨細胞のほとんどは壊死している．

変形性顎関節症の進行とともに象牙質化は表面の骨壊死が進行し，さらに過度の負荷は軟骨下骨の深い部分で微少骨折を起こす．この点状関節下微少骨折は骨端板を介して生じる．これらの変化により骨端板は薄くなり，欠損し，骨髄腔と滑液との接触が起こる．その結果，骨髄腔内での線維性反応が生じ，この反応は上方の骨端板の欠損部に向かい，ときに骨の修復が試みられる．これが象牙質化した表面に観察される線維組織と考えられる[1,2]．

b. erosion

関節表面の erosion は 1 点から広がる．pressure-cyst formation は，最初の変性部は表層線維層のなかではなく，その下の層においてである．関節内圧亢進に伴う骨端板の機械的破壊によるものであろう．これはX線でerosionとして観察されたにもかかわらず，下顎頭表面の被覆関節線維層は破壊されていないことがあり，これはsubarticular collapseと考えられる．この欠損が修復されなかった場合，欠損は拡大し，骨梁はなくなり，深部へと進行する．下層にある海綿骨の脂肪や造血器は消失し，線維性組織によって置換される．この線維性骨髄は最初に関節面欠損部に観察されるが，後には下顎頭全体に広がる．

c．嚢胞形成

象牙質化を生じた表面は緻密であり，表面骨細胞の壊死が生じていることから，ほとんど骨弾性を有していない．そのため，この部に負荷が生じると骨梁の破壊が生じ，嚢胞様変化が現れる．

（柴田考典）

【I：1-4．7)】文献

1) Moskowitz RW, Altman RD, Buckwalter JA, Goldberg VM, Hochberg MC eds. Osteoarthritis. 4th ed. Philadelphia: Lippincott Williams & Wilkins; 2006. 1- 528.
2) Brandt KD, Doherty M, Lohmander LS, Lohmander S, eds. Osteoarthritis. 2nd Sub ed. New York: Oxford University Press; 2003. 1-511.

8）咬合異常

顎関節症の誘発因子として，片側性クロスバイトなど一部の咬合異常が顎関節症の発現や持続に関与するというデータが示されているものの[1,2]，咬合異常が顎関節症の原因であるというエビデンスは全般的には過去に考えられていたほど強くはないとされている[3]．一方，顎関節症患者で観察される咬合異常の一部は原因ではなく，顎関節症の病態の結果として起こる二次的なものであることが指摘されている[3]．

筋の異常緊張に継発する二次的な咬合異常としては，緊張した筋の部位によりさまざまな顎位変化とそれに伴う早期接触や非接触，咬合位の不安定化が起こりうる．顎関節の病態からは，以下のような開咬や臼歯部開咬が起こる場合がある．

（1）炎症による関節隙の拡大に伴う臼歯部開咬

滑液の貯留や浮腫による関節隙拡大に伴い，上下臼歯部が離開した状態である臼歯部開咬が発現する場合がある（図1a）．急性化膿性顎関節炎[4]による臼歯部開咬はよく知られているが，滑膜炎など顎関節症由来の炎症でも臼歯部開咬が起こることが指摘されている[5]（図2）．

発症経過としては比較的急性に，主に患側歯列に発現する．肉眼で明らかに空隙を認める場合もあるが，わずかな接触の変化の場合もあり，軽症を含めるとまれな症状ではないものと推測されている．顎間ゴムによる牽引や関節洗浄が必要な場合もあるが，一般的には安静と消炎により，比較的短期間で消退する場合が多い（図2）．発症前から存在していた臼歯部低位咬合による臼歯部非接触との鑑別に注意を要する．元々の咬合が均等であった場合，一過性に関節隙が拡大している時点で咬合調整や補綴処置などの不可逆的咬合治療に着手すると，新たな咬合の不均衡を生み出す危険がある．まず可逆的な処置で関節痛など顎関節症状の消退を図った後に顎位の再評価を行うべきである．

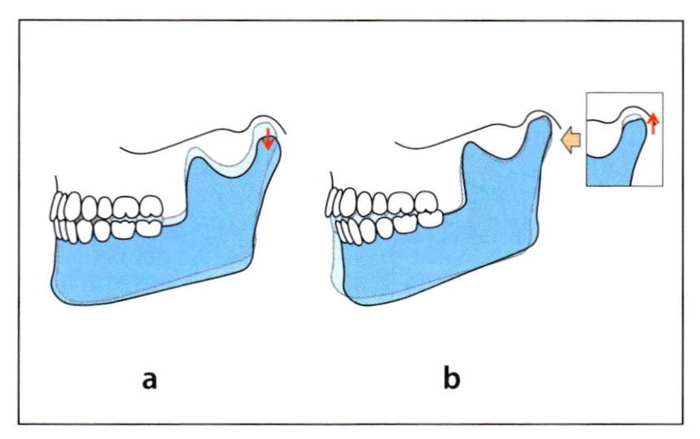

図1　顎関節症に継発する咬合異常の模式図．
a：関節隙の拡大により下顎頭が下方に移動すると主に患側の臼歯部が開咬になる．b：下顎頭の退行性変化に伴い下顎頭が上方へシフトし，主に患側後方臼歯の早期接触と前方歯列の開咬が起こる．

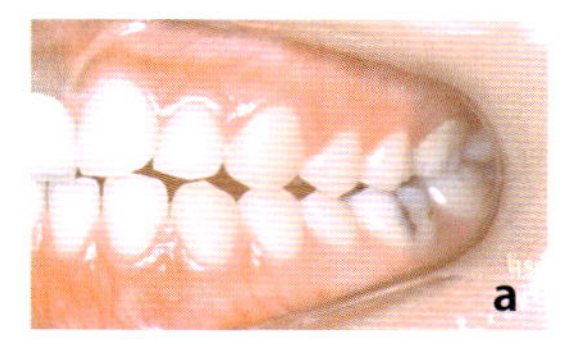

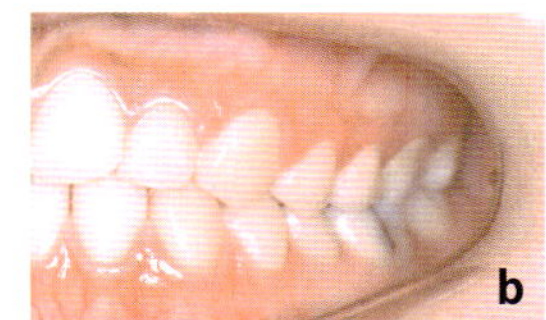

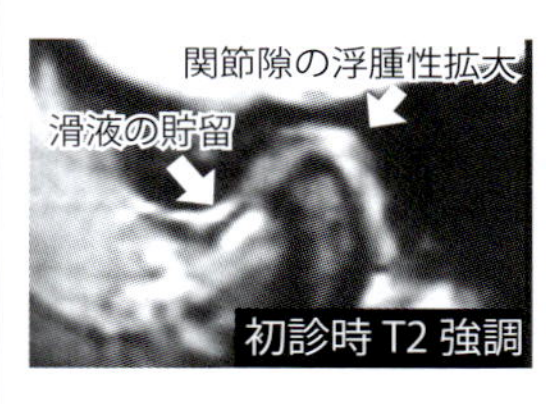

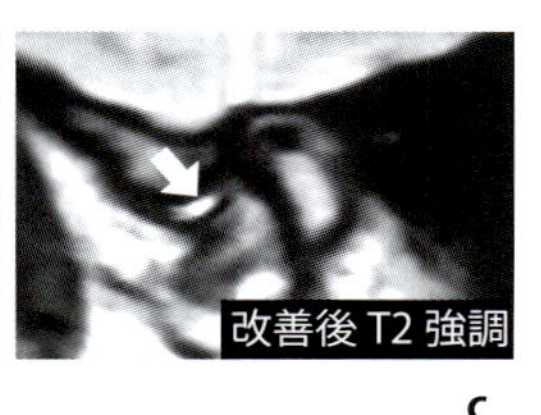

図2　滑液の貯留や浮腫に伴う臼歯部開咬の一例（文献5より，一部改変引用）．
初診時の咬頭嵌合位（a）では左側歯列が非接触状態であったが，安静と消炎鎮痛薬服用で10日後（b）には，ほぼ元の下顎位に改善．MR画像（c）では，初診時，下顎頭前方の上下関節腔に滑液の貯留，下顎頭上方に浮腫を示す高信号像を認め，改善後に比べ関節隙が拡大し，下顎頭が下方に位置している．

（2）その他の臼歯部開咬

顎関節症で関節隙の拡大による臼歯部開咬を示す病態としては，ほかに，円板後部組織の重畳（重積）や肥厚[6]，前方転位していた円板の整位[7]，円板後方転位[8]などがある．関節雑音や開口障害に関する病歴が鑑別に役立つが，確定にはMR画像検査が必要である．

（3）顎関節の骨，軟骨，軟組織の変形に伴う開咬

後天的な開咬として，関節リウマチにおける下顎頭の変形や原因不明の特発性下顎頭吸収により引き起こされる開咬[9]の存在が知られているが，近年，クローズドロックに継発する開咬（以下，ロック後開咬と略）も注目されている[9,10]（図3）．

ロック後開咬は，関節リウマチにおける開咬と同様に下顎頭の変形に伴い下顎頭が上方から後上方へ向けて変位し，下顎全体が後上方へ回転移動する顎位変化と考えられる（図1b）．片側例では移動方向が患側向きのため，一般的に患側の最後臼歯付近の咬合接触が強くなり，開咬は前歯部から反対側臼歯部にかけて生じる．下顎頭の変形だけではなく円板転位量の増大，円板後部組織の薄層化などの関連や筋緊張の併存の影響も推測される．

典型的なロック後開咬は，クローズドロック慢性期（改善期）に発現する傾向にある．24名のロック後開咬を調べた報告[10]では，開咬発覚時の無痛最大開口距離は平均37.4mm，有痛最大開口距離は平均41.7mmとかなり改善した状態であった．患者の訴えとしては，「開口できるよ

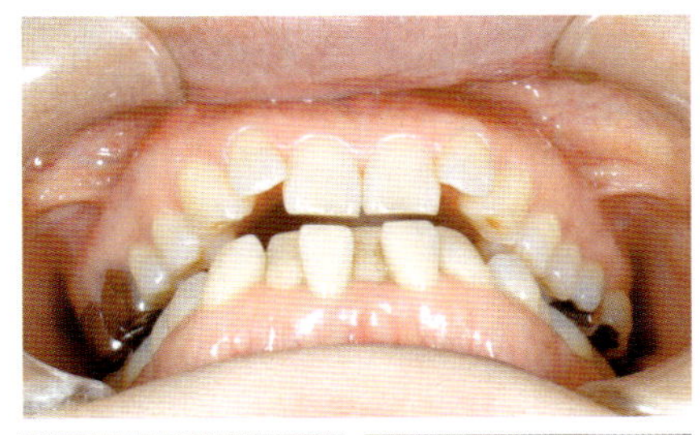
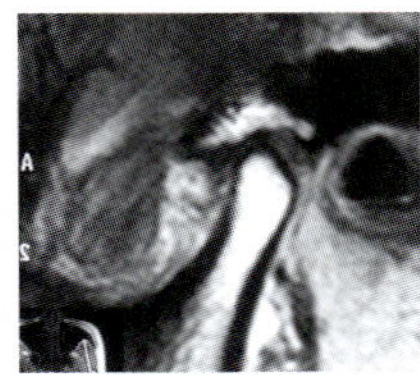

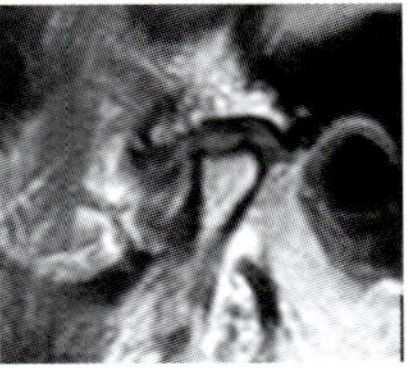

図3　クローズドロックに継発した開咬の一例．左側クローズドロック発現の8か月後，開口障害はほぼ改善したが開咬を自覚．上段は咬頭嵌合位で，下顎が左後方へシフトしているのがわかる．MR画像では左側下顎頭の変形を認める．

うになったが，前歯や反対側でかみづらくなった」，あるいは「患側臼歯部が強く当たるようになった」という表現が多い．

オクルーザルアプライアンス（スプリント）使用後に開咬が生じた症例の報告があり，アプライアンスの平坦な咬合面が下顎の回転変位を抑止できないことに原因があるとの推測もある[9]．しかし，前述の報告[10]では，24名中5名でアプライアンスなしにロック後開咬が発現しており，アプライアンスの使用がロック後開咬に直接関与するかどうかは今のところ不明である．

現状ではロック後開咬の発現の予測は難しい．早期発見による初期段階での対応が重要であり，クローズドロック患者では，顎関節症状だけでなく咬合変化に対しても細心の注意を払う必要がある．

（山口泰彦）

【Ⅰ：1-4. 8)】文献

1) Magnusson T, Egermarki I, Carlsson GE. A prospective investigation over two decades on signs and symptoms of temporomandibular disorders and associated variables. A final summary. Acta Odontol Scand 2005; 63: 99-109.
2) Marklund S, Wänman A. Risk factors associated with incidence and persistence of signs and symptoms of temporomandibular disorders. Acta Odontol Scand 2010; 68: 289-299.
3) Türp JC, Schindler H. The dental occlusion as a suspected cause for TMDs: epidemiological and etiological considerations. J Oral Rehabil 2012; 39: 502-512.
4) 高山賢一，川上哲司，都築正史，藤田宏人，大河内則昌，馬場雅渡ほか．急性化膿性顎関節炎の1例．日顎誌 1997；9：433-438.
5) 山口泰彦，山本智史，小松孝雪，箕輪和行，井上農夫男，戸塚靖則．顎関節隙の浮腫性拡大により臼歯部開咬の発現を来した顎関節症の1例．日顎誌 2000；12：234-239.
6) 福本裕，杉﨑正志，岩本昌平，重松司朗，滝川幸生，大鶴洋．関節円板に由来する閉口末期の閉口障害．日口外誌 2002；48：284-287.
7) 高山裕司，高木律男，安島久雄，永田昌毅．関節円板の復位により閉口障害を呈した顎関節内障の一例．日顎誌 2008；20：16-19.
8) Chossegros C, Cheynet F, Guyot L, Bellot-Samson V, Blanc JL. Posterior disk displacement of the TMJ: MRI evidence in two cases. Cranio 2001; 19: 289-293.
9) Chen YJ, Shih TT, Wang JS, Wang HY, Shiau YY. Magnetic resonance images of the temporomandibular joints of patients with acquired open bite. Oral Surg Oral Med Oral Pathol Oral Radiol Endod 2005; 99: 734-742.
10) 後藤田章人，山口泰彦，金子知生，岡田和樹，三上紗季，箕輪和行ほか．クローズドロックに継発する前歯部開咬の臨床的特徴．日補綴会誌　2016；8：281-288.

本書での「アプライアンス」の表記について

本書では，以後，オクルーザルアプライアンスをアプライアンスと表記する．

なお，本学会の「顎関節症患者のための　初期治療ガイドライン（2010.7）」においては，「スプリント」および「スタビライゼーションスプリント」が用いられているが，それぞれ，本書の「アプライアンス」および「スタビリゼーションアプライアンス」と同義である．

II．顎関節症の診断，治療に必要な基本知識

1．顎口腔系の構造

1）顎関節を構成する骨・関節軟骨

顎口腔系に関与する骨格は，舌骨を含む 15 種 23 個の骨からなる頭蓋と，環椎，軸椎など 7 個の頚椎で，顎運動に直接的関与する筋が付着する骨を含めると，胸骨や肩甲骨など胸郭や上肢帯の骨にも及ぶ．頭蓋の骨はさらに脳髄を容れる脳頭蓋（頭蓋骨）と，顔面を構成する顔面頭蓋（顔面骨）とからなる．顎運動に関与する関節は顎関節である．顎関節は側頭下顎関節（temporomandibular joint）[1]とも呼ばれ，側頭骨と下顎骨の間に形成される関節である．関節の分類では，運動軸の数で多軸関節，形態では鞍関節に分類され，関節としての自由度は大きい．

骨は組織学的に，結合組織や軟骨・血液などとともに支持組織に分類される．すなわち支持組織の特徴である多量の石灰化した細胞間質と規則正しく埋入された骨細胞とからなり，骨芽細胞と破骨細胞によってリモデリングを繰り返している．

（1）骨

①骨の外形に及ぼす因子

成人の骨の外面的形態は，遺伝子に組み込まれている制御因子以外に，付着する筋や腱を介して骨に加えられる機械的な応力によって影響を受ける．骨の変形は，筋や骨を介した機械的応力が影響している場合が少なくない．筋収縮による牽引力や筋腹での膨張によって凹み（窩）や突起，稜線が形成され，神経や脈管が貫通することによって孔や溝などが生じる．全身の「骨は受動器官として・筋は能動器官として」機能しているので，機能解剖学や運動学では分布する神経を含めて神経筋骨格系＝運動器系とも呼ぶ．下顎骨を例にすれば，側頭筋の上方への強い牽引力は筋突起の形態に影響し，咀嚼時の咬筋の収縮はリズミカルな筋腹の膨らみによって下顎枝外側面はやや浅い凹み状を呈するようになる．さらに咬筋粗面下部の鋭い骨の突出（棘）や，下顎角部での外側への骨の翻転は，咬筋停止部の腱を介して骨に伝えられた強い牽引力が影響している．

②骨内部の構造に及ぼす因子

骨内部の状態は臨床的には骨密度として評価される．健常者の骨密度の変化は，全身の骨代謝やホルモンの変化に起因することが多く，そのほか顎骨に加わる機械的応力が考えられる．機械的応力はおもに歯ぎしりと咀嚼時の咬合圧に代表される．これはらは，成人の下顎骨と顔面頭蓋および脳頭蓋の骨の内部構造にも大きな影響を及ぼしている．

下顎骨を除く脳頭蓋と顔面頭蓋の大部分の骨は，薄い緻密質と豊富な海綿質からなる段ボール紙やウエハースのような「板状骨の組み合わせ」によって構成されている．たとえば，上顎骨では歯を支える歯槽突起に豊富な海綿質が観察されるが，それ以外の顔面頭蓋と脳蓋骨はほぼ板状骨である．一方，成人の下顎骨は全体としてU字型に屈曲した管状（長骨）構造をしており，両端に骨頭としての下顎頭と，骨幹としての下顎体が存在する．そして下顎体の横断面では，皮質をなす緻密質は厚く，歯を支える歯槽部を除いて骨体内部の海綿質はきわめて少ない．

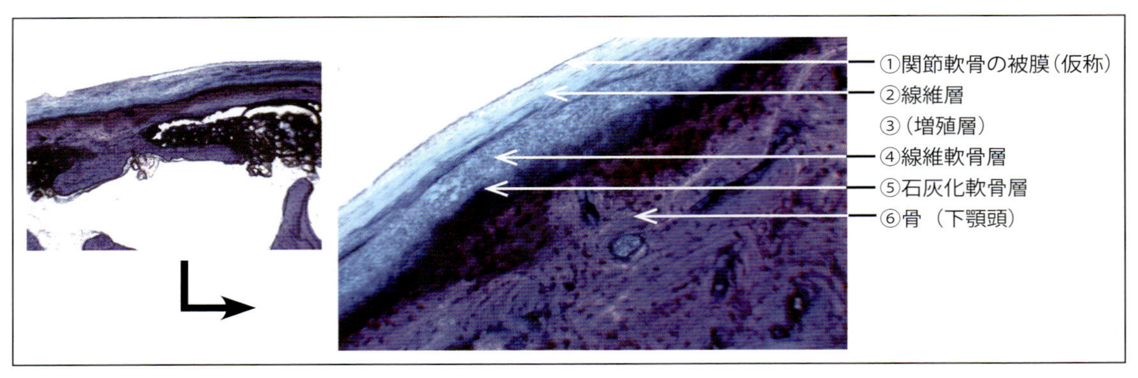

図1　成人下顎頭．トルイジンブルー染色．

（2）関節軟骨

頭蓋に存在する軟骨は胎生期の脳頭蓋底に認められ，この軟骨の成長と骨化は神経系の成長と顔面頭蓋の発達の両者から影響を受ける．脳頭蓋底の軟骨以外には，耳介や鼻などの弾性軟骨を除けば，下顎頭の関節軟骨部分に線維軟骨が認められる．

ヒトの顎関節は比較解剖学的には二次的に生じた関節で，一次関節は中耳のツチ骨とキヌタ骨の間の関節として残っている．成人の下顎頭を覆う関節軟骨は線維軟骨で，① 関節軟骨の被膜（仮称）から順に下顎頭関節面の深層の骨組織に向かって，② 関節の線維層，③（増殖層），④ 線維軟骨層，⑤ 石灰化軟骨層，⑥ 骨に分けられる（図1）[1]．若年者では軟骨の肥大層が認められるが，加齢とともに，およそ20歳前後まで存在する肥大層はやがて高度に石灰化した石灰化軟骨組織となる．下顎頭の軟骨には軟骨細胞が1列に配列する軟骨柱は認められない．軟骨柱は骨端軟骨など骨の成長時に認められる構造である[2]．つまり，下顎頭はあらゆる方向から加えられる機能的応力に適応して，生涯を通じて関節面の改造が行われ続ける．

2）歯・歯列

下顎骨が顔面頭蓋および脳頭蓋と連結するに際しては，単に顎関節と筋で連結しているのではなく，関節運動時には歯と歯列による咬合が関与する．

（1）食性と関節形態

ヒトや動物の歯および歯列と顎関節の形態は，食性に応じた形態的機能的な適応関係にある．一般的には，哺乳類は食性によって肉食性動物，草食性動物，および雑食性動物に分けられるが，その食性が顎の運動機能を規定するので，それに適した動物種固有の関節形態が観察される．

ヒトなど雑食の動物では，歯種も前歯，犬歯，臼歯と多種を揃え，関節の高さ，下顎窩，下顎頭の形態などいずれも肉食性動物と草食性動物の中間形を示している．

（2）ヒトの顎関節

ヒトの顎関節は，生きるための「食」と「コミュニケーション」を担う器官として，かなり特殊な形態および構造と機能をもちあわせた関節である．顎関節は，側頭骨の下顎窩と下顎骨の関節突起の下顎頭で構成され，関節運動軸の分類では複数の運動軸をもつ多軸関節で，形態的に楕円関節に分類される．人体の関節のなかで最も自由度の大きい関節のひとつで，複雑な動きを可能にしている．関節円板をもつ関節は顎関節のほかに，胸鎖関節や手の指節間関節などがある（図2）．

3）咀嚼筋と関連筋

（1）咀嚼筋

閉口運動すなわち下顎を挙上する主力筋は側頭筋，咬筋，内側翼突筋で，外側翼突筋は翼状突起の外側板および側頭下稜から起こり下顎頭および関節円板に付着する．この走向により下顎頭と円板は，ともに内側前下方に牽引される（図３，４）．

また，咬筋と内側翼突筋はそれぞれ頬骨弓および蝶形骨から起こり，下顎骨の下顎枝を内外側から挟むように走向して，それぞれ咬筋粗面と翼突筋粗面に停止する．また側頭筋は，幅広い起始を側頭骨側頭窩および側頭筋膜内面にもち，頬骨弓の内側および側頭下窩で収束して筋突起に付着する（図３）．

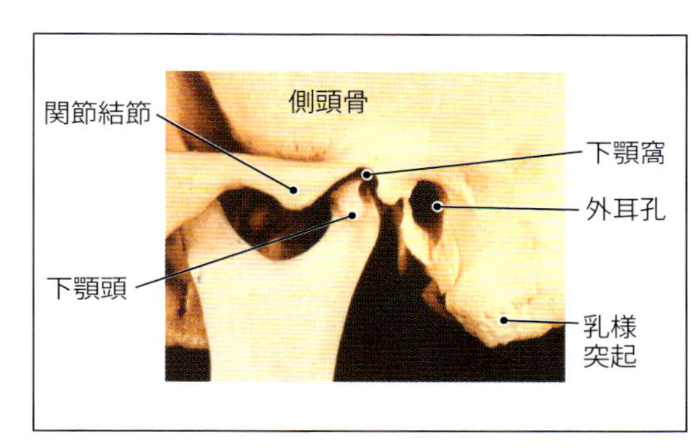

図２　ヒトの顎関節は可動域の大きい関節である．

（2）咀嚼に関連する筋

咀嚼機能には，咬筋，側頭筋，内側翼突筋，外側翼突筋（上頭および下頭）の４つの咀嚼筋のほかに，頭蓋の位置を安定させる後頸筋や，舌骨を安定させる舌骨下筋群，さらに開口運動の主力をなすオトガイ舌骨筋，顎舌骨筋，顎二腹筋の前腹が関与する．これらの筋のうち下顎の運動に関与する筋群は機能的な観点から，下顎を挙上する筋群，下制する筋群，さらに安定させる筋群の３群に分けることができる．

①**下顎を挙上する筋群：**咬筋，側頭筋，内側翼突筋
②**下顎を下制する筋群：**オトガイ舌骨筋，顎舌骨筋，顎二腹筋前腹，胸骨甲状筋，甲状舌骨筋，胸骨舌骨筋
③**下顎の維持安定に関与する筋：**外側翼突筋（上頭，下頭），顎二腹筋後腹，茎突舌骨筋，肩甲舌骨筋

下顎を挙上する筋群のなかで，咬筋と内側翼突筋は下顎枝を挟むように位置しており，下顎枝の前方上端には側頭筋が付着し，顎関節を支点とする梃子（てこ）の原理で，下顎を挙上し食物を粉砕する．下顎の挙上と下制に働く筋群は，力学的に釣り合っている必要がある．そして，左右の顎関節を支点とする２つの梃子（てこ）を含む下顎骨が安定した咀嚼運動を行うために，外側翼突筋と，舌骨に付着する顎二腹筋，茎突舌骨筋，肩甲舌骨筋が協力筋として作用している．

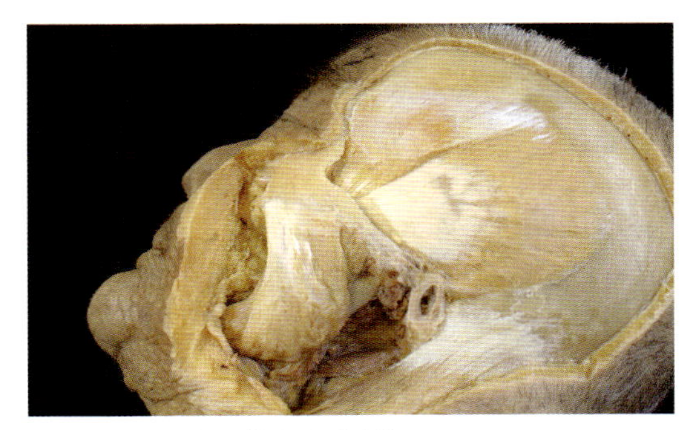

図３　ヒトの側頭筋および咬筋．

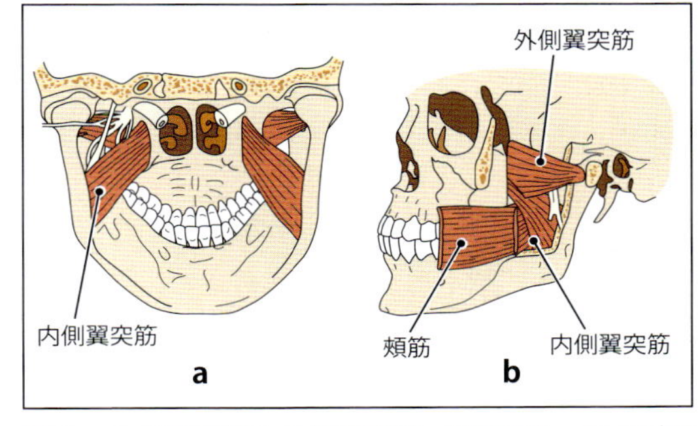

図４　内側翼突筋と外側翼突筋（咀嚼筋），および頬筋（表情筋）．a：後方より，b：外側より．

（下田信治）

【II：1．1）～3)】文献
1)　Ten Cate R（川崎堅三訳）．口腔組織学 第５版．東京：医歯薬出版；2001．491-493.
2)　Hojyo S, Fukada T, Shimoda S, Ohashi W, Bin BH, Koseki H, et al. "The zinc transporter SLC39A14/ZIP14 controls G-protein coupled receptor-mediated signaling required for systemic growth." PLoS ONE 6: e18059, 2011.
3)　Katakami K , Shimoda S, Kobayashi K, Kawasaki K. Histological investigation of osseous changes of mandibular condyles with back-scattered electron images. Dentomaxillofacial Radiology 2008; 37: 330-339.

4）顎関節の神経系

Hiltonの法則として知られる，「関節に分布する感覚神経は，その関節の運動と，関節の表面の皮膚の感覚に関与する神経と同一の神経による」という他関節での知見は，顎関節においても全く同様で，顎関節に分布する神経はすべて三叉神経第三枝である下顎神経の分枝である．

（1）肉眼解剖学的所見（図5，6）

下顎神経は頭蓋底を出てほぼ2方向に分かれ，ほぼ水平に前側方に向かう咬筋神経を主な枝とし，頬神経，外側翼突筋神経，深側頭神経を交える一群の枝と，やや前下方に向かう下歯槽神経，舌神経を含む一群，さらに下顎頭の後方に回り，側方に出て耳介とその周囲に分布する耳介側頭神経を主な枝とし，これから分かれる一群の神経枝に分けられる[1]．

顎関節はこれらの分岐する枝の中央部に位置するので，これらの分枝が顎関節の周囲を経過する際に関節への枝（関節枝）が分枝される．したがって，1本の関節枝が関節包内で分枝して，関節組織内に枝状に分布するような様式[2]はとらない．以下，部位別に関節に分布する関節枝を記載する．

①内側部

顎関節の内側前方と近接して咬筋神経と後深側頭神経の神経束が走行する際に，そのどちらかより関節内方に1～2枝の関節枝が分枝される．

②前方部と前方外側部

関節前方は，咬筋神経と後深側頭神経の神経束がきわめて近接して走行するので，その際にそのどちらかより関節枝が分枝される．

③後方内側～後方部

後方内側は，耳介側頭神経が下顎頭の内後方で中硬膜動脈を挟んだ2枝のうちから顎関節内側を経過する際に分枝されるものがある．さらに後方では，この吻合した部分から外耳道神経，前耳介神経から関節枝が分枝され，やや外側に回って浅側頭枝からも分枝される．

④外側部

外側部では浅側頭枝と三叉神経と顔面神経との交通枝から関節枝が分枝される．また，外前方部では後深側頭神経から回り込んだ枝が分布する．関節枝はこれらのすべての神経枝から必ず存在するとは限らず，近接して走行する場合にはそのどちらかである場合が少なくない．また関節枝数も各神経枝からは1～2枝ほどで，数は多くない．これらの上方からみた概観的な分布様式を図5，6に示す．

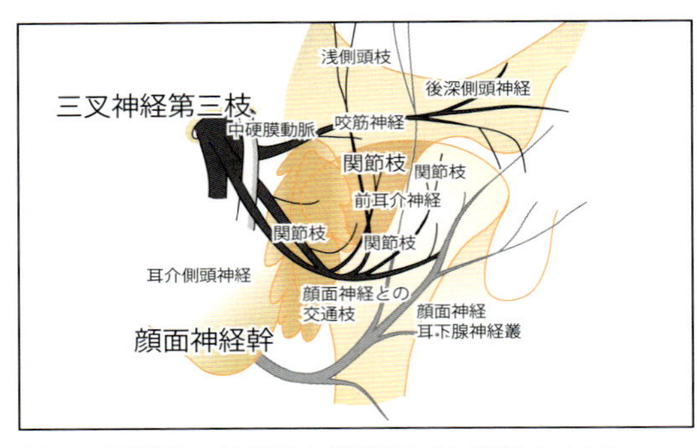

図5　顎関節の神経分布概略図（右後外方より）．

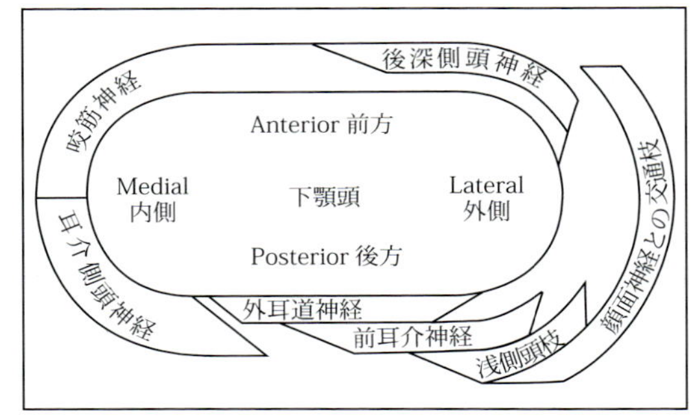

図6　顎関節の部位別神経支配模式図．顎関節を上方からみて部位別の支配枝を模式的に表した．

（2）神経組織学的所見

顎関節の関節包は，外側面では比較的明確な区分がみられる．しかし内側面，後方部，前方部では最内層は判別できるが，強固な線維組織の層としての関節包は明瞭な区分が困難である．

関節の滑膜組織のなかで細分した神経線維は，そのなかでネットワークを形成して滑膜下まで達する．これらの叢状の神経線維の走行は特に後方部で明瞭で，静脈叢状に発達した血管網の間に走行する神経線維束が豊富に存在する．これらの神経線維束から滑膜直下に向かい，単独の神経線維が伸展して自由神経終末を形成する．

顎関節の神経終末装置：前述の単独の神経線維による自由神経終末は，主に痛みの受容にかかわるとされ，滑膜表面に近接して存在する．そのほか糸球状終末，非被膜性複雑型終末，Golgi-Mazzoni様小体など，位置や組織の緊張，圧などの受容にかかわるとされる終末も散見される．

5）顎関節の脈管系

【顎関節を栄養する脈管系[5-9)]】

顎関節の滑膜，関節包，靱帯，関節円板などの軟骨，軟組織と下顎頭，下顎窩の硬組織を栄養する脈管系があり，その構造上それぞれの特徴がある．顎関節の軟骨，軟組織を栄養する脈管系は，動脈系では周囲を走行する外頸動脈から分かれる浅側頭動脈と顎動脈の終枝が主で，これらが顎関節の周囲を走行する際に関節へ向かって枝を出す．１本の主要な血管のみが関節内で枝分かれして栄養する様式ではなく，近接して走行するこれらの複数の動脈の終枝から関節栄養枝が分枝され，滑膜層に至る．静脈系では関節包内から集まる血流は包内で血管網を形成し，特に関節円板後方部で円板後部静脈叢とも呼ばれる構造を作るなど，かなり多彩な経過を示す．

関節円板は咬合時に圧力を受ける中央部には神経線維と血管は存在せず，その周囲にのみ存在する．また，下顎頭へは主に下顎骨髄内の血管網からと，関節包を栄養する血管の一部が下顎頭付着部付近から下顎頭内部に至るものがあり，これを栄養する．

（1）動脈系（図７）

顎関節の後方部と内側部には顎動脈終枝からの栄養枝として，中硬膜動脈，副硬膜動脈，深耳介動脈などからの分枝が存在し，顎動脈が前方部に回り込んで後深側頭動脈から関節への栄養枝が存在する．また，顎関節の外側と前方部には浅側頭動脈とその終枝から主に関節への枝が出るが，外側でもその終枝の中側頭動脈，やや前方寄りで顔面横動脈と頬骨眼窩動脈が関節に近接して走行する際に関節に分布する枝が出る．

（2）静脈系（図８）

関節円板の周囲に毛細血管網を滑膜層と関節包内に形成し，特に円板の後方には豊富で発達した静脈叢状の円板後部血管網を作る．この部分には動静脈吻合も存在するが，これは咀嚼などの下顎運動に伴うこの部分の急速な組織の容積の変化や代謝に対応した構造で，この関節円板後部組織の名称で呼ばれる特殊な機能構造と考えられている．

また，円板の前方滑膜組織にも血管網が存在するが，後方部のような特殊な構造はみられない．これらの血管網から血流は，関節包の付着する下方部付近から，前方では顎関節静脈として前方の翼突筋静脈叢に注ぐ．また外側と後方では浅側頭静脈あるいは顔面横静脈，ときに鼓室静脈などに流入し，内側では近接した翼突筋静脈叢に流入，ときに顎静脈などに直接流入することもある．

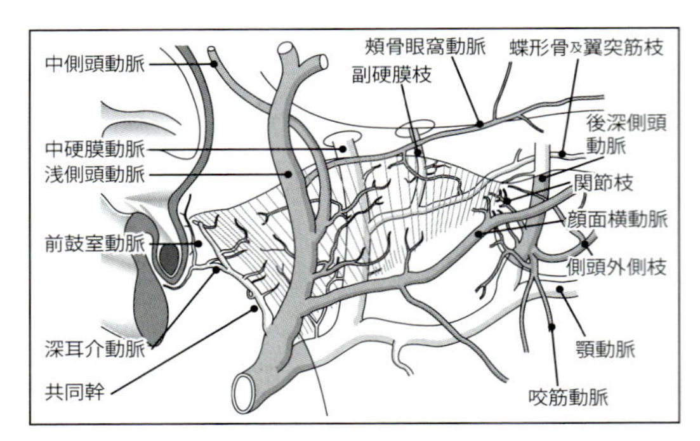

図7　顎関節への動脈の分布．外側には主に浅側頭動脈，内側には顎動脈の枝が分布する（文献 1，2 より改変引用）．

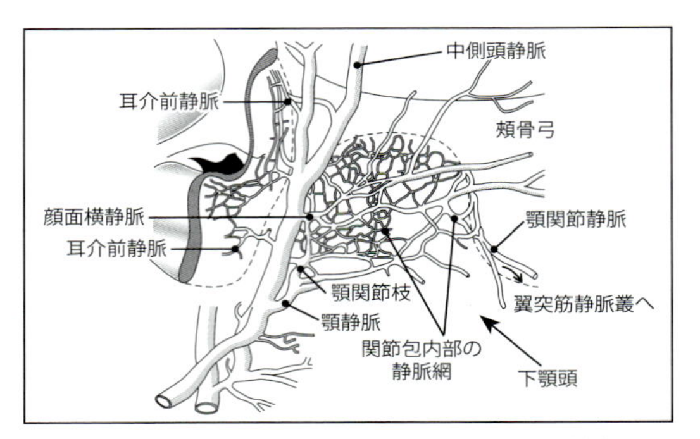

図8　顎関節からの静脈の分布．滑膜層，関節包からの翼突筋静脈叢，顎静脈，浅側頭静脈へ流入する（文献 1，2 より改変引用）．

（石橋克禮）

【II：1．4）～5)】文献

1）石橋克禮．ヒト顎関節の支配神経に関する研究．第 1 報 肉眼解剖学的研究，第 2 報 神経組織学的研究．歯基礎誌 1966；8：46-70.
2）Thilander B. Innervation of the temporomandibular joint capsule in man. Trans Roy Sch Dent Stockholm and Umea 1961; 6(suppl 7): 1-67.
3）Hromada J. Die Innervation des Kiefergelenks und einige anatomishe –klinische Bemerkungen, Dtsch Zahn Mund u Kieferheilk 1960; 34: 19-28.
4）北村博文．ヒト胎児顎関節の神経分布について．歯科学報 1972；72：1513-1535.
5）久保田晃．ヒト胎児顎関節の栄養動脈に関する研究．第 1 編 顎関節に分布する動脈．歯科学報 1966；66：765-822.
6）久保田晃．ヒト胎児顎関節の栄養動脈に関する研究．第 2 編 顎関節の微細血管．歯科学報 1966；66：969-998.
7）貴島信夫．顎関節の動脈分布について．鹿大医誌 1958；10：71-83.
8）高橋和人．顎関節の解剖 血管．上村修三郎，杉崎正志，柴田考典編著．日本歯科評論別冊 顎関節小事典．東京:ヒョーロン;1990. 64-69.
9）Griffin CJ, Sharpe CJ. The distribution of the synovial membrane and mechanism of its blood supply in the adult human temporomandibular joint. Aust Dent J 1960; 5: 367-372.

6）顎関節の構造

顎関節の構造を論じるとき，次の３つの特異事項を常に念頭におく必要がある．

①顎関節は，側頭骨の下顎窩に下顎骨の下顎頭で形成している．しかし，下顎窩のある側頭骨は縫合（不動関節）によって連結した頭蓋骨にあるので，頭蓋下顎関節と考えることも大切である．

②左右の下顎骨は正中で結合して一体となり，顎関節は下顎骨の両側後端に位置している．つまり，双顆関節として下顎骨が正中をまたいで両側相同の運動と片側の運動が行われるが，片側の運動の場合でも必ず他側は異なった運動をする．このような関節は体内には他にない．

③下顎骨は，歯という器官を釘植させている骨である．このような骨が関節を構成しているのは，顎関節のみである．顎関節の個々の構成要素は，上下顎の歯列と歯の咬合局面の接触状態ときわめて密接な因果関係がある．

7）顎関節の構成要素

（1）下顎頭

下顎頭は薄い緻密骨とこれを支える海綿骨の骨小柱（骨梁）からなる．下顎頭上面の関節面の緻密骨は線維軟骨で覆われている（図９）．この上面は，長い楕円形である．下顎頭は外側極と内側極が突出して，前者のほうが後者より高く，外側極は粗面をなして鈍端に終わり，内側極は下顎枝内側面よりも内側方へ強く突出して丸みを帯び，やや後方へ斜面となっている（図 10）．側方からみると下顎頭は強く凸状となり，下顎頸に対しては前方に傾斜し，頭の前上面に関節面（機能面）がある（図

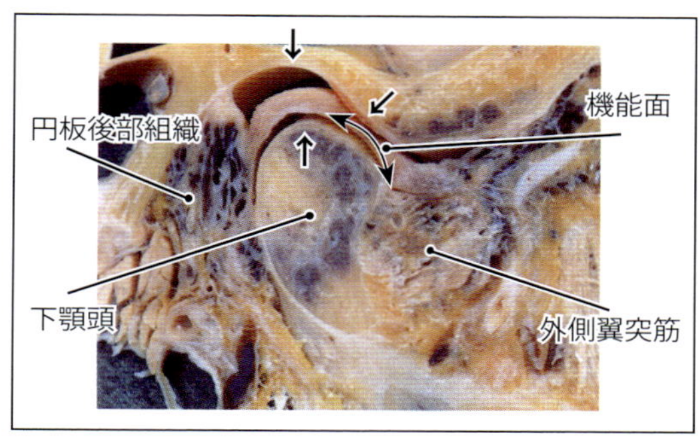

図9　顎関節の矢状断面．↓：下顎窩，↙：後斜面，↑下顎頭の最表層は線維軟骨．

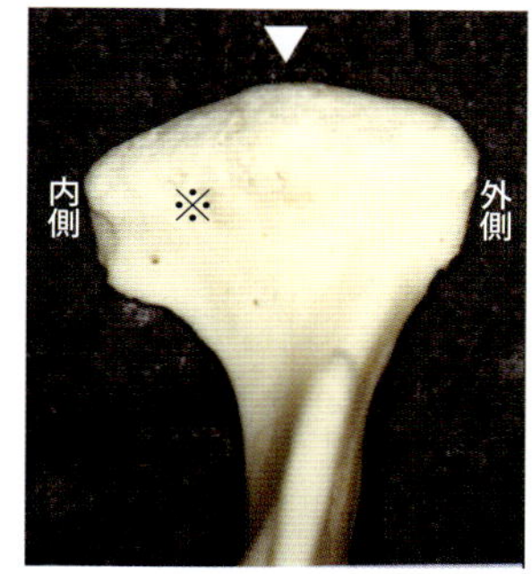

図10　下顎頭の前上面．永久歯列完成期．▼：突出点，※：翼突筋窩．

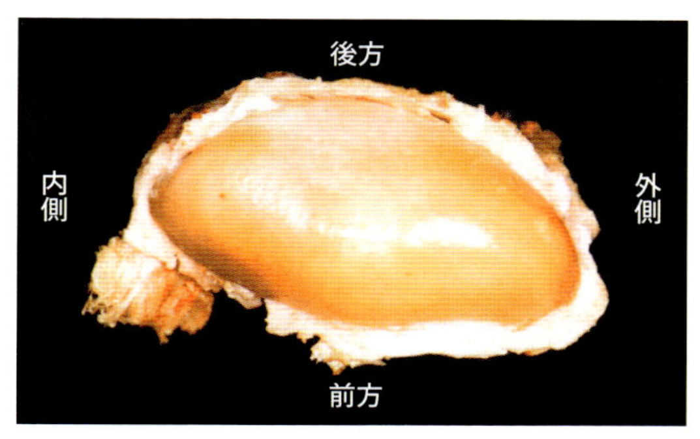

図11　下顎頭上面（右側）．

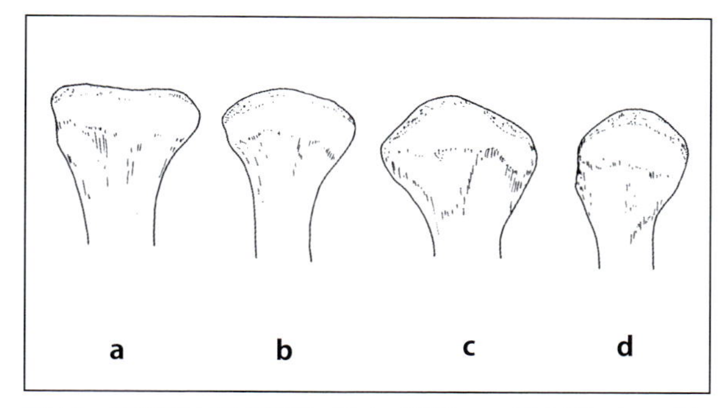

図12　下顎頭上面の形態（Yale 分類）．a：平坦型．b：凸型．c：二面型．d：球状型．

9）．後方からみても頭は内外側方に突出しているが，前後に走る隆線によって内側と外側の斜面を作っている．生体では下顎頭は光沢ある滑らかな均一な表面で（図 11），血管のない緻密な線維層に覆われ，その下層は軟骨層と緻密骨（皮質骨）で，いずれもたいへん薄い．下顎頭は顕著に形態変化が生ずる部分であり，特に形態についての慎重な診断が必要である．下顎頭の形態を前方または後方からみた Yale の分類[1]では四型（図 12）で，基本は convex 型とし，X 線診査では round，flat，concave の順に変化するという[2-5]．下顎頭は加齢変化によって flat 型が多くなり，また歯の加齢変化，つまり咬耗や摩耗によって平坦化し，下顎頭の外側半部が平坦化し，突出点は無歯顎では内側または後方へ移動する（図 10）．外側半部が低くなる理由は，各側の下顎頭の長軸が，両側を結ぶ下顎頭頂点線より約 20°斜めになっているので，蝶番運動時では当然のこと，また側方運動時では作業側の下顎頭の外側部に常に内側部より大きい物理的負荷があり，摩耗するためである．

（2）下顎窩

下顎窩は，側頭骨を外側からみると，頬骨突起基部と外耳孔の間にある浅い楕円形のくぼみである（図５）．下顎窩最深部の骨質は非常に薄く，頭蓋の中頭蓋窩と近接する．下顎窩は胎生５か月頃からわずかなへこみが下顎窩として内外側方向に出現し，乳歯次いで永久歯の萌出後には窩が完成する．つまり，窩の前方斜面の角度が立ってきて，永久歯列完成期で最も深くなる．

窩の領域（外周域）についてみると，後方の境界は，錐体鼓室裂の直前で，その外側端にはヒトでは通常みられないが，ときには小錐体状に発達している関節後突起を認めることがある．裂より後方は外耳道と鼓室の厚い前骨壁で，X 線像ではこの部分が強調されている（図 13）．錐体鼓室裂からは顔面神経の鼓索神経（味覚と副交感神経からなる）が出てくる．内側の境界は，蝶形骨大翼の

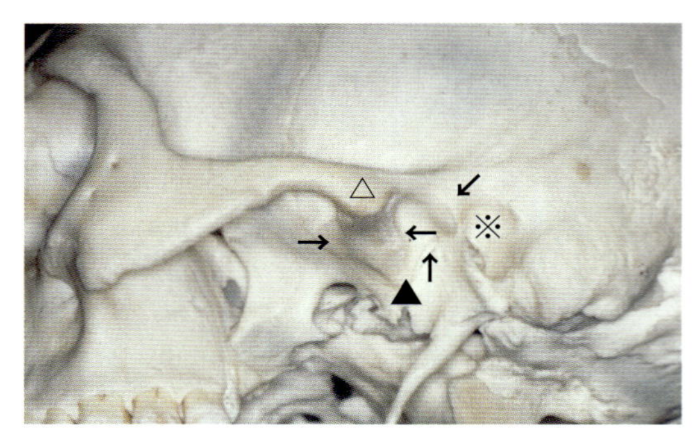

図 13　下顎窩（↑）下外側面（左側）．↙：関節後突起，※：外耳孔，△：関節結節，←：関節隆起後方斜面，→：関節隆起前方斜面，▲：関節内側突起．

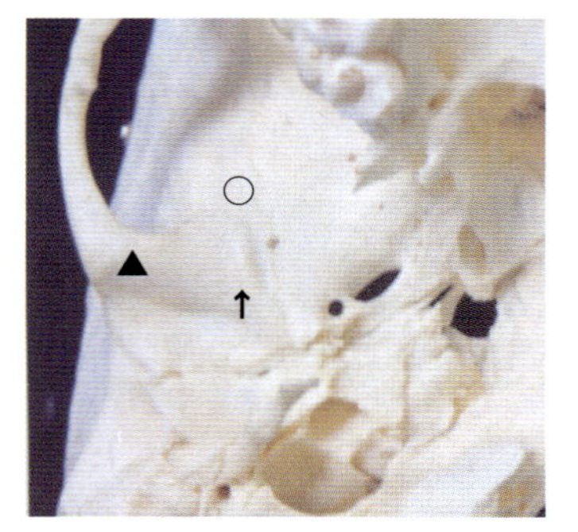

図 14　下顎窩下面．有歯顎．○：前方斜面，▲：関節隆起，↑：後方斜面．

後外側端にある棘孔（下顎神経の硬膜枝が通る）との間に蝶形骨との縫合（蝶鱗縫合）をへだてて窩の最深部からスロープ（内側関節面）を作り，関節内側突起となっている（図 13）が，関節としての機能面ではない．領域設定で最も注意を要するところは，前方から外側への領域である．関節結節は頬骨弓の外側面後端にある突出部で（図 13），下顎頭の前方へのすべり防止でもなく，ただ外側靭帯の起始する部分で，関節機能と関係はない．

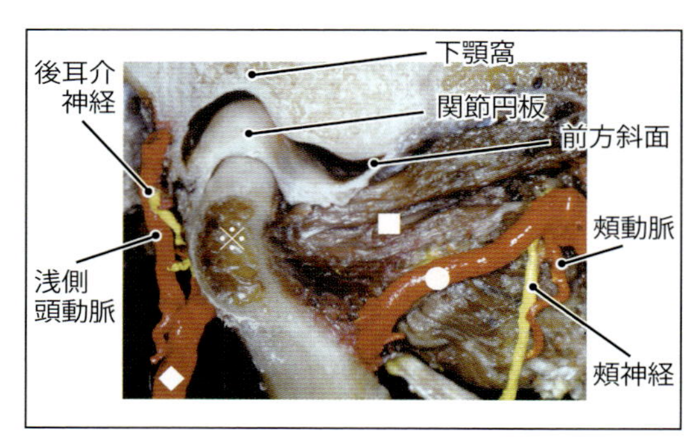

図 15　顎関節の矢状断面．※：下顎頭，□：外側翼突筋，○：顎動脈，◇：外頸動脈．

（3）関節隆起

関節結節から内側方へ低くなりながら続く幅広い稜があり，内側端は関節内側面へと移行する．この稜が，関節隆起（図 14）と呼ばれる．この隆起の前方を関節隆起の前方斜面（図 15），後方の窩底に至る広い斜面を関節隆起の後方斜面（図 14）という．前者はその前端がやや内側に突出したデルタ状を示し，後者は一般に関節面と呼ばれ，すべての下顎の運動に際して下顎頭がこれに沿って滑走する大切な機能面である（図 9，14）．後方斜面は下顎頭の前上面に対向して左右にゆるく湾曲している．機能的には，蝶番運動のときの両側の頭を連ねる左右軸の回転ならびに関節円板を伴った前方滑走と密接に関係し，また頭の前方運動時の滑走，側方回旋運動には軸側の頭の捻転，平衡側の頭の回転と，すべての下顎の運動に直接重要な斜面（機能面）である．この機能面は，最表層の緻密な膠原線維層から下へ皮質骨まで続き，物理的侵襲に耐え，かつ補充能力を有する機能層である．しかし，機能面以外には軟骨層を認めないのも顎関節の特徴である．

下顎窩の形態をまとめると，長軸中央を矢状断したラインは，後方から convex（窩最深部から関節隆起後方斜面）→ concave（隆起の稜）→ plane（隆起前面）となる．

（4）関節円板

関節円板は，下顎窩と下顎頭の間にある関節腔に介在し，関節腔を上関節腔と下関節腔に 2 分している．円板を構成する組織は膠原線維が圧縮された密性線維性結合組織の硬い組織である．ヒトの関節のなかで，顎関節のような円板は胸鎖関節と下橈尺関節（手根関節）に認められる．円板は発生途上，ヒトの顎関節では下関節腔，続いて上関節腔が形成される．円板の存在意義は，第 1 に窩と頭との形態学的ずれ（形，大きさ，深さなど）の適合補償である．第 2 に関節運動が多角にわたり，関節

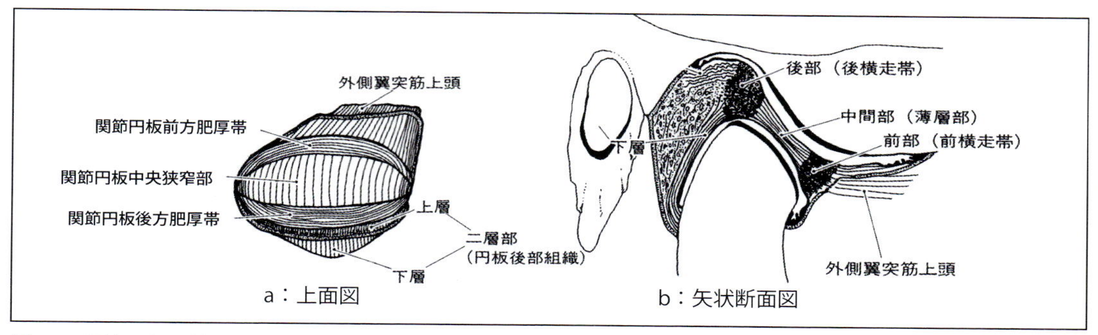

図 16　関節円板の線維構成（歯界展望 1991；78-1：186．より改変引用）．

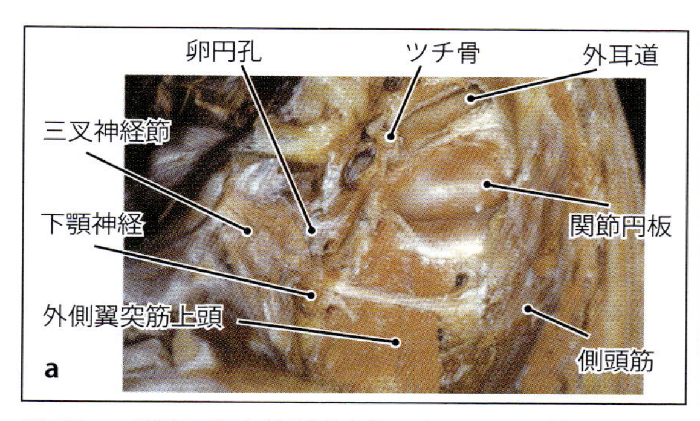

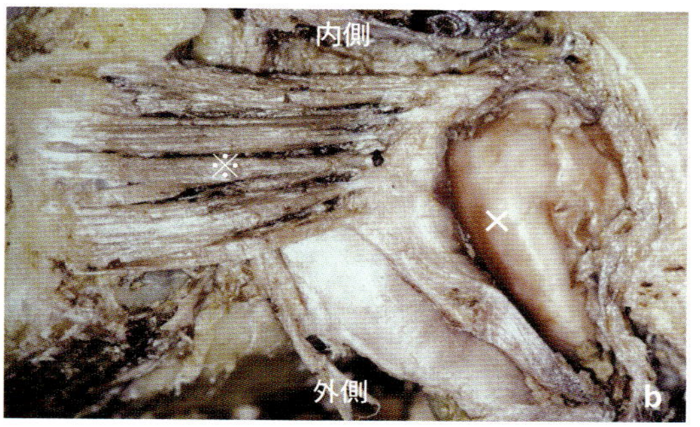

図 17　a:関節円板と外側翼突筋の上面．b:関節円板と外側翼突筋の下面．※:外側翼突筋上頭，×:関節円板．

での力学的負担を緩衝する．第３に荷重の分散や潤滑液分散などが考えられる[6,7]．

顎関節円板は卵円形で窩・頭の両者の形に扁平化された convex-concave の波状である．円板は前後に走向する膠原線維を主体として構成され，これに２か所で膠原線維が束状に横切って配列している．それゆえ，円板は前方から次のように区分される[6,7]（図 15，16）．

①関節円板前方肥厚帯

頭の内・外側両極を結ぶ膠原線維束が円板構成の主線維を横切っているので肥厚像を呈する．前部は延長部が関節結節と下顎頸に，また内側寄りで外側翼突筋上頭が付着する（図 17）．

②関節円板中央狭窄部

円板を構成する前後に走る主線維でできた本来の薄い部分．この部は血管を欠いており，圧の負荷に適した構造であり，関節円板の機能部である．

③関節円板後方肥厚帯

前横走帯と同じであるが，幅と厚さがさらに大きく，その内側端で前横走帯と合流し，内外側極を連ねた断面ではここが枕状に隆起している．以下の部分は下顎の運動時，前後に移動・往復するので円板に含められている．

④円板後部組織

疎線維性結合組織が主体で，血管神経を多く含んでいる（図９，15，16）．前方運動時には血流を増して，下顎頭後面の空隙を埋める．円板上面の一部は関節隆起の前方斜面の前方で骨膜に移行し，ちょうど帽子のヒサシのようである（図 16，17）．円板と関節包とは頭の内・外両側面，つまり前・後横走帯の付着するところで強固に固定されている．したがって，円板は，内側と外側では，関節包と合して下顎頭の内・外側端に付着し，この部を回転軸に，下顎頭の上を前後に回転する．円板後部組織の血管には，MR 画像の所見でも開口などの円板前進時には血流充満と全組織の上前方へのせり上がり，次いで後退復位で血流低下が認められている．

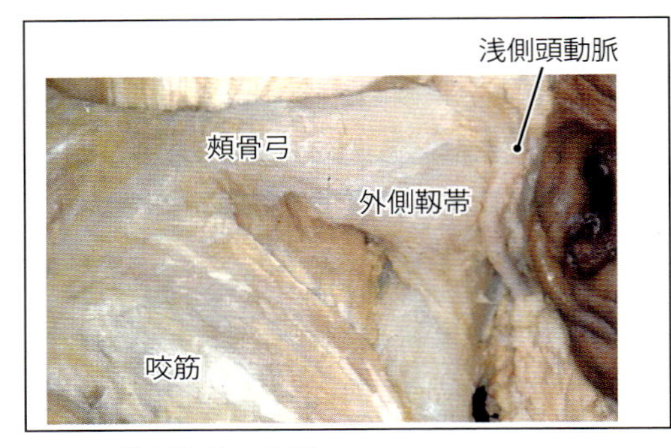

図 18　外側靭帯の外側面.

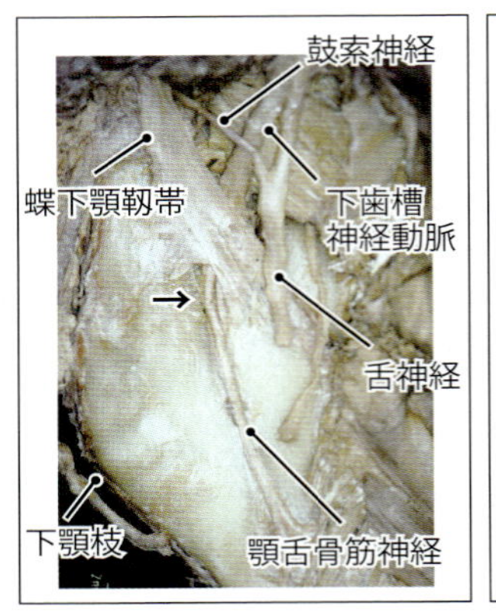

図 19　蝶下顎靭帯の内側面.
→：下顎孔.

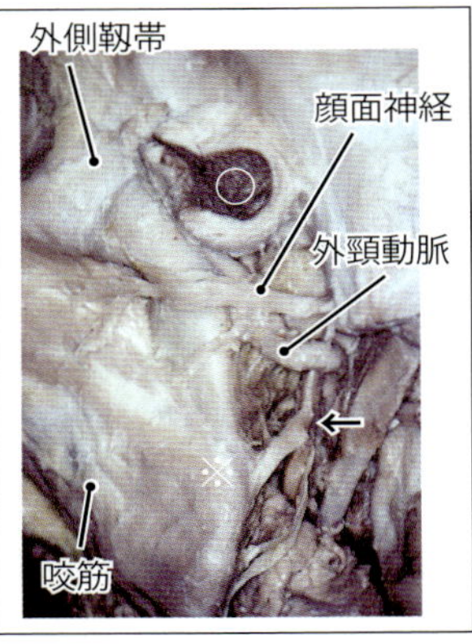

図 20　茎突下顎靭帯の後下面.
←：茎突下顎靭帯.　○：外耳孔,
※：下顎角.

（5）関節包と滑膜・滑液

関節包は，細い膠原線維が交織した結合組織膜で，下顎窩と下顎頭を包んでおり，円板周縁の線維とも交雑している．この包の内面には単層の滑膜組織が密接し，上・下関節腔を別々に内張りしている．滑膜は滑液を分泌する．滑液は，関節を潤滑し，関節軟骨，関節円板に栄養を供給している．関節包は外側と内側では明瞭に認めるが，前方では欠如し，後方では円板後部組織と区別しにくい．

関節包の滑膜ヒダは上関節腔の後縁と前縁ならびに下関節腔の前縁に認められる．関節鏡によって大部分は直視可能である．

（6）靭帯

顎関節の靭帯は外側靭帯，茎突下顎靭帯，蝶下顎靭帯である．外側靭帯（図 18）は，関節隆起を越えての過度な動きや後退運動を制限して，下顎頭の外側方への逸脱を防いでいる．この靭帯の線維構造は，浅深２層で，浅（外）層は層状，深（内）層は帯状[8]である．浅層は幅広く，関節結節と頬骨弓基部外側面から後下方に向かい，下顎頭の頸部後面に付着する．深層は帯状で，関節結節の内側面からほぼ水平に後走し，下顎頭外側面から円板後部組織の上半分とともに側頭骨に付着する．

蝶下顎靭帯（図 19）は，顎関節と離れて位置する副靭帯で，錐体鼓室裂，蝶形骨棘から下顎小舌に付着する．しかし，関節を補強する機能はない．この靭帯は下顎小舌直上で扇状に拡がり（下顎孔頸膜），下歯槽動静脈神経を内側から覆って下顎孔下方に付着する．

茎突下顎靭帯（図 20）は，顎関節と近接して位置する副靭帯で，茎状突起の先端から下顎角内面に付着する．この靭帯は頸筋膜の上方の続きで，ちょうど下顎角内側で内側翼突筋の筋膜に移行する．茎突下顎靭帯は下顎運動に強い制限を有しているとは考えられていない．

（諏訪文彦）

【II：1．6）～7)】文献

1) Yale SH, Allison BD, Hauptfuehrer JD. An epidemiological assessment of mandibular condyle morphology. Oral Surg 1966; 21: 169-177.
2) Mongini F. Anatomic and clinical evaluation of the relationship between the temporomandibular joint and occlusion. J Prosthet Dent 1977; 38: 539-551.
3) 窪田金次郎．ナイジェリアの子どもは何を食べているか．咀嚼研究センター設立推進グループ編．噛まない人はだめになる．東京：風人社；1987．45-66.
4) 大西正俊．顎関節異常ー下顎頭形態の変化と適応についての検索．日歯医会誌 1988；41：827-834.
5) 大西正俊．顎関節症の基礎と臨床—日常臨床における対応—解剖・生理・口腔外科学の立場からー．日歯医会誌 1990；43：822-824，834-836.
6) Berkovitz KBB. Temporomandibular joint. Standing S. Gray's anatomy. 39th ed. Edinburgh: Churchill Livingstone: Elsevier; 2005. 526-530.

7) Osborn J W. The disc of the human temporomandibular joint: design, function and failure. J Oral Rehabil 1985; 12: 279-293.
8) DuBrul EL. The croniomandibular articulation. Function disturbances for the cronimandibular articulation. Sicher and DuBrul's oral anatomy, 8th ed. St.Louis/Tokyo: Ishiyaku EuroAmerica; 1988. 107-132, 319-329.

2-1．顎口腔系の機能

1）神経筋機構

顎口腔系は，触・圧・温・冷・痛・味覚および固有感覚という多様で感度の高い感覚機能をもつ．脳は，この優れた感覚機能を使って，下顎，舌，口唇，頬，軟口蓋，咽頭壁などの複雑な協調運動や口腔内に取り込んだ食物の状態をモニターする．脳は，これらの感覚情報を適切に処理し，下顎や舌の反射，吸啜，咀嚼，嚥下，構音といった多数の筋の活動がかかわる複雑な顎口腔系の運動機能を正しく遂行することができる．

（1）顎口腔系の感覚

①歯髄・象牙質

歯髄の感覚受容器は自由神経終末で，歯髄に刺激を加えると刺激の種類にかかわらず，ほとんどの場合，痛みのみが生じる．刺激が弱い場合は不快感を伴う前痛感覚が生じる．歯髄と同様に，象牙質に刺激を加えると痛みが生じる．種々の刺激がすべて痛覚になること，塩化カリウム等張液などの発痛物質を象牙質に塗布しても痛みが起こらないことなどの点で，皮膚や粘膜の痛覚受容機構とは異なる．象牙質の痛覚受容は，温熱・寒冷刺激，機械刺激，乾燥などが細管内を満たす間質液の流動を引き起こし，象牙芽細胞付近や象牙細管の最内層に存在する痛覚受容器（自由神経終末）を物理的に刺激することによると考えられている（動水力学説）．

②歯根膜

歯に力が加わると位置がわずかに移動し，歯根膜中に存在する歯根膜機械受容器が刺激されて興奮する．歯根膜機械受容器の感度は非常に高く，ヒトでは前歯部で1g，第一大臼歯で8gの力を加えれば，圧覚が生じる．受容器の興奮は，歯に加わる力が大きくなるにしたがって強くなるが，前歯では100g以上，臼歯では300～400g以上の力が加わると興奮が頭打ちになるものが多い．

歯に加わる力の方向によって歯根膜機械受容器の興奮の程度が変わり，歯に加わる力の方向の情報も脳に伝えられる．ヒトは，厚さが20μm以上の金属箔であればかんでいるという感覚が生じ，歯根膜感覚が主要な役割を果たすと考えられている．無歯顎で総義歯の患者は歯根膜をもたないので，天然歯の揃った人に比べて50～100倍の力を義歯に加えないとかんでいるという感覚が生じない[1]．

③口腔粘膜・顔面皮膚

口腔は口腔粘膜に覆われており，触・圧覚，冷覚，温覚，痛覚と味覚が生じる．感覚点の分布は，痛点，圧点（触点），冷点，温点の順に多いが，歯間乳頭や硬口蓋前方部の横口蓋ヒダでは触点のほうが多い（図１）．口腔の前方部では感覚が鋭敏で後方部では鈍である．特に，舌尖や口唇は，指先と並んで２点識別閾が低く，２mm以下である．顔面皮膚も感覚が鋭敏で，口唇外皮部の２点識別閾は指先と同様の値を示す．また，触刺激の閾値は特に鼻の周囲で低く，指先よりも鋭敏である．

④閉口筋筋紡錘

閉口筋のなかには筋紡錘が豊富に存在し，口が開くと閉口筋のなかにある筋紡錘が伸展され，筋の長さの情報が求心性線維によって脳に送られる（図２）．筋紡錘の感度は高く，50μm程度の筋長の変化に応答し，閉口筋活動の調節に役立っている．一方，開口筋や表情筋には筋紡錘はきわめて少ない．

錘内筋線維は，求心性神経以外にもγ運動線維と呼ばれる細い遠心性神経線維の支配を受ける（図２）．γ運動線維の活動によって錘内筋が収縮し，筋紡錘の感度が上がる．

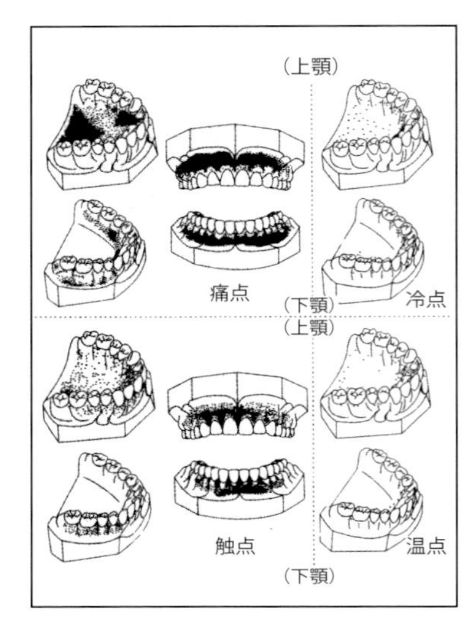

図１　ヒト口腔粘膜の感覚点（文献２より引用）.

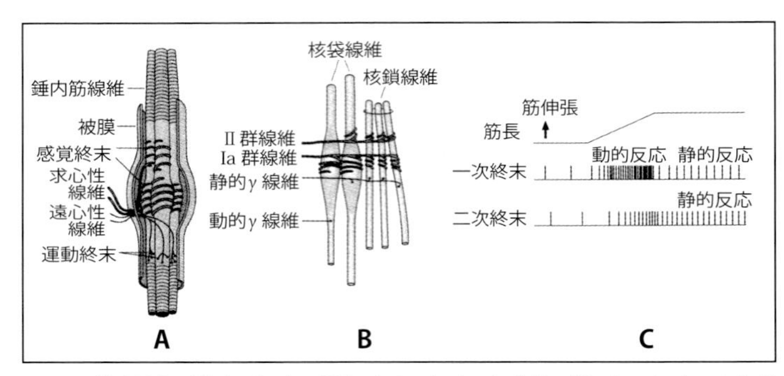

図２　筋紡錘の構造（A），神経支配（B）と応答〈(A)，(B) は文献３より引用〉.

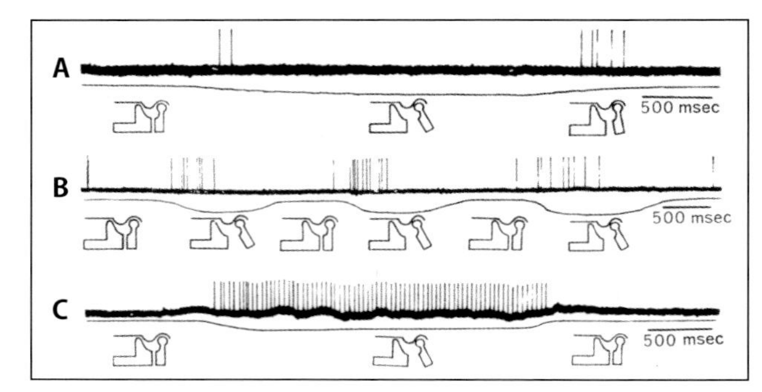

図３　下顎頭の回転に対するネコ顎関節求心性神経の応答[4]．A：速順応型の求心性線維の応答．B，C：遅順応性型の求心性神経の応答．下顎頭の回転によって咀嚼筋が伸張されないように，下顎骨は筋突起と下顎突起の間で切断されている.

⑤顎関節

顎関節の関節包内外や関節靱帯には自由神経終末，ルフィニ小体，ゴルジ様終末，パチニ様小体などのさまざまな感覚受容器が部位に存在する.

ネコの耳介側頭神経の活動を記録した実験で，関節の回転運動の開始あるいは終了時に応答するもの，回転している間，持続的に応答するものがみられる（図３）．顎関節受容器は下顎窩における下顎頭の位置，運動方向，運動速度についての情報を感知していると考えられる．ラットの顎関節－神経摘出標本を使った実験から，顎関節に数種類の侵害受容器が存在することが明らかになっている[5].

（２）反射

①下顎張反射

下顎安静位でオトガイ部をハンマーなどで叩いて開口させると，閉口筋の筋紡錘が伸張されて興奮し，単シナプス性に閉口筋運動ニューロンを興奮させて閉口が起こり，下顎張反射が生じる（図４）．手足の伸張反射に相当する反射であるが，開口筋には筋紡錘がきわめて少ないので伸張反射は生じない.

②開口反射

三叉神経第二枝，第三枝支配領域の皮膚，粘膜や歯根膜に痛みを起こすような強い刺激（侵害刺激）を加えると，２シナプス性に開口筋の興奮と閉口筋の抑制が起こって，口が開く（図５）．ヒトでは閉口筋の抑制は起こるが，短い潜時の顎二腹筋の興奮は起こらない．安静時には，侵害刺激よりも弱い刺激（非侵害刺激）でも開口反射は誘発されるが，咀嚼中は非侵害刺激による反射は抑制される（図

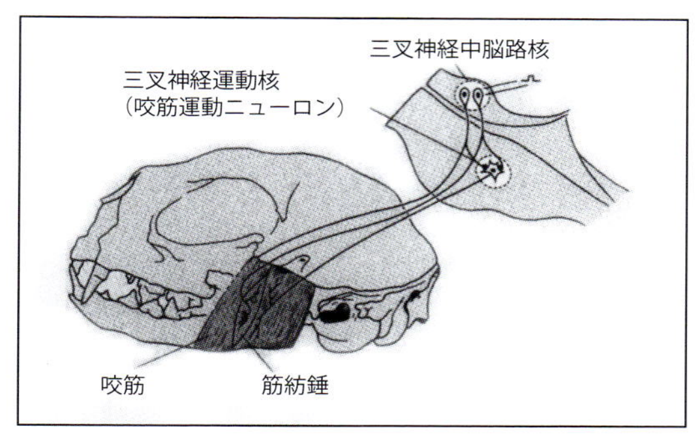

図４　下顎張反射の反射弓（文献６より引用）．

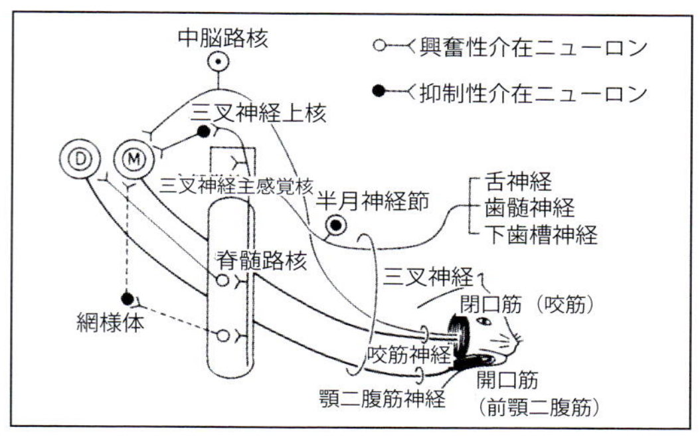

図５　開口反射の反射弓．D，Mはそれぞれ顎二腹筋運動ニューロンと咬筋運動ニューロンを示す（文献７より引用）．

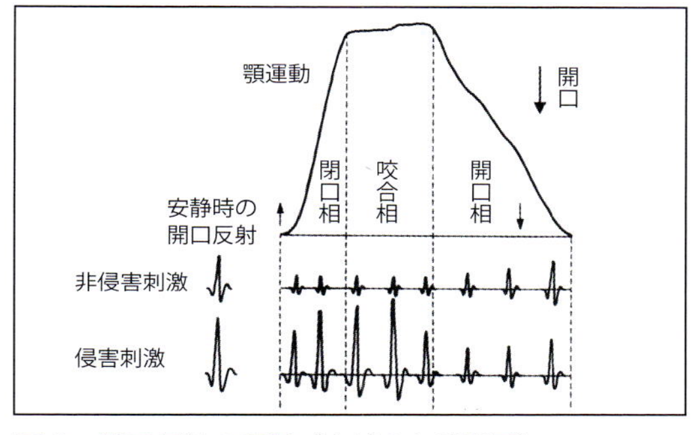

図６　開口反射の変調（文献８より引用）．

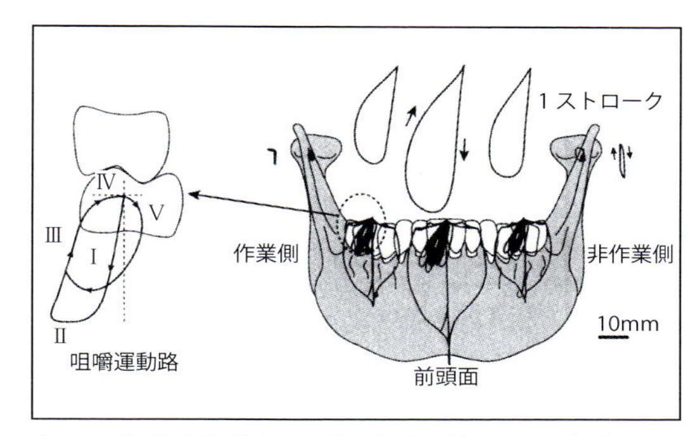

図７　限界運動野と咀嚼運動（文献９より引用）．

６）．一方，侵害刺激による開口反射は，閉口相では安静時より強く起こる．

③歯根膜咬筋反射・緊張性歯根膜咀嚼筋反射

弱いかみしめをしている最中に上顎中切歯の唇面を叩き歯根膜機械受容器を刺激すると，単シナプス性に一過性の興奮性の応答が咬筋に誘発される（歯根膜咬筋反射）．一方，上顎切歯に舌唇方向から持続的な圧刺激を加えると，咬筋に持続的な活動が誘発される（緊張性歯根膜咀嚼筋反射）．

2）咀嚼

咀嚼運動は，特に意識しなくても自動的に行われる．咀嚼中の下顎，舌，頬および口唇の基本的な運動パターンは，脳幹に存在する咀嚼の中枢性パターン発生器（central pattern generator：CPG）によって形成される．咀嚼のCPGは，大脳皮質，扁桃体，線条体，中脳網様体などの上位脳からの入力や口腔顎顔面領域からの感覚入力によって活動し，咀嚼する食物の性状に見合った咀嚼運動パターンを作って閉口筋運動ニューロンと開口筋運動ニューロンに出力を送る．

（1）咀嚼運動経路

咀嚼時の下顎切歯点あるいは第一大臼歯の運動路は，下方に動く開口（Ⅰ相）に続いて，作業側方向への偏位（Ⅱ相），閉口（Ⅲ相），滑走（Ⅳ相），さらに非作業側方向への滑走（Ⅴ相）に分けられる（図７）．Ⅴ相ないし，Ⅳ・Ⅴ相がないこともある[9]．咀嚼する食物が硬いほど作業側方向の偏位が大きくなる．

（2）咀嚼周期

咀嚼周期は，咀嚼のCPGが閉口筋と開口筋を交互にかつリズミカルに活動させることで生じる．咀嚼のリズムはCPGによって形成される．スルメなどのかみ切りにくい食品を咀嚼するとリズムは遅くなる．顎関節症患者は咀嚼リズムの規則性に劣ることが報告されている．

（3）咀嚼能力

咀嚼能力の評価は，歯科臨床上きわめて重要であるが，正しく評価することは簡単ではない．咀嚼能力の評価は，以下の項目を計測することで試みられている：食品の粉砕度，咀嚼試料の内容物の溶出量，食品の混合状態，咀嚼能率判定表（アンケート調査）．食品の粉砕度の測定は，ピーナツや生米などの試料を咀嚼させた後，ふるい（篩）を用いたふるい分け法（篩分法）で行われ，その値を基に咀嚼能率が計算される．

グルコースあるいは β-カロチンなどの色素を含有したグミゼリーを咀嚼させて，それらの溶出量を簡易型血糖値測定装置[10]あるいはフォトダイオードを利用した色素濃度測定装置[11]で計測し，咀嚼能力を求める方法が開発されている．

（4）習慣性咀嚼側

咀嚼時，下顎は水平面上で咀嚼側に移動し，咀嚼側の上下歯列により食物を粉砕・臼磨する．ヒトの身体はほぼ左右対称にできているが，左右のどちらかで好んで咀嚼を行う“習慣性咀嚼側”が存在する．習慣性咀嚼側は歯の疾患などで容易に反対側に変化し，“利き手”や“利き足”のように強固に習慣づけられたものではない．習慣性咀嚼側の持続が顎顔面形態の非対称性や咀嚼機能に影響すると考えられている．

3）開口

開口は，閉口筋（咬筋，側頭筋，内側翼突筋）の活動が抑制され，かつ舌骨下筋群の収縮で舌骨が固定された状態で，外側翼突筋下頭，顎二腹筋，顎舌骨筋が収縮することで生じる．開口時の顎関節の運動は，下関節腔内における下顎頭の回転軸を中心とした回転運動と，上関節腔における下顎頭および関節円板の前下方あるいは後上方への滑走運動が組み合わさったものである．

開口が小さい場合は，下顎頭の回転運動が主体となる．開口が大きくなると，回転運動のみでは下顎枝後縁が側頭骨の鼓室部に当たって開口が障害されるため，前下方への滑走運動が組み合わさる．このとき，関節円板は下顎頭に伴って前下方に移動する．

4）嚥下

嚥下は，口腔内の食塊や液体の栄養物，水および唾液などを食道を経て胃に送り込む反射性の運動で，飲食中には平均180回／時程度出現する．嚥下時の種々の筋の運動は，延髄にある嚥下中枢によって制御される．いったん嚥下中枢が起動して嚥下が誘発されると，意志の力によって途中で止めることはできない．

（1）口腔咽頭期

咀嚼によって食塊が形成されると，食塊は舌背に乗せられ，口唇が閉鎖し上下の切歯は接近する．食塊は口蓋に軽く押しつけられ，舌の絞り出すような運動によって中咽頭へ運ばれる．この移送は咀嚼運動中でも起こり（stage Ⅱ移送），stage Ⅱ移送が繰り返されて食塊が中咽頭に溜められる．

喉頭が前上方へ移動し，前方に位置する喉頭蓋が反転して喉頭の入り口である喉頭口をふさぎ，食塊は喉頭蓋谷や左右の梨状陥凹を流れて食道へ入る．このとき，軟口蓋の挙上と上咽頭収縮筋などの収縮による後咽頭壁の隆起によって両者が接触し，鼻腔と咽頭腔の交通が遮断されて，食塊の鼻腔への侵入を防ぐ．これらの運動により一時的に咽頭内圧が高まり，食塊の食道への流入を促進する．口腔内に取り込まれた食物は，必ずしも1回の嚥下ですべて食道に送り込まれるのではなく，口腔内の食塊をすべて食道に送り込むためには複数回の嚥下を要することが多い．

（2）食道期

食道上部にある上部食道括約筋は，通常は常に収縮して胃内容物の逆流を抑えている．嚥下が起きると反射的に同筋が弛緩して食塊が食道に流入する．食道の蠕動運動により食塊は8秒ほどかかって胃に送り込まれる．

5）構音

肺からの呼気流が喉頭に流れる際に声帯を振動させて，声の音源が作られる．これを発声という．声帯の開放と閉鎖のタイミングや声帯の緊張度を調節することで，声の鋭さや声の高さが調節される．下顎，舌，口唇，軟口蓋，咽頭壁は構音器官と呼ばれる．これらの運動により音源が伝搬する音響空間（声道）の形状が変化し，母音や子音が作り出される．これを構音という．

（1）母音の構音

口唇，舌，口蓋の位置関係により母音の構音が決まる．声門で生じた音源波は声道内で共鳴して，複数の周波数帯域で振幅が増強される．この増強帯域をフォルマントといい，周波数の低いものから第1フォルマント，第2フォルマントなどと呼ぶ．フォルマントは声道の形状で変化し，母音の音質を変化させる．

（2）子音の構音

鼻子音以外は，口腔に呼気を誘導し，舌と口蓋や上下の口唇などを接触もしくは近接させて口腔内圧を上げて，その後開放することで発生する．たとえば，口唇の閉鎖によって“p”や“b”が作られ，上顎前歯の歯頸部と舌の前方部で“s”や“z”が作られる．軟口蓋が中等度に挙上された状態で，口腔と鼻腔を連結し，呼気が鼻腔にも流入することで，“m”や“n”などの鼻子音が作られる．

（3）言語中枢

言語はヒトで高度に発達した機能であり，思考や情報交換の媒体である．言語生成には高度な神経活動がかかわっている．Wernicke 野は聴覚と視覚による言語情報の意味の理解にかかわっている．この領域が障害されると他人の話を理解することが困難になる．Broca 野は，個々の言葉や短文を表現するための計画や運動パターンの形成に関与すると考えられている．しかし，限局的な病変で必ずしも失語を生じないことから，役割が見直されつつある．

（井上富雄）

【II：2-1.】文献

1） Manly RS, Pfaffman C, Lathrop DD, Keyser J. Oral sensory thresholds of persons with natural and artificial dentitions. J Dent Res 1952; 31: 305-312.
2） 山田守．口腔領域における痛みの生理．歯界展望 1968；31：1207-1214.
3） Kandel ER, Schwartz JH, Jessel TM, eds. Principles of neural science. 4th ed. New York: Elsevier; 2000. 718-719.
4） Kawamura Y, Abe K. Role of sensory information from temporomandibular joint. Bull Tokyo Med Dent Univ 1974; 21 Suppl: 78-82.
5） Takeuchi Y, Ishii N, Toda K. An in vitro temporomandibular joint-nerve preparation for pain study in rats. J Neurosci Methods 2001;

109: 123-128.
6) Szentagothai J. Anatomical considerations on monosynaptic reflex arcs. J Neurophysiol 1948; 11: 445-454.
7) Sumino R. Central pathways involved in the jaw opening reflex in the cat, in Oral-Facial Sonsory and Motor Mechanisms. Dubner R, Kawamura Y , Editors. New York: Appleton-Century-Crofts; 1971. 315-331.
8) Lund JP, Olsson KA. The importance of reflexes and their control during jaw movement. TINS 1983; 6: 458-463.
9) 林豊彦，藤村哲也．顎運動とはどんな運動か．日本顎口腔機能学会編．よくわかる顎口腔機能─咀嚼・嚥下・発音を診査・診断する．東京：医歯薬出版；2005．24-28.
10) 田中彰，志賀博，小林義典．グミゼリー咀嚼時のグルコースの溶出量の分析による運動機能および咀嚼筋筋活動の定量的評価．補綴誌 1994；38：1281-1294.
11) 野首文公子．検査用グミゼリーを用いた咀嚼能率検査法の自動化に関する研究 ―β-カロチン含有グミゼリーと咀嚼能率検査装置の開発―．阪大歯学誌 2009；54：1-18.
12) McDevitt WE. Functional Anatomy of the Masticatory System. London: Wright; 1989.
13) Hiraba K, Hibino K, Hiranuma K, Negor T. EMG activities of two heads of the human lateral pterygoid muscle in relation to mandibular condyle movement and biting force. J Neurophysiol 2000; 83: 2120-2137.

2-2. 咬合・顎運動

顎運動の力源は，頭蓋と下顎骨との間を走行し下顎骨を挙上する咀嚼筋群，ならびに舌骨と下顎骨の間を走行し下顎骨を下制する舌骨上筋群の収縮力である．下顎骨は，舌骨とともに頭頸部腹側において咀嚼筋群，舌骨上筋群，舌骨下筋群を連結し，頭蓋と体幹とを結ぶ．これらは頭頸部背側の筋群（僧帽筋，後頸筋，胸鎖乳突筋など）と拮抗，協調し，体幹に対する頭位を決定する．

1）顎運動

顎運動とは上顎と下顎の運動である．上顎骨を基準としたときの下顎骨の相対的な運動を下顎運動，下顎を基準とした上顎の相対運動とみるときを相補下顎運動という．

下顎運動の基本運動は，開閉口運動，側方運動，前後方運動である（図 1）．下顎骨は，咀嚼筋群に加えて，顎関節ならびに外側靭帯，蝶下顎靭帯などによって頭蓋と連結され，運動範囲が規制されている．下顎頭は，左右一対の顎関節部において関節円板を介して側頭骨下顎窩とその前方の関節隆起に沿って移動，回転する．また左右は常に連動している．

（1）切歯点の運動

切歯点での下顎運動は，Posselt の図形と呼ばれる運動領域にある（図 2）．上方すなわち上下顎歯の咬合により規定される運動範囲は，前後径約 10mm，左右径約 20mm の菱形を示し，下方すなわち開口方向に向かって次第に前後径，左右径が狭くなり，かつ後方に屈曲し，最大開口位で 1 点に収束する．その形態から Swedish Banana と呼ばれる．開口量が少ない範囲での後方限界運動は，下顎頭が最後方位に位置し回転運動のみで行われるため，終末蝶番運動と呼ばれる．習慣性開閉口運動は，咬頭嵌合位と最大開口位との間の習慣的な開閉口運動であり，再現性が高い運動である．

（2）下顎頭の運動

下顎頭の運動は，関節隆起に沿って前下方へ移動する滑走，左右下顎頭を結んだ回転軸での矢状面での回転，左右いずれかの下顎頭を中心とした水平面での回転からなる．正常な顎関節において，下顎頭の運動領域は，関節隆起の形態に沿って前後的に下方に凸をなし，前後的に約 20mm，左右的には約 3 mm，上下には約 0.7mm の範囲である（図 3）．下顎前方運動時，下顎頭は前下方へ最大で約 10mm 滑走する．最大開口運動時，下顎頭は約 20mm 前方へ並進し，約 40° 回転する．側方運動時，下顎は作業側の下顎頭を中心として回転し，平衡側の下顎頭は前下内方へ移動する（図 1）．一般に，このときの作業側下顎頭は外側方へわずかに移動する（Bennett 運動）．

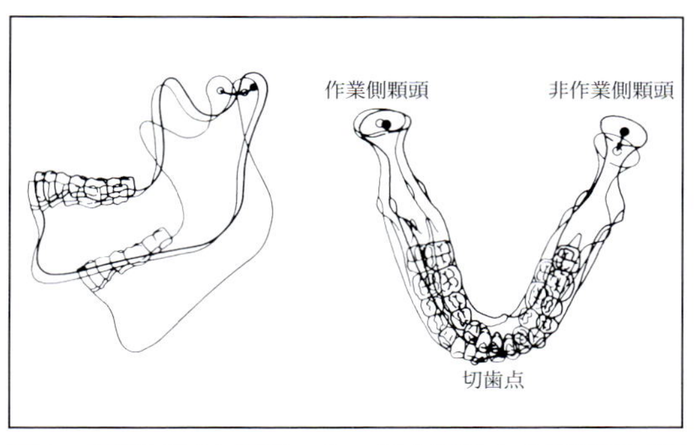

図１　下顎の基本運動．左：前方運動および開閉口運動．右：側方運動（文献１より引用）．

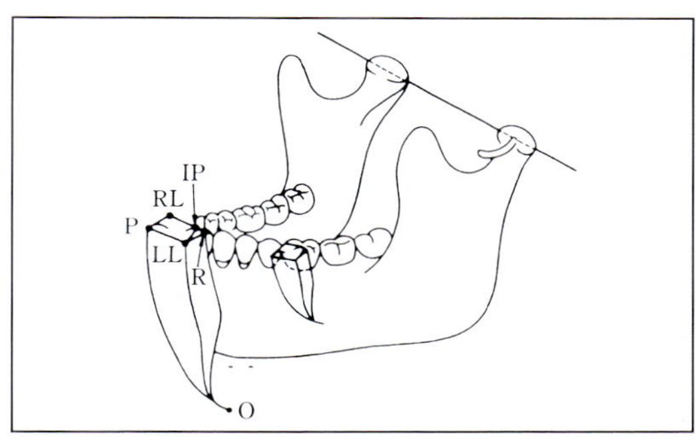

図２　切歯点および左側第一大臼歯部での運動領域（Posselt の図形）．IP：咬頭嵌合位，O：最大開口位，P：最前方位，R：最後退位，RL：右最側方位，LL：左最側方位（文献１より引用）．

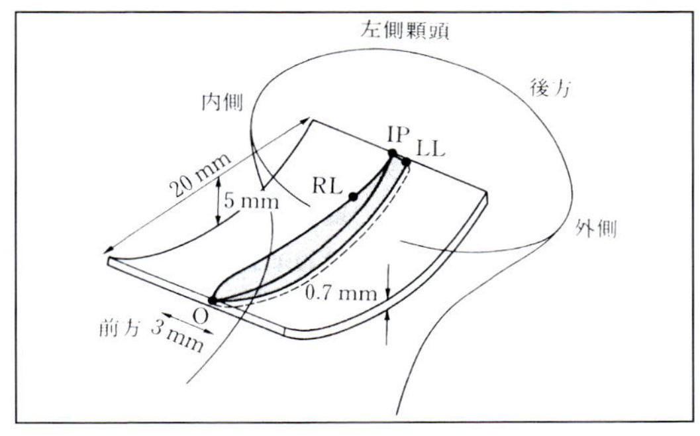

図３　下顎頭中央点の運動領域の三次元モデル．下顎頭（顆頭）中央点は厚さ 0.7mm の板状領域内を移動する（文献１より引用）．

2）下顎位

上顎に対する下顎の相対的な位置を下顎位という．下顎に対する上顎の位置は相補下顎位と呼ぶ．また，顎間関係とは，上顎・下顎の空間的位置関係をさす．下顎位は，重力ならびに顎口腔系の種々の要素により影響を受ける．上下顎歯の咬合により決定される歯牙位，顎筋群の働きによる筋肉位，下顎窩内の下顎頭の位置による顆頭位，靭帯による靭帯位などがある．下顎安静位とは，上体を起こして安静にしているときの下顎位である．この下顎位は下顎の姿勢位であり，基準となる下顎位である（図２）．

咬合位とは，上下顎歯の咬合接触を有する下顎位であり，歯牙位である．咬頭嵌合位は，上下顎歯列が最も多くの部位で接触嵌合した状態の咬合位であり，上下顎歯列の咬合面形態により決定される．形態的に最も安定した下顎位であるが，生理学的に顎関節・顎筋活動と調和していることが求められる．咬頭嵌合位が個体にとって形態的，機能的に正常な場合，その咬合位を中心咬合位とも呼ぶ．まれに中心位で咬合位をさす場合があるが，その場合には咬頭嵌合位と一致するとは限らない．

咬頭嵌合位から下顎が左右側方，前後方などに移動した下顎位を偏心位と呼び，咬合接触がある場合は偏心咬合位という．

筋肉位とは，咀嚼筋群が協調活動した状態で下顎安静位から閉口することにより得られる咬合位，あるいは習慣性開閉口路上での咬合位を指す．下顎のタッピング運動終末位と一致する．

顆頭安定位とは，咬頭嵌合位において下顎頭が下顎窩内で緊張することなく安定した位置にある状態を表現したものである．しかし屍体から摘出した顎関節での検証に基づき，生体内での下顎位の指標ではない．

中心位は，下顎窩内での下顎頭の位置を指標とした下顎位，歯の接触位置とは無関係に任意の顎間距離で存在する．近年では，下顎頭が下顎窩内で関節円板の最も薄い部分に対合し，関節隆起斜面と向き合う前上方の位置と定義されている．

3）咬合接触

閉口時に上下顎の歯が接触すること，すなわち咬合位での上下顎歯の接触を咬合接触と呼ぶ．咬合接触は，咬合紙，シリコーン系咬合採得材料により記録できる．種々の咬合位における咬合接触は，上下顎歯列の形状，対向関係，個々の歯の位置，傾斜などの形態的な要件，また下顎の咬合接触滑走運動，咬耗の進行度などにより，大きく影響を受けている．したがって個体差があり，観念的な理想咬合として描かれる像と一致することはまれである．

個体内においても，上下顎歯間に加わる力（咬合力）の大小によって，歯の変位様相，顎骨の歪みが異なるため，咬合接触状態は変化する．機能的に異常のない健常有歯顎者での咬頭嵌合位における咬合接触は，左右側歯列にほぼ対象的に認められ，咬合接触点数および面積は，第一大臼歯で最大であり，次いで第二大臼歯，第二小臼歯，第一小臼歯，前歯となると報告されている．閉口時に，すべての歯が同時に接触することが重要である．このときの咬合接触面積は，最大かみしめ時と比べて狭いが，同じ部位で接触している．

下顎の咬合接触滑走運動時あるいは偏心咬合位での咬合接触を咬合様式という．有歯顎者の側方運動では，作業側の犬歯同士のみが接触する犬歯誘導，作業側の頬側咬頭同士のみが接触するグループファンクションドオクルージョンが代表的である．犬歯誘導は，臼歯離開咬合とも呼ばれ，確認しやすく，咬頭干渉を生じにくいため，補綴処置に古くから用いられている．グループファンクションドオクルージョンでは，第一小臼歯，第二小臼歯，第一大臼歯近心頬側咬頭が接触することが多いが，前歯さらに後方部も含まれることもある．日本人では高頻度で認められる．

咬合干渉とは，顎運動を妨げる咬合接触である．咬頭嵌合位への閉口時，他の歯よりも早く接触する場合を早期接触，偏心運動時に他の歯よりも早く接触が認められる場合を咬頭干渉と呼ぶ．

4）咬合力

咀嚼筋などの収縮により，上下顎の歯あるいは人工歯の咬合面間に発現する力を咬合力という．発揮しうる咬合力の大きさは，個々の咀嚼筋断面積に比例するため個体差が大きい．また咬合点と顎関節，咀嚼筋とのバイオメカニカルな位置関係により決定される，さらに歯根膜感覚による抑制性の咀嚼筋反射，意識などにより影響を受ける．歯列全体でかみしめた際に個々の歯に発現する咬合力は，正常有歯顎者では前歯から後方歯へ向かうほど大きく，左右対称性を示す．最大かみしめの際の歯列全体の咬合力の総和は 900 ～ 1,200 N程度であるが，個人により大きく異なる．

1歯のみで咬合した際の咬合力を個歯咬合力という．第一大臼歯での最大個歯咬合力は，400 ～ 700 N程度とされる．第二大臼歯では，第一大臼歯よりも小さい．発揮できる最大個歯咬合力は歯根膜面積に依存すると考えられる．咀嚼筋群の協調活動により咬合力は種々の方向に発揮しうる．一般に，かみしめ時の咬合力は歯軸に沿って歯根方向へ向かうとされるが，実測例は少ない．

5）顎関節負荷と生体反応

咬合時，咀嚼時に咀嚼筋群が下顎骨を挙上させる力は，歯で負担されるとともに両側の顎関節に負荷される．顎関節負荷は，これまで静力学数理モデル，有限要素法などによる解析が進んでいる．その信頼性は入力する生理的データの精度によるところ大であり，顎関節の理解に有用な情報である．

平衡側に咬合点を設置した片側かみしめで平衡側下顎頭の外側方部の負荷が大となる．また臼歯欠損では顎関節負荷の割合が増加し，片側性欠損では欠損側の負荷が増大するなどの所見は，臨床での下顎頭の変形などの所見とよく一致している．

（佐々木啓一）

【II：2-2.】文献

1） 日本エム・イー学会編．身体運動のバイオメカニクス．東京：コロナ社；2002．25-40．

2-3. 顎口腔系の非機能的運動・習癖

1）ブラキシズム

（1）分類

ブラキシズムとは非機能的な咬合接触が生じている状態を指し，睡眠時ブラキシズムと覚醒時ブラキシズムとに分類される（図１）．運動論的には下顎運動を伴うグラインディング（いわゆる歯ぎしり）とタッピング，一定の下顎位にて行われるクレンチング（かみしめ）とに分類することができるが，強い力を伴わなくても咬合接触が長時間持続する状態も広義のブラキシズムと考えることができる．覚醒時に生じるこのような咬合接触は「上下歯列接触癖〈TCH〉」（p.48 参照）と呼ばれる（表１）．

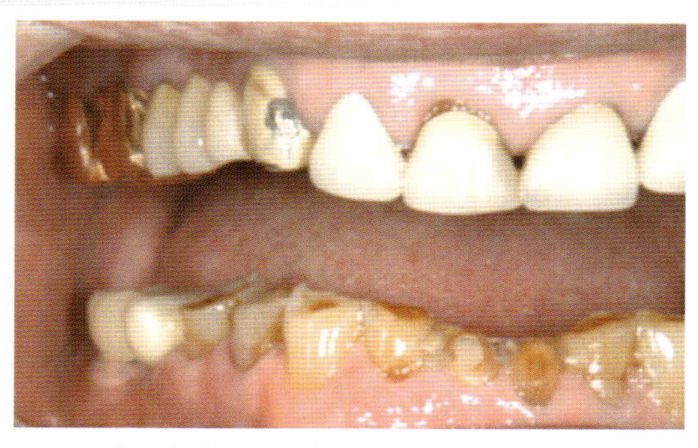

図１　睡眠時ブラキシズム患者に認められる，顕著な咬耗．

表１　ブラキシズムの分類．

- 覚醒時ブラキシズム
  - 日中クレンチング
  - 上下歯列接触癖 tooth contacting habit：TCH
- 睡眠時ブラキシズム

（2）睡眠時ブラキシズム

①定義・発生率

睡眠時ブラキシズムは，2005 年に国際睡眠関連疾患分類で睡眠関連運動異常症に分類され，「過度の覚醒活動に関連する，睡眠中の歯のグラインディングまたはクレンチングを特徴とする口腔異常機能」と定義されている[1]．

睡眠時ブラキシズムの発生率については，患者の歯ぎしり音の自己申告を基にした欧米やアジアの調査によると，小児で 10 ～ 20%，成人では約５～８%，高齢者で２～３% と加齢とともに減少し，大きな性差はないことが報告されている[2]．

②睡眠時ブラキシズムの睡眠生理

睡眠ポリグラフを用いた睡眠生理学的研究により，睡眠時ブラキシズムの大半が浅いノンレム睡眠の StageN1，StageN2 に発生し，睡眠周期のなかで，睡眠段階が深いノンレム睡眠がレム睡眠に移行する睡眠状態が不安定な期間に集中して発生することが明らかになっている．また，この期間には３秒以上の突然な脳波の周波数変化を認め，睡眠段階の判定に影響しない短い覚醒，いわゆる微小覚醒も頻繁に観察される．

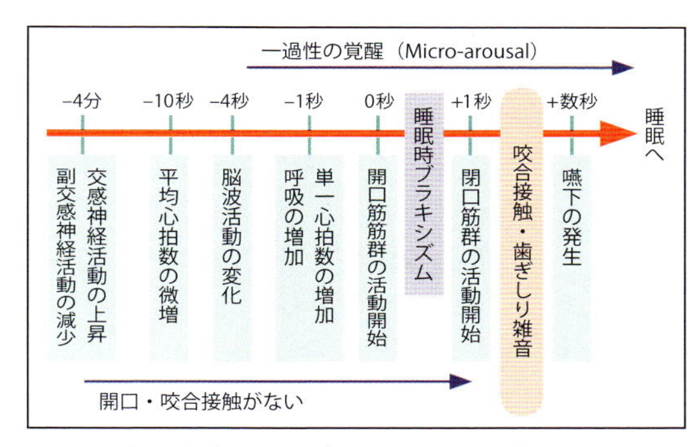

図２　睡眠時ブラキシズム発生の過程（文献３より改変引用）．

睡眠時ブラキシズムが発生する時間的経緯は，まず，自律神経系の活動の変化，つまり交感神経の亢進，副交感神経の低下（睡眠時ブラキシズムの約４分前）が起こり，脳波活動の亢進，心拍数の増大が起こり，開口筋の活動の直後に閉口筋の活動を主体とした睡眠時ブラキシズムが起こる．つまり，睡眠時ブラキシズムの出現には中枢神経系の活動が主要な役割を担っており，歯の接触は二次的に生じていると考えられる[3]（図２）．睡眠時ブラキシズムの強度については，10 名中２名のブラキサーにおいて，覚醒時の最大かみしめ時以上の筋活動が記録されており，覚醒時より大きな負荷が顎口腔系にもたらされる可能性が示唆されている[4]．

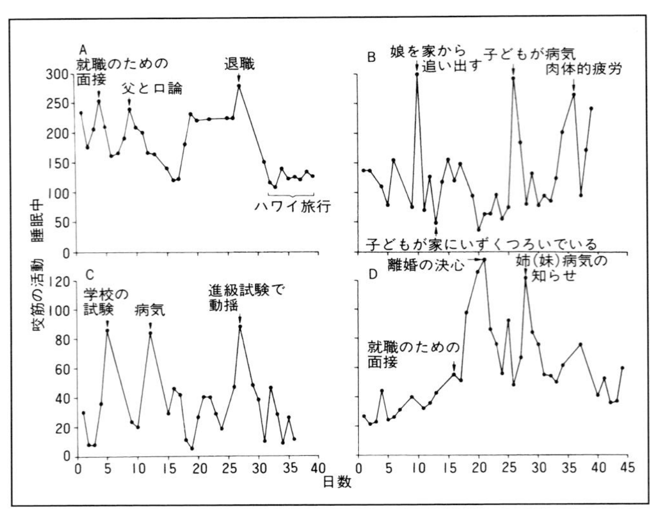

図３　日常生活における感情情緒的問題とブラキシズム量との関係[5].

③原因

睡眠時ブラキシズムは多因子性であり，ストレス，性格，遺伝，セロトニン再取り込み阻害薬の服薬，飲酒，喫煙，特定の疾患（脳性麻痺などの中枢神経系の障害，睡眠呼吸障害）など，さまざまな因子の関与が報告されているが，ここではストレス，薬物，遺伝について解説する．

ストレス：長期間の携帯型筋電計を用いた研究により，ストレス性のイベントに対応したブラキシズム・レベルの上昇が観察されている（図３）．一方で，質問票を用いて測定された経日的なストレス・レベルと睡眠時の閉口筋活動レベルとの間に有意な相関が認められたものの，全体としてはストレス・レベルとブラキシズム・レベルの間には統計的に有意な関係が見出されてない[6]．つまり，すべてのブラキシズムがストレス原性であるわけではない．

薬物・その他の嗜好品：薬物については，選択的セロトニン再取り込み阻害薬SSRIの服用が睡眠時ブラキシズムの原因になることが示されている[7]が，症例報告の域を出ない．疫学調査では，喫煙者がブラキサーである可能性が高いことが示されている[8]．また，アルコールについてはアルコール摂取量と睡眠中に記録された咬筋筋活動持続時間との間に有意な相関が報告されているが，アルコール常飲者と非常飲者との間に有意差は認められていない[9]．

遺伝：従来より，遺伝的な関与が示唆されている．睡眠時ブラキシズム患者と対照群の遺伝子を解析した研究により，セロトニン２A受容体遺伝子多型とブラキシズムの関連性が見出されている[10]．

④為害作用

睡眠時ブラキシズムが生理的耐性を越えて行われると，しばしば顎口腔系に破壊的に作用する．ブラキシズムによる為害作用は，顎顔面領域のほぼすべての器官にもたらされる可能性があり，顎関節症の原因因子として捉えられている．

持続的な筋収縮は筋痛の原因となることが示されているが[11]，ブラキシズムに起因する筋痛の特徴は，起床時に痛みのレベルが高く，時間の経過とともに痛みが消失していく．

顎関節については，閉口筋活動によりもたらされる力が顎関節内圧を亢進し顎関節痛を生じたり，関節円板転位の因子となる可能性がある．実際に睡眠中の閉口筋活動を測定した研究[12]や前向きの疫学研究[13]により，顎関節のクリック（復位性関節円板転位）との関連性が報告されている（図４）．

⑤診断

睡眠時ブラキシズムの診断は睡眠検査室や携帯型装置による客観的な測定結果に基づいて行うこと

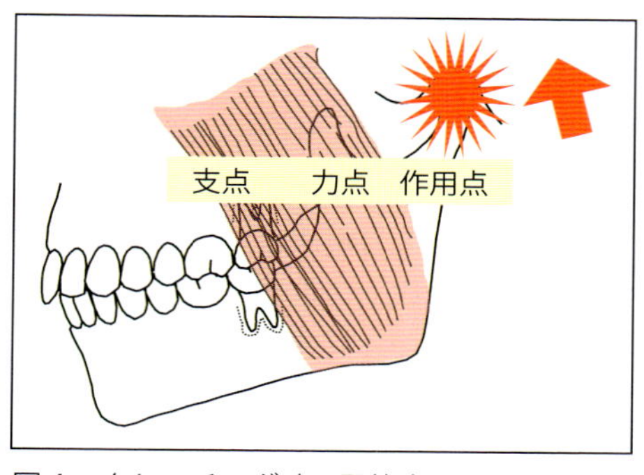

図４　クレンチング時の関節内圧力の亢進．

表２　睡眠時ブラキシズムの臨床診断基準．

- 患者が，睡眠時のグラインディング音やクレンチングを申告あるいは自覚している．
- 以下の徴候のうち，１つまたはそれ以上があてはまる：
  - □歯の異常な摩耗が認められる．
  - □起床時に咀嚼筋の不快感，疲労，痛みや顎のひっかかりがある．
  - □強く随意かみしめをした際に，咬筋の肥大が認められる．
  - □別の睡眠関連疾患，医学的あるいは神経学的障害，薬物使用または物質使用による障害などではうまく説明できない顎筋（咀嚼筋）の活動がある．

ができるが，これらの測定を日常歯科臨床においては行うことは難しい．臨床的には表２に示す診断基準，すなわち①歯ぎしり音ならびに歯のかみしめの患者による自覚，②咬耗，③咬筋の肥大，④起床時の症状を指標として睡眠時ブラキシズムの診断を行うことができる[1]．

しかし，患者の自己申告の信頼性，睡眠同伴者のない患者や歯ぎしり音を発せず咬耗を生じにくいクレンチングの検出が難しいこと，咬耗が必ずしも現状のブラキシズムを反映するものではないことなど，臨床徴候のみを指標とした診断の信頼性には限界がある．

⑥対応

睡眠時ブラキシズムの原因は患者個々に異なり，現時点では確実にブラキシズムを抑制できる単一の治療法はない．ストレス，飲酒，喫煙，服薬などの関与が疑われれば，ストレスマネージメント，飲酒や喫煙に対する指導などで抑制できる可能性がある．本項では最も一般的な対処療法であるオクルーザルアプライアンス（スプリント）療法と文献的にブラキシズム抑制効果が報告されている薬物療法とフィードバック療法について解説する．

オクルーザルアプライアンス（スプリント）療法：スタビリゼーションアプライアンスを用いたアプライアンス療法は，短期的にブラキシズムを抑制する．ただし，すべての患者に対して有効であるわけではなく，また有効であってもこれらの効果は短期的なものであり，長期的にアプライアンスを使用しているとブラキシズム・レベルは元に戻ることが示されている[14]．

薬物：筋弛緩作用のあるベンゾジアゼピン系抗不安薬のジアゼパムや，中枢性筋弛緩薬であるメトカルバモール，高血圧の治療に用いられる α 2受容体アゴニストであるクロニジン，ベンゾジアゼピン系の抗てんかん薬であるクロナゼパムなどにブラキシズム抑制効果があることが示されているが[15]，薬物依存，副作用などの問題があり長期的には使用できない．

睡眠中のフィードバック刺激による治療：ブラキシズム中に患者に音刺激を与え（音を聞かせ），ブラキシズムを抑制する方法が試されている．音刺激によってブラキシズムの頻度は変化しなかったが，各イベントの持続時間が減少することが示されている[16]．

（3）覚醒時ブラキシズム

覚醒時ブラキシズムは，咀嚼や会話などの機能時以外に観察される，覚醒時に行われる非機能的な活動である．また，クレンチングと呼ばれる一定の力を伴う動作を日中クレンチングとし，強い力を伴わない習慣的な咬合接触をTCHとし，広義では両者を覚醒時ブラキシズムのサブグループとされている．

覚醒時ブラキシズムの発生率は，日中のかみしめの自覚の有無から推定すると，小児から成人まで約20～30％程度であるが，高齢者では十分なデータがない[17,18]．さらに，睡眠時ブラキシズムと覚醒時ブラキシズムの両方を自覚する人も一定の割合で存在する[17,18]．覚醒時ブラキシズムについても，ストレスなどさまざまな原因が関連している可能性があるが，睡眠時ブラキシズムと異なり，無意識で行われるものばかりでなく，意識的に行われる場合もある．いずれにせよブラキシズムが強い力を伴う場合や，弱くても長時間持続すれば顎口腔系に対してさまざまな為害作用を及ぼす．

覚醒時ブラキシズムについては，覚醒時の現象であるため患者指導により，自らが有害な行動を無意識あるいは意識的に行っていることを認識させ，有害行動を変容するための行動療法が適応される．

2）習癖・異常運動

ブラキシズム以外にも顎顔面領域に認められる習癖や異常運動があり，これらも顎関節症のリスク因子と考えられている．習癖は身についているよくない癖のことであり，原因が取り除かれれば是正されるが，逆に何らかの原因で強化されれば慢性化し，病的な状態を形成する．また，自分の意志とは関係なく現れる異常運動のことを不随意運動と呼ぶが，顎顔面領域に生じる不随意運動はまれではない．

（1）咬唇癖

小児期によくみられ，上顎前歯部で下唇をかむ動作をいう．12～16歳を対象に，顎関節症状と口腔習癖の関係を調べた研究では，咬唇・頬癖は41％にみられ，男子より女子のほうが有意に多い．また，25～74歳男性においては，筋痛が咬唇・舌・頬癖と有意に関係していた．

（2）舌癖

舌尖を上下顎前歯部に押しつける動作を，舌癖あるいは舌突出癖と呼ぶ．顎関節症との関連性については，咀嚼筋痛が舌癖と関係するとの報告や成人を対象とした大規模調査において男性において筋痛が舌癖と有意に関係しているとの報告があるが，性差の有無も含めて一致した見解は得られていない．

舌の側面を歯列に押しつける動作も舌癖のひとつであり，舌の辺縁に上下顎歯列に沿って観察される凸凹の圧痕（舌圧痕）の原因と考えられている．

（3）上下歯列接触癖

日中に認められる強い力を伴わない習慣的な咬合接触は，上下歯列接触癖（TCH）[19]と呼ばれる．長時間にわたる閉口筋収縮により筋疲労が生じ，顎関節へも負荷が加わる．顎関節症患者に「仕事をしているときや休んでいるときに上下の歯を触れさせていませんか？」という質問表で評価した結果，52.4％の患者にTCHの自覚を認めた[20]．筋痛患者における非機能的咬合接触の頻度を調べた研究によると，筋痛患者のほうが健常者に比べ，非機能的な咬合接触頻度が約4倍多い[21]ことが報告されている．実験的にも弱い咬合力でも持続的に咬合していると筋活動量が増加し，疲労感も増加すると報告されている[22]．

（4）偏咀嚼

咀嚼しやすい側は習慣性咀嚼側と呼ばれるが，この側に偏って咀嚼する習癖を特に偏咀嚼と呼ぶ．成人を対象にした研究では，偏咀嚼の出現率は45.4％で，顎関節の片側の痛み，片側性の顎関節クリック音および片側性の顎関節および筋の圧痛と有意な関連性が報告されている[23]．

（5）ジストニア

『第Ⅳ章３．３）-（５）ジストニア』を参照.

（6）ジスキネジア

ジスキネジアは異常運動を意味し，自分の意志にかかわりなく身体が動いてしまう不随意運動である．口腔領域では口腔ジスキネジアと呼ばれ，主に舌，口唇および下顎の異常な不随意の制御不可能な運動と定義される．口腔ジスキネジアの症状は口をすぼめる，口をとがらす，舌鼓を打つ，吸い込む，口唇をなめ回す，口をもぐもぐ動かす，舌を突き出す，あるいは下顎を咀嚼運動のように動かすなどである．口腔ジスキネジアの合併症としては，咬耗，歯や義歯の損傷，無歯顎患者の進行性骨欠損，口腔の痛み，顎関節の退行性変化，顎関節脱臼，摩擦・咬傷（舌や頬をかむ），発語障害，嚥下障害，咀嚼困難，不十分な食物摂取と体重減少，可撤性義歯の偏位や維持力低下および社会的機能障害（失業，孤立，うつ病）などがある[24)].

ジスキネジアは明白な原因がなく，中枢性に生じる特発性のものと薬物誘発性のものとに分類される．特発性口腔顔面ジスキネジアの発生率は母集団により異なり１～38％である．原因としてはさまざまな中枢神経系の病態が関与していると考えられ，統合失調症，アルツハイマー，認知症，自閉症，精神薄弱などが挙げられる．また，不適合な義歯の装着が，特発性口腔顔面ジスキネジアの危険因子であるとの報告もある．口を大きく開け，会話する，あるいは食物を咀嚼することにより不随意運動が軽減あるいは消失し，夜間睡眠時には消失する．薬物誘発性のジスキネジアとして，抗精神病薬や抗パーキンソン病薬などの長期服用による遅発性ジスキネジアが知られている.

ジスキネジアの症状を伴う疾患として，ハンチントン舞踏病，小舞踏病，ウィルソン病，肝脳疾患（後天性肝レンズ核変性症），ジルドゥラトゥーレット病，脳炎，赤血球増多症，副甲状腺機能低下症，アジソン病，全身性エリトマトーデスなどがあり[25)]，服用薬剤の情報のみならず全身的既往歴の聴取が重要となる.

（7）薬物誘発性異常運動

薬物誘発性異常運動は，一般に，処方された薬，違法な薬あるいは興奮性の薬の使用で起こる錐体外路症候群である．前述の遅発性ジスキネジアは抗精神病薬や抗パーキンソン病薬による薬物誘発性異常運動である．また，うつ病や不安障害で処方される選択的セロトニン再取り込み阻害薬 SSRI も，ブラキシズムの原因となることが報告されている．メタンフェタミンやコカインなどの違法薬物も，歯のクレンチングやグラインディングの原因となる.

3）姿勢

（1）頭部の前傾（猫背）

頭部の前傾は体軸に対して頭部が前方に偏位している状態であり，パソコン操作中や自動車の運転中によく認められる姿勢である．健常者を対象とした研究では，頭部を前傾した姿勢をとらせると切歯点の開閉口路が後方に偏位し，下顎頭の位置も後方に偏位することが報告されており，下顎運動路や下顎頭位に影響を及ぼすことが示されている.

（2）頬杖

頬杖をつくと，顎が反対側に押され顎関節や筋に負担がかかることが容易に想像できる．学童を対象にした調査では，顎関節症症状のある群において，ない群に比べ頬杖が有意に多く認められている.

（馬場一美，船登雅彦）

【II：2-3.】文献

1） International Classification of Sleep Disorders : Diagnostic and Coding Manual, 2nd: American Academy of Sleep Medicine, 2005.
2） Lobbezoo F, Aarab G, Van der Zaag J. 睡眠時ブラキシズム（SB）の定義，疫学，病因．歯科医師のための睡眠医学（Sleep Medicine for Dentists）．Lavigne GJ, Cistulli PA, Smith MT 編．その実践と概要．東京：クインテッセンス出版；2010．95-100.
3） 加藤隆史．睡眠時ブラキシズムのメカニズム―基礎的治験から臨床的意義を考える―．日歯医師会誌 2011；63：23-34.
4） Clarke NG, Townsend GC, Carey SE. Title Bruxing patterns in man during sleep. J Oral Rehabil 1984; 11: 123-127 .
5） Rugh JD, Solberg WK. Psychological implications in temporomandibular pain and dysfunction. Zarb GA, Carlsson GE ed. Temporomandibular joint function and dysfunction. St Louis: The C.V. Mosby; 1979. 239-268.
6） Pierce CJ, Chrisman K, Bennett ME, Close JM. Stress, anticipatory stress, and psychologic measures related to sleep bruxism. J Orofac Pain 1995; 9: 51-56.
7） Lobbezoo F, Van Denderen RJ, Verheij JG, Naeije M. Reports of SSRI-associated bruxism in the family physician's office. J Orofac Pain 2001; 15: 340-346.
8） Lavigne GJ, Lobbezoo F, Rompré PH, Nielsen TA, Montplaisir J. Cigarette smoking as a risk factor of an exacerbating factor for restless legs syndrome and sleep bruxism. Sleep 1997; 20: 290-293.
9） Hojo A, Haketa T, Baba K, Igarashi Y. Association between the amount of alcohol intake and masseter muscle activity levels recorded during sleep in healthy young females. Int J Prosthodont 2007; 20: 251-255.
10） Abe Y, Suganuma T, Ishii M, Yamamoto G, Gunji T, Clark GT, et al. Association of genetic, psychological and behavioral factors with sleep bruxism in a Japanese population. J Sleep Res 2012 Jun; 21：289-296.
11） Christensen LV. Facial pain and internal pressure of masseter muscle in experimental bruxism in man. Arch Oral Biol 1971; 16: 1021-1031.
12） Baba K, Haketa T, Sasaki Y, Ohyama T, Clark GT. Association between masseter muscle activeity levels recorded during sleep and signs and symptoms of temporomandibular disorders in healthy young adults. J Orofac Pain 2005; 19: 226-231.
13） Magnusson T, Egermarki I, Carlsson GE. A prospective investigation over two decades on signs and symptoms of temporomandibular disorders and associated variables. A final summary. Acta Odontol Scand 2005 Apr; 63：99-109.
14） Harada T, Ichiki R, Tsukiyama Y, Koyano K. The effect of oral splint devices on sleep bruxism: a 6-week observation with an ambulatory electromyographic recording device. J Oral Rehabil 2006; 33: 482-488.
15） Huynh N, Manzini C, Rompre PH, Lavigne GL. Weighing the potential effectiveness of various treatments for sleep bruxism. J Can Dent Assoc 2007; 73: 727-730.
16） Clark GT, Beemstervoer P, Rugh JD. The treatment of nocturnal bruxism using contingent EMG feedback with an arousal task. Behaviour Research & Therapy 1981; 19: 451-455.
17） Kato T. Dal-Fabbro C, Lavigne GJ. Current knowledge on awake and sleep bruxism : overview. Alpha Omegan 2003; 96 : 24-32.
18） Paesani DA. Introduction to bruxism. Paesani DA ed. Bruxism: Theory and Practice. Quintessence; 2010. 3-19.
19） 木野孔司．顎関節症の増悪因子としての歯列接触癖．日歯医師会誌 2008；60：1112-1119.
20） Sato F, Kino K, Sugisaki M, Haketa T, Amemori Y, Ishikawa T, et al. Teeth contacting habit as a contributing factor to chronic pain in patients with temporomandibular disorders. J Med Dent Sci 2006; 53: 103-109.
21） Chen CY, Palla S, Erni S, Sieber M, Gallo LM. Nonfunctional tooth contact in healthy controls and patients with myogenous facial pain. J Orofac Pain 2007; 21: 185-193.
22） Svensson P, Burgaard A, Schlosser S. Fatigue and pain in human jaw muscles during a sustained, low-intensity clenching task. Arch Oral Biol 2001; 46: 773-777.
23） Diernberger S, Bernhardt O, Schwahn C, Kordass B. Self-reported chewing side preference and its associations with occlusal, temporomandibular and prosthodontic factors: results from the population-based Study of Health in Pomerania(SHIP-0). Oral Rehabil 2008; 35: 613-620.
24） Blanchet PJ, Rompré PH, Lavigne GJ, Lamarche C. Oral dyskinesia: a clinical overview. Int J Prosthodont 2005; 18: 10-19.
25） 菊池雅彦，渡辺誠．オーラルジスキネジア．補綴臨床 2004；37：565-573.

3．顎口腔系の発生，成長・発育，加齢変化

1）頭蓋・顎顔面の発生

側頭骨の原基は胎生８～９週頃に形成が開始し，胎生５か月後半に下顎窩の陥凹が出現しはじめる．胎生７か月頃には関節結節の原基形成が開始する[1]．下顎骨は胎生６週頃に第一鰓弓由来メッケル軟骨の外側に膜性骨化によって形成され，下顎頭の原基は胎生８週頃に形成される．

顎関節の基本的構造は，不明確な状態ではあるが胎生14週頃完成し，胎児の顎運動によって下顎窩，関節突起が形成されていく．

2）顎関節の成長発育と歯列・咬合

（1）出生時，無歯期

出生後は，歯，歯列・咬合の変化や機能的影響を受け顎関節は成長する（図１，２）．出生時の下顎窩は約１mm程度のくぼみで関節突起もほぼ認められないことから，顎関節の形態はほぼ平坦であり，歯も萌出していないことから，下顎は制限を受けることなく下顎頭は自由に動くことができる．この時期は，下顎を左右に動かす外側翼突筋をコントロールする神経筋機構の発達が未熟なことから，正確な動作は困難である．

（2）乳歯萌出期

生後８か月頃に下顎乳中切歯が萌出し，次いで上顎乳中切歯が萌出することによって上下顎は歯を介して接触し，下顎の前方への運動が制限される．離乳食が開始され，すりつぶし運動が必要となると，顎は左右方向への運動とあいまって関節結節の形成が進む．

（3）乳歯列期

乳歯列期になると関節隆起や関節後突起が成長し，下顎窩の大きさは乳歯萌出前の1.2～1.3倍となる．下顎頭の大きさも歯の萌出と関係があり，左右径，前後径ともに歯の萌出，歯列の変化に伴って大きくなるが，前後径のほうが左右径よりも発育が早く，第一大臼歯萌出頃にはほぼ成人と同じ前後径となる．乳歯列完成頃には，下顎運動は咬合平面によって規制され，下顎窩は深くなり，下顎頭の突出点はほぼ中央に位置するようになる（図３）．

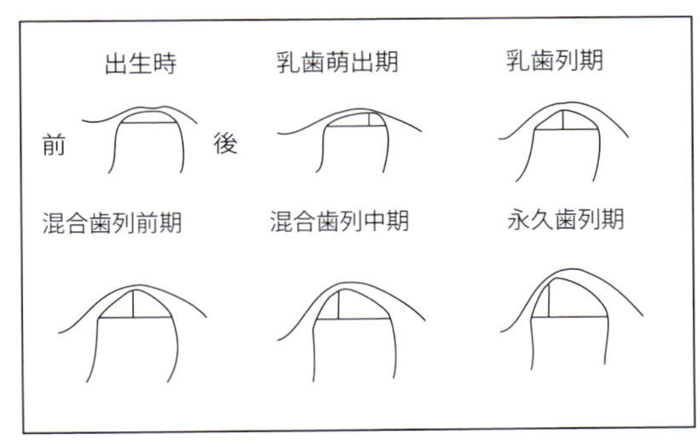

図１　歯列の成長に伴う下顎窩と下顎頭の変化（文献１より改変引用）．

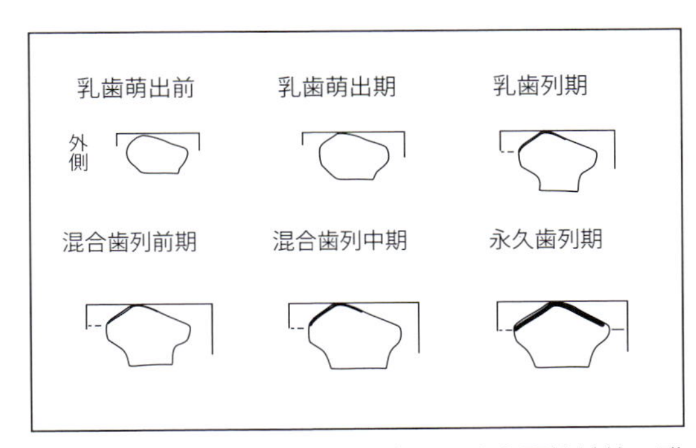

図２　歯列の成長に伴う下顎窩の深さと関節結節の発育ならびに両者の間隙の変化．歯列の成長にともない，下顎窩と下顎頭との間隙が大きくなる（文献１より改変引用）．

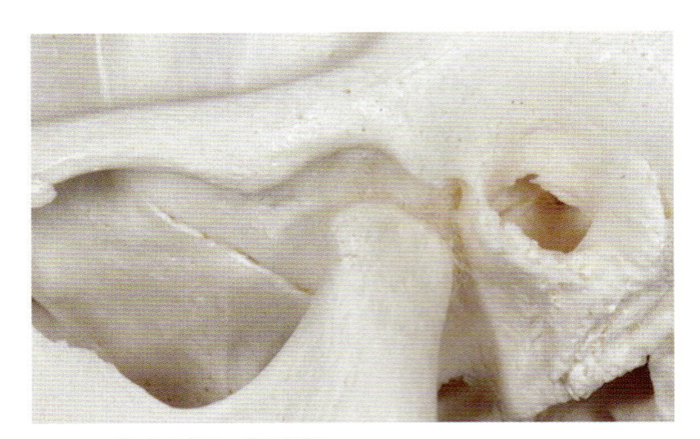

図３　乳歯列期の顎関節.

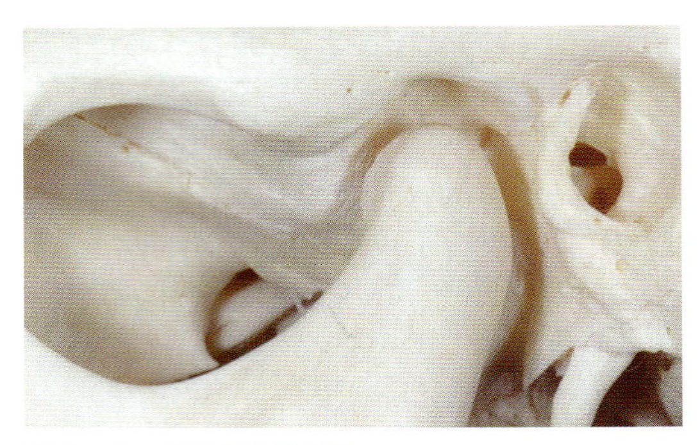

図４　永久歯列期の顎関節.

（４）混合歯列期から永久歯列期

中切歯，側切歯の萌出の完了期では関節突起の突出度が急速に大きくなり，高さが成人の約半分程度まで成長し，関節突起が急な角度を示し，下顎窩から関節突起に向けＳ字状の彎曲を呈するようになる．下顎窩の大きさもさらに 1.4 ～ 1.5 倍となり，この頃に下顎頭の中心は前方 1/3 に位置してくる（図４）．

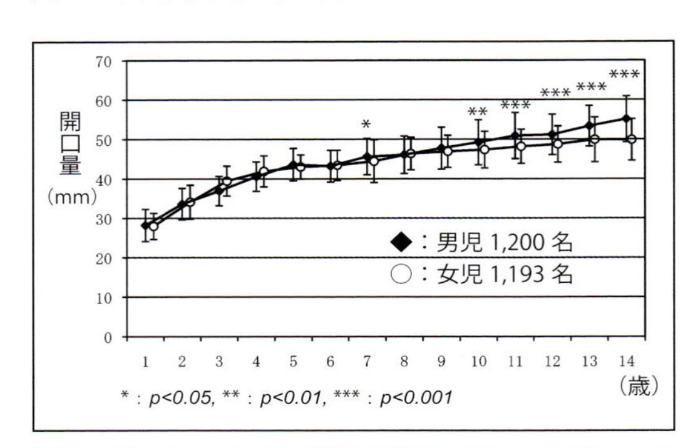

図５　最大開口量（上下顎切端間距離）の年齢による推移（文献３，４より引用）.

６～ 12 歳における下顎窩外側縁は，フランクフルト平面を基準としてみた場合，関節結節と関節後突起および下顎窩最深部外側がおのおの骨添加によって下方向に成長を続け，この下顎窩外側縁の垂直方向の成長は咬合関係や顎機能の影響を受ける[2]．

Hellman の歯齢Ⅲ A 期では咬合因子に規定される顎運動に自由度があり，顎関節も可動性が大きいが，Ⅲ C 期になると，萌出間もなく咬耗もない，咬頭斜面の急な犬歯および小臼歯が側方運動のガイドの中心となることで，下顎頭運動が制限されるようになる．

3）成長に伴う最大開口量の変化

小児の最大開口量は増齢に伴い増大し，特に１～５歳頃にかけて急速に大きくなる（図５）．１歳児の最大開口量は男児 28.2mm，女児 27.7mm，２歳児では男児 33.6mm，女児 33.8mm となる[3,4]．乳歯列期の３～５歳における最大開口量は，男児では 38.4 ～ 44.0mm となり，女児では 37.4 ～ 42.9mm となる．

混合歯列期から永久歯列期の６～ 14 歳における最大開口量は，男児では 43.2 ～ 55.1mm，女児では 43.1 ～ 49.5mm となり，７歳および 10 ～ 14 歳児では男児のほうが有意に大きくなっている[3,4]．最大開口量の増大は身長，体重の成長曲線や Scammon の臓器発育曲線の一般型と思春期頃までは類似することから，最大開口量は全身の成長発育と関連していると考えられる．

（田村康夫，長谷川信乃）

【II：3．1）～ 3)】文献

1）　東京医科歯科大学歯学部顎口腔総合研究施設編．顎運動とそのメカニズム．第１版．東京：日本歯科評論社；1976．63-70.
2）　萩原智子，大東道治，四井資隆．下顎窩の成長について—関節結節と関節後突起の高さ．小児歯誌 2001；39：579-586.
3）　峯田淑江，永石恵子，落合慶信，宮内啓子，長谷川信乃，田村康夫．１，２歳児における最大開口量の検討．小児歯誌 2004；42：623-632.
4）　山口和史，周瑞瑛，長谷川信乃，堀川容子，田村康夫，吉田定宏．成長に伴う小児の最大開口量の変化．小児歯誌 1993；31：911-918.

4）顎関節における骨のモデリングとリモデリング

骨のモデリングとは，成長期に骨の原型を保ちながら，外形の拡大など大きさだけが増す骨の増大である．骨が吸収される部位と形成される部位が異なっているが，互いに関連しているので骨として一定の形態が作られる．これは，骨の吸収を認めることなく生じる表面への骨の添加と，形成がみられない表層からの骨吸収からなっている[1,2]．滑膜関節は約 20 歳まで成長する．

骨のリモデリングは成長期のみならず，成長期完了後に生じている骨の形態を修正する機構であり，骨吸収から骨形成までの一連の代謝機能をいう．リモデリングによって機械的負荷に反応して，骨格系における内外の構造変化が生じる[1,2]（表 1）.

（1）顎関節に関連した骨のリモデリング

Johnson[4]が，成人関節の種々のタイプのリモデリングを進行性リモデリング，退行性リモデリング，周辺性または辺縁性の３つに分類した．

①進行性リモデリング：骨端の長さを増す軟骨下層に変換する新生軟骨の過度の増殖および過形成が生じる．関節表面の線維皮膜層に変化はない．

②退行性リモデリング：軟骨下骨と隣接した石灰化軟骨における破骨細胞による吸収．

③周辺性または辺縁性リモデリング：石灰化軟骨の増大に伴った関節軟骨の肥厚が関節の辺縁で外側に向かって生じ，それが骨化したもの[2,5]．

この Johnson の報告と同じようなリモデリングが顎関節にも生じるかどうか検討が行われ，顎関節にも同様のリモデリングが生じることが見出された[5]．

そして，リモデリングによって形態変化が生じていても，関節表面の線維性被覆は正常なままであることが示された．つまり，リモデリングは顎関節にかかる機械的な負荷に対応するものであるという考え方である．X線像や MR 画像に生じる下顎頭や下顎窩・関節隆起の形態変形はすべてがこのようなリモデリングによって生じたもので，リモデリング＝変形関節症ではない．リモデリングと変形性顎関節症とがX線像や MR 画像でしばしば鑑別困難なことが知られている．つまり，顎関節部の骨形態が変化する機構自体はリモデリングによるものであり，変形性顎関節症はリモデリングと関連した病態であるためである．『第Ⅳ章 1．4）変形性顎関節症（Ⅳ型）』を参照されたい．

表１　リモデリングとモデリングの違い．

比較項目	リモデリング	モデリング
時期	周期的	連続的
骨表面の吸収と形成	同じ部位	異なっている
成人での活性の範囲	20%	100%
Activation	必須	必須ではない
添加率	0.3～1.0 μm/d	2～20 μm/d
骨量バランス	喪失	増量
Coupling	局所的	系統的

Activation：成人の骨表層を静止期から活動期に変えること．Coupling：骨の機能単位といわれる破骨細胞と造骨細胞が一致して活動する現象．（文献２より改変引用）

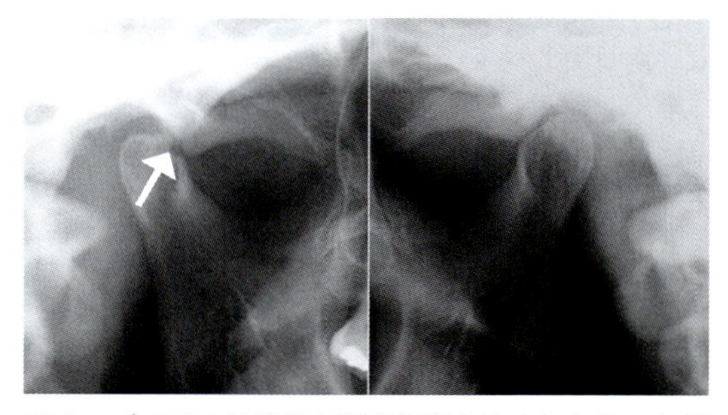

図６　パノラマＸ線像の顎関節部を拡大した像．左側下顎頭の正常な皮質部に対して，右側下顎頭には矢印のような骨吸収がある．しかし，これをリモデリングと変形性顎関節症と鑑別することはできない．

（小林　馨，五十嵐千浪）

【II：3．4)】文献
1) 骨のモデリングとリモデリング（骨の像系と再造形・骨改変）．一医療従事者と患者の広場一．http://comedical.blog23.fc2.com/blog-entry-450.html
2) 杉﨑正志，柴田考典．顎関節におけるリモデリング．上村修三郎，杉﨑正志，柴田考典編著．日本歯科評論別冊 顎関節小辞典．東京：ヒョーロン；1990．88-93.
3) Parfitt AM. The cellular basis of bone remodeling: The quantum concept reexamined in light of recent advances in the cell biology of bone. Calcif TissueInt 1984; 36: S37-S45.
4) Johnson LC. Kinetics of osteoarthritis. Lab Invest 1959; 8: 1223-1238.
5) Zarb GA, Carlsson GE. 川村洋二郎監訳．ザーブ＆カールソン 顎関節とその疾患．5章 顎関節のリモデリング．東京：医歯薬出版；1983．133-151.

4．痛みの基本

1）痛みの発生メカニズム

痛みの発生原因はさまざまで，外部からの物理的刺激や生体内での炎症，神経圧迫によるものなどがあるが（表1），いずれにしても疼痛感覚は何らかの侵害刺激に対する身体の反応であり，身体に異常を知らせるサインである．痛み刺激の受容器は侵害受容器と呼ばれ，自由神経終末である．

侵害刺激を受容する末梢神経は主に無髄のC線維および細い有髄のAδ線維がある．Aδ線維は比較的早い時期に誘発される痛み（一次痛）を伝え，C線維はそれに引き続く鈍い痛み（二次痛）を伝える．これらAδ，C線維終末部の膜上には，さまざまな刺激に応じた各種のイオンチャネルが存在する．熱刺激に対してはTRPV1やTRPV2，冷刺激に対してはTRPA1やTRPM8などがあり，化学刺激に対してはTRPVやASICなどがある．機械刺激に対するチャネルはいくつかの報告があるもののまだ確定されていない．これらの刺激により適したチャネルが開き，陽イオンが細胞内に流入する．引き続き電位感受性のNa^+チャネルが開き，大量のNa^+が細胞内に流入して，活動電位（インパルス）が発生する（図1）．神経終末部にはイオンチャネルだけでなく，末梢組織の炎症や神経損傷などにより放出されるP物質，プロスタグランジン，キニン，ATPなどに応答するレセプターも存在し，末梢神経の興奮性を高める．

また，末梢における侵害受容器の活動には自律神経系が深く関与している．末梢神経終末の刺激により発生したインパルスは中枢へと伝えられるが，一部は軸索側枝を通り，逆行制に再び末梢へ伝わり，側枝神経線維末端からP物質やカルシトニン遺伝子関連物（CGRP）などの神経ペプチドが放出される．そして，周囲に存在する血管の透過性が亢進し腫脹が起こる（軸索反射）．

2）痛みの伝導路，伝達物質

（1）痛みの伝導路

顎関節の支配神経は，主に三叉神経の下顎神経が分岐した神経である（『第II章1．顎口腔系の構造』参照）．三叉神経は一次求心性線維であり，その細胞体は三叉神経節に存在する．一次求心性線維は延髄の三叉神経脊髄路核に存在する二次求心性線維とシナプスを形成する．頭部以外の感覚情報は，脊髄後角に存在する二次求心性線維とシナプスを形成し，両神経線維は中脳や間脳へと侵害情報を伝える．これら中枢領域にて他の神経線維とシナプスを形成している（脊髄視床路）．

この侵害情報の中枢投射経路には，主に内側系と外側系の2つの経路があり（図2），内側系は主に痛みの情動的局面の情報を伝え，外側系は主に痛みの弁別的局面の情報を伝える．内側系の二次求心性線維は延髄より反対側に交差し，視床の髄板内核や正中中心核に投射してシナプスを形成し，大脳辺縁系に情報を伝える．外側系の二次求心性線維も同じく反対側に交差し，視床の腹側基底核に投射してシナプスを形成し，大脳皮質の一次あるいは二次体性感覚野に情報を伝える．

表1　痛みを生じる侵害刺激の種類．

1．外部または内部からの侵害刺激
①外因性 ・物理的侵害刺激……針刺しやメスなどでの傷害 ・化学的侵害刺激……刺激性化学物質（カプサイシン，強酸，強アルカリなど）
②内因性 ・内因性発痛物質……組織損傷，炎症により放出される化学物質（K^+，セロトニン，ブラジキニン，カリジン，H^+，ヒスタミン，アセチルコリン，ATPなど） ・発痛増強物質……組織損傷，炎症により放出される化学物質（プロスタグランジンE_2，プロスタグランジンI_2）
2．神経線維，神経細胞自身の興奮
・神経線維への圧迫や神経傷害後に生じる神経細胞の興奮により生じる痛み……神経圧迫，水痘帯状疱疹ウイルス（水疱帯状疱疹後神経痛），三叉神経根の圧迫（三叉神経痛），抜歯やインプラント埋入時の神経傷害など

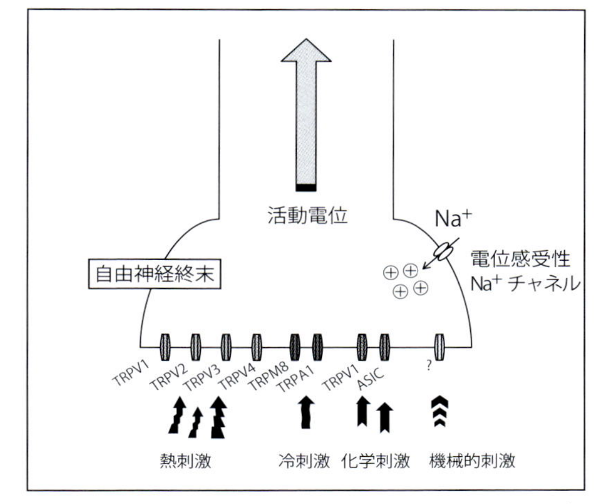

図1　自由神経終末部膜上の各種イオンチャネル．各チャネルに適した刺激（熱，冷および化学刺激）が加わることによりチャネルが開き，陽イオンが神経細胞内に流入する．それに引き続いて電位感受性 Na^+ チャネルが開き，Na^+ が神経細胞内に流入し，活動電位が発生する．

また最近では，中枢神経細胞周囲に数多く存在するアストロサイトやマイクログリアなどのグリアが痛みの発生に深く関与していることがわかってきた[1,2]．グリアの膜上にも神経細胞と同じような神経伝達に関与するさまざまなレセプターが存在し，発痛物質を放出して，近接する神経やグリアの変調に関与するとされる．

3）痛みの抑制系

中枢神経系には痛みを抑制するさまざまな機構があり，その主なものに次の4つがある．

（1）抑制性伝達物質，内因性オピオイドペプチド

中枢神経系には多くのGABAやグリシンといった抑制性伝達物質が存在し，常に侵害受容神経細胞の興奮を抑制している．また，モルヒネやアヘンアルカロイドといった麻薬性鎮痛薬が鎮痛効果を示すのは，内因性にこれらの受容体，オピエート受容体が存在するためである．マラソンなどで長時間走り続けると気分が高揚する，ランナーズハイなどにより脳内モルヒネと呼ばれるエンドルフィンが脳内で生成され，オピエート受容体に結合し，鎮痛効果を示すことが知られている．（3）に述べる下行性抑制系に深く関与している．

（2）ゲイトコントロール説

痛みの発症部位をなでたり，押さえたりする触刺激により痛みが和らぐことはよく経験することであり，ゲイトコントロール説で説明されてきた[4]．脊髄内に存在する侵害受容神経活動が非侵害受容神経（A β 線維）により抑制されるというものである．しかし，そういった神経回路が脊髄内に存在するという明確な証拠がなく，この説を否定する声も多いが，その後の脊髄後角での侵害受容神経細胞の研究や痛みの鎮痛治療法（経皮的通電刺激法：TENSや後索刺激療法：DCS）の発展に大きく貢献した．

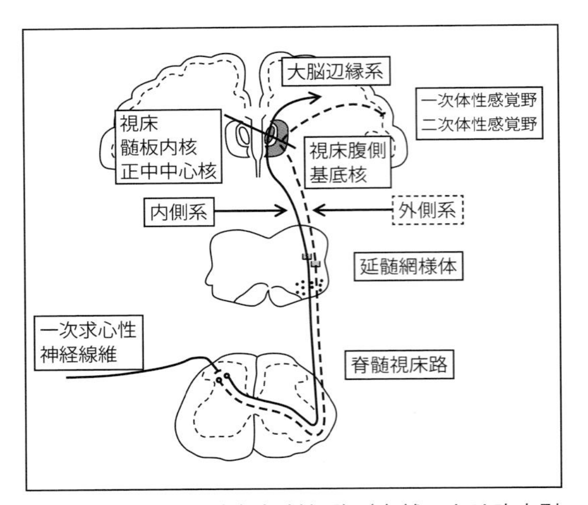

図２　痛覚情報の中枢投射経路（文献３より改変引用）．侵害情報の中枢投射経路には，痛みの情動的局面の情報を伝える内側系と，痛みの弁別的局面の情報を伝える外側系がある．

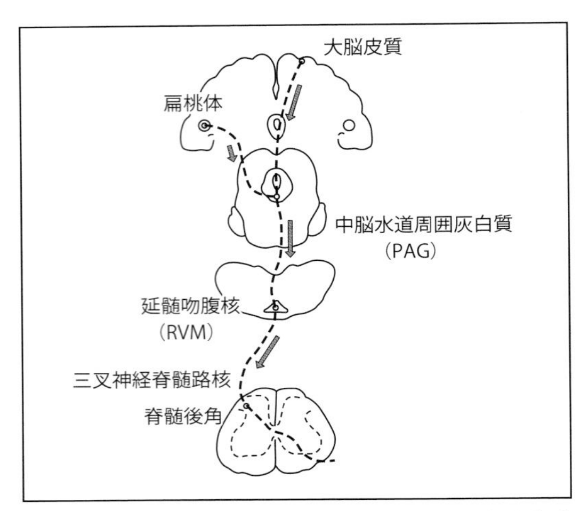

図３　下行性抑制系．大脳皮質から下行し，中脳水道周囲灰白質や延髄吻腹核を経由し，三叉神経脊髄路核や脊髄後角へと投射する経路において，各領域で上行する神経侵害情報伝達を抑制する．セロトニン系とノルアドレナリン系がある．

（3）下行性抑制系機構

神経伝達情報は末梢から上位中枢へ伝達されるだけでなく，上位中枢から末梢へ下行する投射経路もある．そのなかで，侵害情報を抑制する経路を下行性抑制系機構と呼ぶ[5)]．大脳皮質や扁桃体から中脳水道周囲灰白質（PAG），さらに延髄吻腹核（RVM），さらに三叉神経脊髄路核や脊髄後角へと下行する軸索投射があり，各領域において上行する侵害情報神経活動を抑制している（図３）．この機構の伝達物質として，セロトニンやノルアドレナリンが知られており，それぞれセロトニン系，ノルアドレナリン系と呼ばれている．

（4）広汎性侵害抑制調節（DNIC）

広汎な部位に侵害刺激を加えると，痛みが抑えられる機構である．ラット脊髄の神経細胞応答が，侵害刺激を広汎な身体の部位に加えたときに抑制されることから発見された[6)]．鍼や灸刺激による鎮痛効果と類似しているとされる．

近年，ヒトにおける DNIC や DNIC 様の鎮痛効果の現象を CPM（conditioned pain modulation）と呼ばれるようになってきた[7)]．CPM を用いて，臨床的に疼痛治療の効果などが調べられている[8)]．

（岡田明子，今村佳樹）

【II：4．1）～3)】文献

1) Tsuda M, Shigemoto-Mogami Y, Koizumi S, Mizokoshi A, Kohsaka S, Salter MW, et al. P2X4 receptors induced in spinal microglia gate tactile allodynia after nerve injury. Nature 2003; 424: 778-783.
2) Watkins LR, Maier SF. Implications of immune-to-brain communication for sickness and pain. Proc Natl Acad Sci USA 1999; 96: 7710-7713.
3) 森本俊文，山田好秋編．基礎歯科生理学 第５版．東京：医歯薬出版；2011． 190.
4) Melzack R, Wall PD. Pain mechanisms: a new theory. Science 1965; 150: 971-979.
5) Basbaum AI, Fields HL.The origin of descending pathways in the dorsolateral funiculus of the spinal cord of the cat and rat: further studies on the anatomy of pain modulation. J Comp Neurol 1979; 187: 513-531.
6) Le Bars D, Dickenson AH, Besson JB. Diffuse noxious inhibitory controls (DNIC). I. Effects on dorsal horn convergent neurons in the rat. Pain 1979; 6: 283-304.
7) Yarnitsky D. Conditioned pain modulation (the diffuse noxious inhibitory control-like effect): its relevance for acute and chronic pain states. Curr Opin Anaesthesiol 2010；23：611-615.
8) Yarnitsky D, Granot M, Nahman-Averbuch H, Khamaisi M, Granovsky Y. Conditioned pain modulation predicts duloxetine efficacy in painful diabetic neuropathy. Pain 2012；153：1193-1198.

4）発生メカニズムによる痛みの分類（図4）

（1）侵害受容性疼痛[1]

健常な組織を傷害するか，その危険性をもつ侵害刺激が加わったために生じる痛みを，侵害受容性疼痛という．侵害受容性疼痛は，危険から身を守る警告系として役立っている．しかし，痛みを抑える必要がないというわけではなく，がん末期の痛みなどは全く警告系の意味をもたない．また，外傷，術後痛に代表されるように，多くの病気では痛みは有益なものではなく，不快感，機能障害をもたらし，治療にも悪影響を及ぼす．痛みの原因を除去するとともに，痛みの治療が必要である．

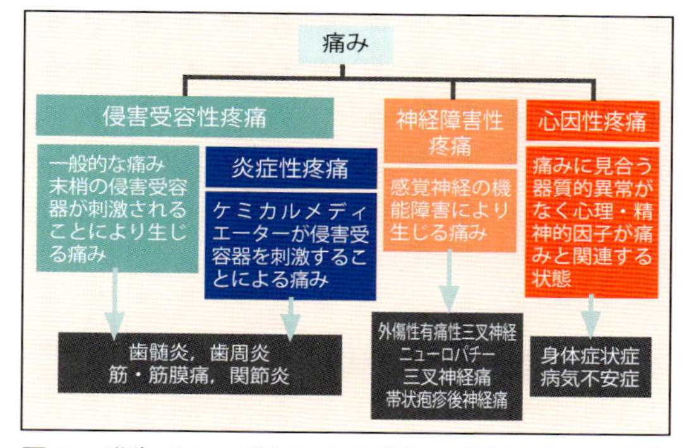

図4　発生メカニズムによる痛みの分類．痛みを発生メカニズムで分類すると，生理的な痛みである侵害受容性疼痛と病的痛みである神経障害性疼痛，心因性疼痛に分類される．侵害受容性疼痛には組織損傷などに継発する炎症性疼痛が含まれる．心因性疼痛に関してはその概念が変化しつつあり，用語の再検討が行われている．

侵害受容器は一次侵害受容神経の終末の髄鞘が消失した自由終末で，侵害刺激を電気信号に変える変換器である．侵害受容器に，侵害刺激が加わると，Na^{+} に対する透過性が上昇し，活動電位を発生する．発生した活動電位は，侵害受容線維を伝導し，大脳皮質に伝達されることにより痛みを感じる．侵害受容器には，侵害性の機械刺激にだけ反応する高閾値機械受容器と，さまざまな種類の侵害刺激に反応するポリモーダル受容器とがある．高閾値機械受容器は有髄のAδ 線維の末端で，鋭痛，刺す痛み，速い痛みを感受する．ポリモーダル受容器は無髄のC線維の末端で，鈍痛，灼けつく痛み，遅い痛みを感受する．すべての侵害受容器のうち約70%がポリモーダル受容器であり，残りの約30%が高閾値機械受容器である．

侵害受容性疼痛が生じるのは，外傷，冷温刺激などによって高閾値機械受容器やポリモーダル受容器が直接に閾値以上に刺激された場合と，外傷などに継発した炎症によってポリモーダル受容器が刺激された場合である．組織が損傷されると損傷された組織，および炎症部位に浸潤した白血球や肥満細胞，マクロファージなどから炎症メディエーターが放出される．炎症メディエーターは血管透過性亢進，血管拡張，白血球の遊走・浸潤，組織破壊などの作用を引き起こすほかに，ポリモーダル受容器を刺激し，痛覚閾値を低下させ痛みが起こりやすくし，また，反応性を高め痛覚亢進を引き起こす．痛みに関連する炎症メディエーターにはブラジキニン，プロスタグランジン，ロイコトリエン，セロトニン，ヒスタミンなどがある．

非ステロイド性鎮痛消炎薬（NSAIDs）の主な作用機序は，シクロオキシゲナーゼの作用を阻害しプロスタグランジンの産生を抑制することである．各種の炎症メディエーターが互いに関連しながら炎症反応が惹起されているなかで，プロスタグランジンは各種メディエーターの作用を修飾するものとして作用するため，これを抑制するNSAIDsは炎症反応過程全般に影響する．また，プロスタグランジンは侵害受容器の感受性を増大させる作用を有しているため，これを抑制するNSAIDsは末梢性に鎮痛作用を発揮する．

（2）神経障害性疼痛[2]

2011年のIASPの定義によると，神経障害性疼痛は，体性感覚神経系の損傷や疾患によって引き起こされる痛みと定義されている．体性感覚にかかわる末梢神経および中枢神経の損傷や疾患による痛みで，損傷された神経の支配領域の感覚低下やしびれ感に加えて，痛みが生じる．最も特徴的な症状は，アロディニア（通常は痛みが生じない程度の動的な機械刺激によって痛みが生じる）が生じることである．痛みの症状は，日常生活ではあまり経験しないような性質の痛みで，「灼けつくような灼熱感のある痛み」「電撃性で刺すような痛み」「ビリビリするような痛み」「ズキズキする痛み」などである．神経障害性疼痛をきたす疾患として，三叉神経痛，帯状疱疹後神経痛，外傷性有痛性ニューロパチー，有痛性糖尿病性神経障害，脊髄障害性疼痛，卒中後疼痛などがある．

神経障害性疼痛の発症メカニズムとして，末梢，中枢神経系のさまざまな変化が知られている．重要な変化のひとつは神経損傷部，脱髄部，後根神経節内の神経細胞などで生じる異所性の異常発火である[6,7]．この異常発火は直接上位中枢へ伝達され，痛みとなる可能性がある．さらに脊髄後角細胞などの感作を引き起こす可能性がある．この感作により刺激強度よりも強い痛みに変換され，上位中枢へと伝達される．感作のメカニズムにはさまざまなものがあることが推定されている．そのなかで代表的なものにNMDA受容体を介した感作がある．末梢神経が刺激されるとシナプス前膜からグルタミン酸が放出され，シナプス後膜にあるNMDA受容体の興奮を介して脊髄後角の神経細胞へ入力される．この際にwind-up現象，脊髄性長期増強などに類似の感作が生じる[8]．Wind-up現象は，脊髄後角細胞に2Hzの頻度で侵害刺激が入力されると，刺激ごとに後角細胞の反応が大きくなる現象である．また脊髄性長期増強は動物実験で，強い侵害刺激（100Hzで2秒間刺激）で10秒間隔20回刺激することにより誘導される脊髄後角細胞の感作である．どちらも脊髄後角細胞に侵害刺激が入力されることが契機となり，脊髄後角細胞の反応性が増大する現象である．

神経障害性疼痛の治療薬の作用機序は，プレガバリンはシナプス前膜のCa^{2+}チャネル$\alpha 2 \delta$にリガンドとして結合し，神経細胞内へのカルシウム流入を抑制し，グルタミン酸などの神経伝達物質の放出を抑制する．このことにより，疼痛信号の中枢神経系への伝達が抑制され，痛みが緩和される．また，三叉神経痛で用いられるカルバマゼピンは神経損傷部，脱髄部に生じたNaチャネルを遮断することにより膜活動電位の発生を阻害し，異所性発火を止め，痛みを止める．

（3）心因性疼痛[3]

心因性疼痛とは，明らかな身体的原因がなく，その発生に心理社会的因子が関与している痛みに対して用いられる．1959年，Engelは器質的原因に乏しい痛みの訴えを「心因性疼痛」と名づけた．これは慢性疼痛を主に精神分析の立場から無意識の葛藤の現れで転換性障害の症状として捉えたものである．さらにEngelはTMDを含めた多くの疾患モデルとして用いられている生物心理社会モデルを提唱した．「心因性疼痛」の多くには，心にのみ原因があるということではなく，多くの因子（生物学的，心理的，社会的，行動因子）が複雑に関与しているということである．最近では，慢性疼痛や心因性疼痛は，中枢神経系に生じた可塑的変化や心理学的機序による歪みが生じた「神経系の異常」として捉える考えが高まり，「心因性疼痛」という用語の再検討が行われている．「非器質的疼痛」，「心理社会的疼痛」などの提案があるが，まだ統一されていない．

DSM-5ではDSM-Ⅳ-TRの身体表現性障害が概念の変更とともに名称が身体症状症および関連症群に変更された．「身体症状に対して医学的説明ができない」という語句が除外され，医学的に説明できないというよりも，苦痛を伴う身体症状と，それに対する異常な思考，感情，行動に主眼が置かれて診断されることとなった「身体症状症および関連症群」の代表的なものを以下に説明する．

① 身体症状症（痛みが主なものを，DSM-Ⅳ-TRでは疼痛性障害と呼んでいた）

痛みや胃腸症状などのさまざまな身体症状が続くが，適切な診察，検査を行っても身体的な病気や薬による影響としては十分に説明できない病状．

② 病気不安症（DSM-Ⅳ-TRでは心気症と呼んでいた）

重い病気である，病気にかかりそうだという気持ちが非常に強くなる病状．身体の病気は存在しないか，あるいは存在したとしてもごく軽度で，気持ちの状態と実際の身体的な状態とに大きなギャップが生じている．

身体症状症および関連症群の臨床上の問題点は「痛み行動」である．患者の満足が得られないことに対する医師の責務感から頻回の手術が施行されたり，特別扱いをされていたり，そういった特殊な注目を集めることで，患者の痛み行動が強化されていることもある．逆に，患者の訴えが，「気のせい」として無視されがちになり，医療スタッフ－患者の信頼関係が障害されて患者の医療不信を生じ，二次的な医原性因子として病態を修飾することもある（『第II章5．心身医学・精神医学の基本』を参照）．

5）異所性疼痛　関連痛とそのメカニズム

通常は痛みの原因のある部位に痛みを感じるが，原因部位と離れた部位に痛みを感じることがある．このように疼痛発生源と疼痛感受部位が異なる痛みを異所性疼痛と呼ぶ．異所性疼痛には３つのメカニズムがあり，①視床部の脳出血などの結果生じた中枢神経系の障害により末梢領域に痛みが感じられる中枢性卒中後痛，②腰椎の椎間板ヘルニアあるいは筋肉により神経根が圧迫されることにより生じる坐骨神経痛のように同一神経において障害部の末梢側に感じる痛みを投影痛，そして，③末梢領域にて，疼痛発生源における侵害受容性疼痛がそこを支配する神経とは全く異なる支配領域に感じる痛みが関連痛である．最もよく知られている関連痛は心筋梗塞や狭心症などの急性冠症候群の際に左腕や左肩，左側下顎骨に感じられる痛みで，疼痛発生源である心筋とは神経支配の異なる部位に感じられる．

関連痛の発生には一次神経の収束という解剖学的要件と二次神経の感作の病態生理学的要件が必要である[4]（表２）．頭痛を含めて頭部，顔面，口腔の痛みは三叉神経により感じられる．三叉神経第一枝（眼神経）が前頭部と頭蓋内組織，髄膜に分布し，第二枝（上顎神経）が上顎，第三枝（下顎神経）が下顎および咀嚼筋に分布している．正常の状態では３本の枝が分布する末梢の感覚が混乱することなく伝えられ，上位中枢で完全に分離されて認識されるが，二次神経が感作されると３本の枝からの感覚が混乱して感じられる．その結果，三叉神経の３本の枝の間では，どれかの枝で生じた痛みが他の２つの枝のどこかで痛みとして感じられる可能性があり，脳髄膜に分布する三叉神経第一枝（眼神経）が第二枝，第三枝と収束していることによって，片頭痛，群発頭痛など髄膜の感覚が上下顎の歯の痛みとして感じられることがある．さらに，三叉神経脊髄路核尾側亜核では第2，3，4頚神経も三叉神経と収束することにより，肩，頚の筋痛が三叉神経領域の痛みと感じられることがある．動物実験で三叉神経脊髄路核尾側亜核において三叉神経と頚神経の多くが収束することが報告されている[5]．

二次神経の感作はさまざまな因子により生じ，臨床において最も一般的な原因は持続的筋痛である．疼痛分類において筋痛は侵害受容性疼痛－深部痛－筋骨格系に分類され，深部痛から生じた一定以上の強さの持続的な侵害刺激が二次神経に伝えられると，特定の二次神経が活性化される．連続的な侵害信号の入力が時間的加重や空間的加重を引き起こし，その結果として中枢神経の感作が生じるといわれている[6]．緊張型の頭痛の強さは三叉神経脊髄路核尾側亜核に収束する頭蓋および頭蓋周囲組織からの筋痛信号の総和であるとされている[7]．二次神経の感作により神経伝達の調節系が影響を受け，一次求心神経，運動神経および自律神経が影響を受ける．一次求心神経が影響を受けることにより，各種の感覚の伝達が混乱し，当該神経のインパルスに対する反応が増強されるだけでなく，収束している他の神経線維からの刺激入力にも強く反応することとなる．

【筋・筋膜のトリガーポイントによる関連痛】筋・筋膜痛は，筋障害のなかで最も一般的な病態である．筋・筋膜痛の特徴は，局所的な鈍く，疼くような痛みと筋・筋膜・腱に限局する圧痛点（トリガーポイント）の存在で，その圧迫により再現性のある，解剖学的に部位特異的な関連痛を生じることである．筋・筋膜のトリガーポイントとは，①骨格筋に触診できる索状硬結（トートバンド）があること，

表2　関連痛発生の臨床的原則[4].

1. 関連痛は原則として，共通の神経根をもつか，共通の二次神経に収束する神経間で生じる．つまり関連痛は同一の筋節，皮節を有する神経の間で生じる.
2. 三叉神経領域では，原則として正中を越えて反対側に関連痛が生じることはない．胸鎖乳突筋では関連痛が正中を越えて，反対側の前額部に生じることもある.
3. 関連痛が生じる場合，原則として疼痛感受部位は疼痛発生源よりも頭側に位置する．ただし，三叉神経では一枝，二枝，三枝のどれかの枝に痛みが生ずると他のどの枝にも関連痛が生じうる.

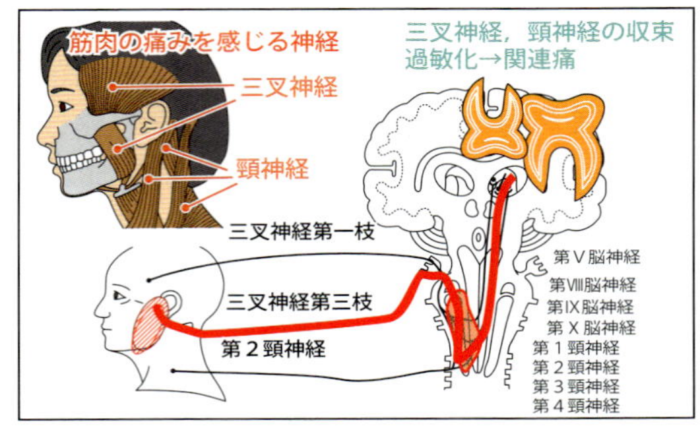

図5　頭頸部の筋・筋膜痛の関連痛としての歯痛．咀嚼筋，頸部の筋にトリガーポイントが生じ，疼痛信号が繰り返し三叉神経脊髄路覚を刺激することにより感作される．これによって，ここで収束する三叉神経一，二，三枝および第1，第2，第3頸神経の疼痛情報に混乱が生じ，筋痛が歯痛と感じられることとなる．さらに，上位の感覚受容野の感作がかかわっている可能性もある.

表3　慢性疼痛の病態による分類[10].

1. 長期間にわたり侵害刺激が加わり続ける侵害受容性疼痛.
2. 初期の神経障害が消失した後に長期間持続する神経障害性疼痛（末梢性・中枢性）.
3. 侵害受容性疼痛と神経障害性疼痛が混在する混合性慢性疼痛.
4. 痛みの原因となる組織病変が存在しない自発性慢性疼痛.
5. 心因性疼痛.

②その索状硬結のなかに過敏な圧痛ポイントがあること，③索状硬結を弾くと局所の単収縮が生じること，④圧迫により典型的な関連痛パターンを再現できることを特徴とする筋の圧痛点である．さらに，トリガーポイントを活動性と不顕性に分けて，活動性のトリガーポイントは自発痛として関連痛を生じ，圧迫により，ジャンピングサインと呼ばれる逃避反応が生じるほどの鋭い痛みを局所に生じるのに加えて，関連痛が増悪したり，運動制限などの臨床症状を生ずる．不顕性のトリガーポイントは自発痛を生じることはないが，疲労感，運動域の制限などを生じるとしている[8]（図5）.

6）慢性疼痛[9]

慢性疼痛は「治療に要すると期待される時間の枠組みを越えて持続する痛み，あるいは進行性の非がん性疾患に関連する痛み」と定義されている．慢性疼痛は，外傷や疾病に起因する急性疼痛から移行した痛みである場合，痛みを誘発する刺激（侵害刺激）が持続的あるいは断続的に存在する場合など，原因によりいくつかに分類されている（表3）.

持続時間については，一般的に3か月以上持続するものを慢性疼痛とすることが適当とされているがコンセンサスは明確でなく，特に急性疼痛からの移行した痛みの場合は，痛みの原因となっている疾患あるいは病態が治癒した後も持続する痛みを慢性疼痛とする.

慢性疼痛の病態はきわめて複雑であり，中枢神経系や末梢神経系での疼痛制御系の可塑的変化や心理的因子，社会的因子などが病態形成に関与しているため治療に難渋することが多い．神経障害性疼痛と心因性疼痛の完全な区別が困難なことが多く，慢性化した場合，両者はむしろ併存するという考えが主流である．「精神科医が扱う慢性疼痛患者のほとんどは，medically unexplained chronic pain

であるだけでなく，厳密には medically and psychiatrically unexplained pain であり，精神科的に説明できる疾患と考えるべきではない」とされている[11]．また，「患者の訴えが身体的なものであるかぎり，いかに心理的な要素が疑われようが，身体面への手当を欠かすことはできない」とし，器質性と心因性の区別はできないとされている．

現在普及している慢性疼痛マネジメントプログラムの対象は，Fordyce によって提唱された「痛み行動」にある．痛みをめぐって人が起こす随意運動，すなわちオペラント（痛みを訴える，医者へ行く，薬を飲む，仕事を休むなど）を，感覚としての痛みから区別し，それを総称して痛み行動と呼び，「原因の特定できない慢性疼痛の患者で，医療従事者が扱えるのは痛み行動だけである」とした．

痛み行動は，急性の痛みの場合，主として痛み刺激それ自身により規定されるが，慢性疼痛では主として，痛み行動に対する周囲の反応によってコントロールされるようになる（オペラント条件づけ）．したがって，痛み行動を支持する（報酬を与えられる）ような条件下では，痛み行動は増強，強化され，痛み行動に対する中立的な反応の下では痛み行動は減少する．「投薬，治療」という治療行為がもつ医師患者関係における意味合いが，慢性疾患では「治す責任は医者にある」と書き換えられ，患者の依存性を高めたり，治療に対する患者側の責任の放棄を招くことも少なくない．

認知行動療法では，痛みをめぐる認知と行動に働きかけることによって患者の身体的・心理的，社会的適応を高め，際限なく医療を必要とする「患者」から，慢性疼痛に適応した「人」への移行を可能にする．その結果，痛み自体が変化しなくても，患者の生活・人生は大きく変わりうる．

（和嶋浩一）

【II：4．4）～6)】文献

1） 横田敏勝，小山なつ．痛みはどうして起こるか．臨床と研究 1998；75：1462-1461.
2） Dworkin RH, O'Connor AB, Backonja M, Farrar JT, Finnerup NB, Jensen TS, et al. Pharmacologic management of neuropathic pain：Evidence-based recommendations. Pain 2007; 132: 237-251.
3） 本田哲三．慢性疼痛―総論．心療内科 2002；6：425-431.
4） Okeson JP. Bell's Orofacial Pain 6th. Chicago: Quintessence Publishing; 2005.
5） Sessle BJ, Hu JW, Amano N, Zhong G. Convergence of cutaneous, tooth pulp, visceral, neck and muscle afferent sonto nociceptive and non-nociceptive neurones in trigeminal subnucleus caudalis (medullary dorsal horn) and its implication for referred pain. Pain 1986; 27: 219-235.
6） Bendtsen L. Central sensitization in tension-type headache: Possible patho-physiological mechanisms. Cephalalgia 2000; 29: 486-508.
7） Olesen J. Clinical and pathophysiological observations in migraine and tension-type headache explained by integration of vascular, supraspinal and myofascial inputs. Pain 1991; 46: 125-132.
8） Simons DG, Travell J, Simons LS. Myofascial Pain and Dysfunction: The Trigger Point Manual: Volume 1, 2nd ed. Baltimore: Williams & Wilkins; 1999.
9） 日本神経治療学会編．標準的神経治療．慢性疼痛 神経治療 2010；27：591-622.
10） 村川和重，森山萬秀，柳本富士雄，中野範，池田和世，神原政仁ほか．慢性疼痛の概念．治療 2008；90：2046-2051.
11） 丸田俊彦．慢性疼痛患者への精神療法的アプローチ．Mayo clinic での経験から．アディクションと家族 2010；27：91-93.

5．心身医学・精神医学の基本

1）心身症と“いわゆる歯科心身症”[1)]

（1）心身症

心身症は，日本心身医学会が定義している（表1）[2)]．この定義からは，「心身症は，身体疾患に対して用いる．そして，その身体疾患の発症や経過（増悪や改善）に，心理社会的因子（ストレス）が密接に関連している．しかし，心身症と判断するためには，その身体症状は，精神障害（神経症やうつ病など）の随伴症状ではないことを鑑別する必要がある」，とされている．精神医学的にアプローチするならば，世界保健機関（WHO）の疾病および関連保健問題の国際統計分類である International Statistical Classification of Diseases and Related Health Problems（ICD）の第10版（ICD-10）コード[3)]では，F68.0：心理的理由による身体症状の発展 Elaboration of physical symptoms for psychological reasons. がその概念に近い．そして，心身症等を対象とする心身医学は，患者を身体面，心理面，社会面を含めて，総合的，統合的に見ていこうとするもの[4)]である．

表1　日本心身医学会（1991）の定義[2)]．

心身症とは，「身体疾患のなかで，その発症や経過に心理社会的な因子が密接に関与し，器質的ないし機能的障害が認められる病態をいう． ただし，神経症やうつ病など，他の精神障害に伴う身体症状は除外する．」

顎関節症は，生物心理社会モデル（bio-psychosocial model）に該当するとされており，2軸評定（Ⅰ軸：身体軸，Ⅱ軸：心理社会軸）が推奨されていることから，心身医学的対応が勧められる病態である（『第Ⅵ章 心身医学・精神医学的な対応』参照）．

（2）“いわゆる歯科心身症”

歯科心身症には，統一された定義や概念は存在しない．論文や臨床では，さまざまな概念で用いられていることから，ここでは，“いわゆる歯科心身症”と用いる[1,5)]．その概念は，表2に示すように狭義と広義に大別される[5-7)]．日本歯科心身医学会雑誌の投稿用の「用字用語例」[8)]には，歯科心身症と口腔心身症の両方が収載されているが，それぞれの使用法は示されていない．なお，WHOは口腔心身症の用語を用いている．

「広義」の心身症は，ある疾患，病態に対する「対応」を考えたときに，その疾患，病態の構造が，身体疾患ベースなのか精神疾患なのかははっきりせずとも，心身両面で考えたほうがよいケースがあることから，それを「狭義」に対して「広義」のものと考えたところから生じた概念である．

表2　“いわゆる歯科心身症”[5)]．

歯科心身症は，専門学会による定義がないが，“狭義”と“広義”の概念が存在する． 論文や臨床では，広義の概念で用いられる傾向があるが，広義の概念も統一されていない．
1．狭義の歯科心身症： 日本心身医学会の心身症の定義（1991）に該当する口腔病変（表1を参照）．
2．広義の歯科心身症： 1）「臨床的に説明困難な症状が歯科領域に生じたもの」（安彦善裕・2012） 2）「身体医学的にも精神医学的にも説明の付かない歯科的愁訴」（渡邉素子ほか・2012） 3）「心身医学・精神医学的な対応を要する歯科を受診した患者」（和気裕之ほか・2014）

2）精神疾患・精神障害の診断基準の概要

現在，精神科領域で使用されている精神疾患の分類，診断基準の主なものとしては以下の２つが挙げられる．

（1）ICD-10

ICD は，第１版が 1900 年に出版され，2003 年の改訂版が ICD-10 である[3]．これは疾病，傷害および死因の統計を国際比較するため WHO から勧告された統計分類で，ICD はアルファベットと数字を用いたコードで表され，各国語で呼び名が異なっている場合でも，同じコードで表されるので，外国語が分からなくとも世界各国の統計についての国際比較が可能である．

顎関節症は，F コード（精神及び行動の障害）では，F4（神経症性障害，ストレス関連障害，身体表現性障害）などと関連性が問題となる症例がある[9]．

（2）DSM-5

米国精神医学会（APA）は，精神疾患の診断と統計のマニュアルである Diagnostic and Statistical Manual of Mental Disorders（DSM）を編纂している．最新版は，2013 年の第５版（DSM-5）[10]であり，前版の DSM- Ⅳ -TR に存在した多軸評価がなくなり，また「身体表現性障害」の用語が廃止された．

DSM- Ⅳ -TR の身体表現性障害の「疼痛性障害，身体化障害，心気症」等は，DSM-5 では身体症状症および関連症群の「身体症状症や病気不安症」等に該当する．

顎関節症と精神疾患の関係では，顎関節症患者に対する精神科医とのリエゾン診療の結果から，身体表現性障害（DSM- Ⅳ -TR）に該当する症例が多いと報告されている[11,12]．

3）心身医学的対応を考慮すべき疾患・症状

（1）不眠症（非器質性不眠症）

WHO の診断基準は，a. 訴えは入眠困難か睡眠の維持の障害，あるいは熟眠感がないこと，b. 睡眠障害は少なくとも一か月間，少なくとも週３回以上訴えられる，c. 昼も夜も不眠へのとらわれと，その影響についての過度の心配がある，d. 量的および／または質的に不十分な睡眠によって著しい苦悩が引き起こされるか，あるいは毎日の生活における通常の活動が妨げられる[3]．

原因は，心理的（ストレス，重篤な病気など），身体的（痛み，発熱など），精神医学的（うつ病，統合失調症など），薬理学的（アルコール，降圧薬，刺激物など），生理的（時差，交代勤務など）などがある．治療はそれぞれの原因に対して行う．

（2）自律神経失調症

明確な定義や診断基準はなく，疾患名ではない．日本心療内科学会は，「何らかの心因や心理・社会的ストレスにより，生体のホメオスターシスが乱れた結果，自律神経系が不調となり症状を呈す状態としている．全身にわたる多彩な自律神経症状を訴えるが器質的異常所見に乏しく，自律神経の機能性異常が推測される[13]．不安障害，気分障害，統合失調症，広汎性発達障害など，また，脳腫瘍，脳炎，パーキンソン病，多発性硬化症，内分泌代謝疾患，膠原病などを鑑別する必要がある．

（3）更年期障害

更年期に現れる多種多様な症状のなかで，器質的変化に起因しない症状を更年期症状と呼び，これらの症状のなかで日常生活に支障をきたす病態とされている．卵巣機能の低下，加齢，精神・心理的，社会文化的な環境などが影響する[14].

（4）不定愁訴

全身倦怠感，下肢倦怠感，易疲労性，頭痛，動悸，息切れ，手足のしびれ感，食欲不振，胃のもたれ，腹部不快感などの漠然とした身体的愁訴で，しかもそれに見合うだけの器質的疾患の裏づけのない場合に用いられている[15]．治療を継続している間に原因を確定する必要があり，さまざまな身体疾患や精神疾患を検討することが重要である．なお，顎関節症患者が有する３大症候以外の身体症状（頭痛・頭重感，頸肩のこり，めまい，上肢や背部と痛みや痺れ感など）は，主症候より不安や抑うつと関連が高いことが報告されている[16].

（5）咬合異常感

顎関節症患者には，顎関節円板転位等に伴う咬合異常感を訴える場合がある．しかし，執拗に咬合異常感を訴えるが，歯や歯列，顎関節などには，明らかな他覚所見が見つからない患者が存在する．これらは，Phantom bite syndrome，咬合感覚異常症，咬合違和感症候群などの病名があてられてきたが，統一された病名や診断基準はない．原因は不明であるが歯，歯列等の局所の異常ではなく，中枢神経系の異常や精神疾患が想定されている[17]．日本歯科心身医学会の用字用語例[8]では，「口腔異常感症に含まれる病態」と考えられる.

咬合異常感を訴えるが，明らかな咬合異常が見つからない患者には，安易に咬合調整や咬合治療を行うべきではない.

『第Ⅱ章 4．4)(3)「心因性疼痛」，第Ⅳ章 3．9)「精神神経学的疾患」を参照．なお，第Ⅳ章 3．9)「精神神経学的疾患」，第Ⅵ章 1．「心身医学・精神医学的な対応はなぜ重要か」，第Ⅵ章 2．「心身医学・精神医学的対応に向けての評価」，⑤第Ⅵ章 3．「心身医学・精神医学的な対応」では，厚生労働省の統計や裁判等の公文書で用いられる ICD-10 に準じて記載した.』

（和気裕之，澁谷智明）

【II：5.】文献

1) 宮岡等，和気裕之監，宮地英雄，依田哲也編．こころの病気と歯科治療．東京：デンタルダイヤモンド社；2018．14-18.
2) 日本心身医学会教育研修委員会．心身医学の新しい診療指針．心身医 1991；31：537-576.
3) World Health Organization. The ICD-10 Classification of Mental and Behavioral Disorders：Clinical description and diagnostic guidelines.1992（融道 男，中根允文，小見山実監訳．ICD-10 精神および行動の障害－臨床記述と診断ガイドライン－．東京：医学書院；2005).
4) 社団法人日本心身医学会，用語委員会．心身医学用語事典第２版．東京：三輪書店；2009.
5) 和気裕之，小見山道．顎関節症診療における歯科医師と精神科医の連携．日顎誌　2014；26：183-190.
6) 安彦善裕．口腔内科医による歯科心身医療．日口内誌 2012；48：3-10.
7) 渡邉素子，片桐綾乃，梅崎陽二郎，佐久間朋美，酒向絵美，吉川達也ほか．歯科心身外来における初診患者 1210 名の臨床統計的検討．日歯心身 2012；27：37-45.
8) 日本歯科心身医学会の HP：http：//www.sikasinsin.jp/（2018.3.15 アクセス）
9) Miyaoka H，Wake H，Miyaoka Y，Kino K，Amagasa T，Kamijima K. Mental disorders in temporomandibular disorder patients requiring psychiatric consultation. Jpn J Gen Hosp Psychiatry 1997；9：49-54.
10) 日本語版用語監修，日本精神神経学会，高橋三郎，大野裕監訳．DSM-5 精神疾患の分類と診断の手引第１版．東京：医学書院；2014.
11) 中久木康一，和気裕之，宮地英雄，六島聡一，天笠光雄，宮岡等．口腔外科における精神科リエゾン診療外来を 10 年間に受診した患者の臨床統計的検討．日歯心身 2012；27：10-18.
12) 玉置勝司，三橋晃，島田淳．顎関節症．日野原重明，宮岡 等監修．宮岡等編．脳とこころのプライマリケア 3，こころと身体の相互作用．１版．東京：シナジー；2013．410-416.
13) 日本心療内科学会用語委員会編集．心療内科実践ハンドブック　症例に学ぶ用語集．東京：マイライフ社；2009．95.
14) 日本産婦人科学会編．産科婦人科用語集・用語解説集　改定第２版．東京：金原出版；2008.162.
15) 日本心身医学会用語委員会．心身医学用語事典第２版．東京：三輪書店；2009．227.
16) 和気裕之．顎関節症患者の不安と抑うつに関する心身医学的研究．口科誌 1999；48：377-390.
17) 和気裕之，宮地英雄，小野弓絵，澁谷智明，和気創．咬合異常感はどう管理するべきか－患者の捉え方と臨床．Dental Diamond 2017；42：168-176.

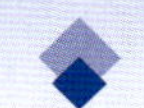

Ⅲ．顎関節症の診断，治療における診察と検査

1．医療面接

医療面接とは，患者との対話により，病歴や症状を聴取する面接である．一般的には医療面接にはいくつかの要素（患者と医療者との信頼関係の確立，医療情報収集，患者の動機づけ）が含まれる．

顎関節症に関する医療面接の主な目的は，患者と医療者の信頼関係確立，患者が顎関節症に罹患しているのか，どの病態に分類されるのかに関する診断の一助，必要な検査の決定，顎関節症発症因子の探索，治療における患者教育（病態説明，生活習慣指導，家庭療法指導を含む）などである．

1）主訴

主訴は患者が一番困っている事項であり，その記載は可能なかぎり患者の表現に近づける．顎関節症患者は複数の症状を並列的に訴えることが多いが，それらのうち最も困っている症状を明らかにする．

2）現病歴

現病歴は主訴に関する経過である．病歴のなかでも特に重要であるので，丁寧に聴取する．発症のきっかけ（外傷，心配ごと，あくび，食事など）や経過を把握することにより，病態診断や関連因子の把握が可能となる．クリックやロックの既往は，顎関節円板転位の診断において重要である．また，今まで受診した他の医療機関，治療内容，その治療効果に関して確認することにより，診断や治療方針決定がより適正で容易となる．

3）既往歴

既往歴は過去の病歴および健康状態に関する記録である．顎関節症においては，特に全身的関節疾患（関節リウマチ，多発性関節炎など）や精神神経疾患の既往，常用薬に関して把握する．また，顎顔面部への外傷，骨折の経験，医科および歯科治療の有無などを記録する．

4）家族歴

家族歴は両親，子どもおよび配偶者などの家系内の健康状態，罹患疾患を聴取する．顎関節症においては解剖学的形態などの遺伝的因子や生活習慣などの環境因子が，発症や症状の悪化に関連していると考えられる．

5）生活歴

一般的に生活歴では喫煙（たばこ・葉巻，何本・何年），飲酒（酒種類，量・何年），違法薬物（麻薬，覚せい剤など），セックス，食事，運動，生活における何か危険なもの（化学物質，金属，ダスト，アスベスト，騒音など）や外的ストレスへの曝露，旅行などを尋ねる．顎関節症においては食事，外的ストレスへの曝露などを主に聴取する．

6）障害・痛み

障害・痛みの状態は現症の一部であり，現症は受診した時点での自覚症状および他覚的所見の総称であり，自覚症状は医療面接にて聴取する．痛みの部位，性状，程度，時期，さらには痛みと顎機能（開口，咀嚼，嚥下，発音など）との関連に関して聴取する．顎関節症の痛みは顎機能時に発生することが多い．症状が発現する時間帯，誘因などの聴取により，関連因子が推測可能であることもある．たとえば，起床時に症状が強い場合には睡眠時の問題の可能性が高く，夕方に症状が強い場合は日中の活動において何らかの問題が生じていると考えられる．

痛みの程度は visual analogue scale：VAS を用いて，定量的に記録することが多い．VAS は治療中や治療後にも記録することにより，経時的変化や治療効果を客観的に判定することが可能である．痛みの程度を定量的に評価する VAS 法は，痛みなしの状態を 0 とし，考えうる最もひどい痛みの状態を 10 として，10cm のスケール上に患者が現在感じている痛みの程度を，患者に“×”印でマークしてもらう．マークされた位置を 0 ～ 10 の値に換算して，痛みの程度の定量表示値として記録するものである（図 1）．痛みの定性的な診察・検査評価法としては，診察と検査項目と内容を標準化した「痛みの構造化問診表」を用いる方法もある．

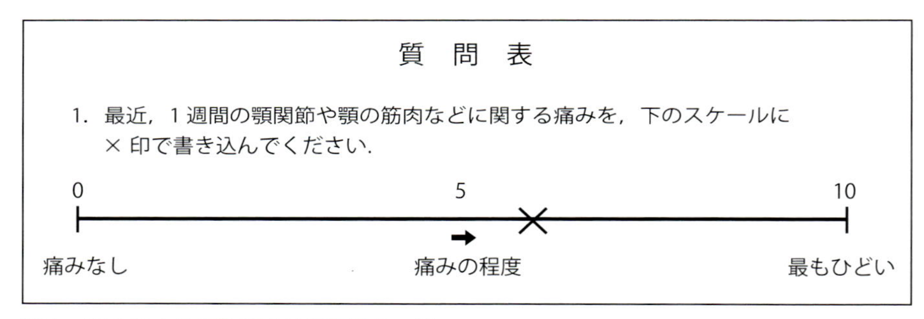

図 1　VAS による痛みの定量的評価の一例．
痛みなしの状態を 0 とし，考え得る最もひどい痛みの状態を 10 として，長さ 10cm のスケール上に，現在感じている痛みの程度を患者が“×”マークする．このマーク位置を 0 ～ 10 の値に換算して，痛みの定量表示値として記録する．この例では「6.5」が VAS 値となる．

7）QOL

顎関節症状のために障害される生活の質 quality of life：QOL の評価は重要である．顎関節症状が存在していても，生活の質が高い（日常生活があまり障害されていない）のであれば，顎関節症の加療の必要性は低い．QOL の評価は VAS 法を用いて評価することが多く，日常生活が障害されていない状態を 0 とし，顎関節症状のために考えうる最もひどい日常生活の障害を 10 として回答してもらう．より客観的な指標としては，SF36（The MOS 36-item Short Form Health Survey）（簡易版 SF8），WHOQOL26（The World Health Organization Quality of Life）などがあり，特に口腔に関連したものでは GOHAI（General Oral Health Assessment Index）などがある．

8）社会・心理的状況

顎関節症では社会・心理的状況が発症に関連することが多いため，把握しておく必要がある．たとえば，生活における心配ごと，不安，精神的緊張，心労，苦痛などが存在すると，筋緊張が持続し，発症関連因子となる．社会・心理的状況としては社会的地位，生活における心配ごと，不安，精神的ストレスの有無などを聴取する．症例によっては，これらの状態を客観的に把握することが有用である場合もあり，各種の調査票（日本版 SDS〈self-rating depression scale〉，日本版 GHQ〈The general health questionnaire〉，日本版 CMI〈cornell medical index-health questionnaire〉など）の適用も検討する．

9）生活習慣，習癖

顎関節症では生活習慣，習癖が発症に強く関連するため，詳細に把握する．生活習慣や習癖が顎関節症を悪化させる因子である症例が多く観察され，それらの因子を軽減するだけで顎関節症状が改善することも多い．生活習慣，習癖としては歯ぎしり，歯のくいしばり，上下歯列接触癖（TCH），頬杖，うつ伏せ寝，姿勢が悪い，食物の嗜好，チューインガムやファストフードの嗜好，長時間のパソコン使用，力仕事，スポーツ，楽器の演奏，声楽などが対象となる．

10）質問票

医療面接では質問することが困難なことや VAS の記録などは質問票を用いるほうがよいこともある．また，医療面接では歯科医師の経験や態度により結果に差が生じる可能性があるが，質問票ではそのような差は生じ難い．QOL，社会・心理状況の部分でも記述したように，診察・検査結果の客観化，標準化のためには，既に評価の確立した質問票（調査票）の導入は有用であると考えられる．ただし，視力が低下している患者や，識字に問題がある患者では質問票の使用は困難となる．

（松香芳三）

2．顎関節，咀嚼筋，顎運動などの診察

1）顎関節

（1）圧痛

顎関節の圧痛測定時には左右の顎関節を外側皮膚上から内側に向かって加圧する．その際に示指と中指にて 1 kgf 程度の加圧量で行うことが望ましい．DC/TMD の検査基準では外側極で 0.5kgf，外側極周囲では 1kgf による加圧が推奨されている[1]．下顎頭の滑走運動を伴う程度の開閉口を数回行わせることにより，加圧部である顎関節外側が触知できる．痛みの有無のみでなく左右差も確認する．関節外側よりも後方部に痛みがあることが多いことから，閉口状態のみならず，軽度に開口させた際の関節後方を触診することが必要である．この場合は加圧部が限局されるので，示指ないし中指の 1 本で圧痛を調べることとなる．

（2）誘発痛

開口を指示することにより顎関節に痛みを訴えることがある．痛みの性状および強さ，疼痛発現の開口位，その再現性を記録する．

（3）雑音の診察

聴診器を顎関節部にあて，開閉口時の関節音を聴診する．ピックアップを２つ備えたデュアル・ステートスコープを用い，左右を同時に聴診することにより，左右の雑音発生タイミングを把握できる．

また，音の質がクリッキングかクレピタスかを判断することにより，関節円板転位の状態を診察する際に有効な情報となる．現症としての雑音の把握も重要であるが，以前と比べて音の質が変わった，以前は出現していたが今はしていない，最近音が気になりだした，といった関節雑音に関する情報を医療面接から得ることも必要である．

（4）下顎頭の可動性

圧痛測定時と同様に示指と中指で触診する．加圧する必要はないので，顎関節を触知し，前方滑走運動にも追随できるように２本の指を置く．開口時に可動性がない場合であっても，前方滑走運動や側方滑走運動で可動範囲が拡大するようであれば，筋性の開口障害である可能性が高く，開口時，前・側方滑走運動時いずれも可動性が乏しい場合は関節原性の可能性が高い．

2）咀嚼筋

（1）圧痛

顎関節症患者に対する筋の圧痛測定対象は，咀嚼筋に加え，胸鎖乳突筋，僧帽筋といった頸部筋群まで含まれる．咀嚼筋の触診時には 1.0kg の加圧量で５秒間適応することが推奨される．加圧量を規定するためにアルゴメーター（圧力計）を用いてキャリブレーションを行う．咬筋，側頭筋を片側ずつ触診するが，いずれも対象が広範囲に及ぶため，ゾーンを分けて加圧部位を設定する．側頭筋では３つの垂直のゾーンを，咬筋では３つの水平なゾーンを設定し，それぞれの圧痛所見を記載する[1)]．

（2）誘発痛

開口などの運動時痛を訴えるものの，本人が部位を特定できない場合には，運動時痛を誘発させて部位を特定する．術者の手指による強制開口またはマニピュレーション時に痛みが生じた部位を本人に指で示してもらうことにより，関節に痛みがあるのか，筋に痛みがあるのかを識別できる．

（3）関連痛

咀嚼筋の圧痛を認めた場合，その痛みの範囲により筋痛をさらに診察する．各部位を 1.0kg で５秒間加圧し，患者が痛みを認めた場合，加圧した領域の境界を越えて痛みが拡大しているか否かを確認する．加圧していた刺激領域を超えて痛みを訴える場合は拡散を伴う筋・筋膜痛を，さらに加圧した筋の境界領域を超えて他の部位に痛みが拡大する場合は関連痛を伴う筋・筋膜痛と診断される[1)]．

（4）トリガーポイント

筋の触診時に筋組織の束である緊張帯（トートバンド）が触知され，この部位を圧迫することにより関連痛を生じさせることがある．このように関連痛を生じる部位をトリガーポイントという[2)]．

3）顎運動

（1）最大開口距離

無痛下での自力最大開口距離を上下中切歯間距離で測定した場合，40mm 以上がひとつの目安となる．前歯の被蓋も考慮すべきではあるが，メジャーなどの測定器により計測値をそのまま評価することが多い．無痛下での最大開口距離と，さらに開口できるものの痛みを伴う場合は，両者を記録する．無痛下での最大開口距離の経日的変化が，治療効果の評価に役立つ．最大開口距離が 40mm 未満の場合，術者の介助による受動的最大開口距離も測定する．

（2）エンドフィール

前述のように，患者自身で発揮する能動的開口距離と受動的開口距離の差が少なく，抵抗感が強い場合（ハードエンドフィール）は顎関節の可動性が制限されている可能性が高く，弾力性があり（ソフトエンドフィール）受動的開口距離が拡大される場合は筋の痛みにより開口が抑制されている可能性が考えられる．

（3）偏心運動量

前方滑走時に左右いずれかに偏位する，ないしは側方滑走運動時の移動量に左右差があるという場合には，下顎頭の運動制限が考えられる．この場合，歯のガイドによる影響も否定できないため，軽度の開口状態で下顎を左右側方に移動させて確認する．

（4）下顎運動経路

片側性の関節円板前方転位の場合には，転位側の下顎頭が運動制限を受ける．そのため，開閉口時に切歯点が転位側に偏位する．復位性関節円板転位では，下顎頭が関節円板後方肥厚部を乗り越える際に，クリックを発生し切歯点が正中に戻る．非復位性関節円板転位では，切歯点が偏位したまま正中に戻らないという特徴がある．

4）その他

（1）頭蓋・顔面

顔面の対称性，咬筋肥大などの形態的な面のみならず，表情も含めて観察する．筋の緊張や頭痛などの確認に加え，治療に対する理解，協力の度合いをうかがい知ることができる．また，頭部と顔面部の痛みは，原発する痛みのみならず関連痛にも注意を払う必要がある．

（2）頸部

頸部の筋には，頭部へ関連痛を生じさせるトリガーポイントが存在していることがある．僧帽筋上部のトリガーポイントは側頭部，眼窩後部への，そして胸鎖乳突筋では後頭部，側頭部への関連痛を生じさせる[2)]．

（3）姿勢

頭位が前方に突き出された頭位前方姿勢は急性外傷や，若年期からの座位時の姿勢不良などで生じる．頭位が前方に位置すると，頭部の後方回転を防ぐために，胸鎖乳突筋の走行角度に変化を生じ，緊張が亢進することとなる[3)]．

まとめ

口腔外の診察は特殊な器具を必要としない．そのため，触診時の術者の力加減など経験に左右されることが多い．したがって，訓練を積んだうえで実際の診察に臨むことが必要である．また，訴えている痛みが原発痛か関連痛かという判断も必要となる．除外診断を行ううえで考慮すべきことを念頭に置くことが重要である．

（藤澤政紀）

【Ⅲ：2.】文献
1) 矢谷博文，有馬太郎，石垣尚一，築山能大．顎関節症の診断基準(DC/TMD)：評価インストゥルメント（日本語版）．https://ubwp.buffalo.edu/rdc-tmdinternational/wp-content/uploads/sites/58/2017/01/DC-TMD-Japanese-Assessment-Instruments_2016_06_11b492.pdf
2) Travell JG, Simons DG. Myofascial pain and dysfunction. The Trigger Point Manual. Baltimore: Williams & Wilkins; 1983.
3) Pertes RA, Gross SG. Clinical management of temporomandibular disorders and orofacial pain. Chicago: Quintessennce; 1995.

3. 口腔内の診察

顎関節症の診断に際して実施される口腔内の診察は，口腔悪習癖の結果として生じる歯，歯周組織，口腔軟組織の機能的・形態的変化や，顎関節症のリスク因子となる咬合や，顎関節障害の結果として生じる下顎位の変化を見極めることが中心となる．

1）歯，歯槽骨

（1）痛み

クレンチングやグラインディングなどの異常な非機能運動により，過度な咬合力が歯，歯周組織に加わった場合，患者はしばしば「歯が浮いたような痛み，違和感」を訴えることがある．本症状は，過度な咬合力が加わったことに起因する歯根膜の一過性の炎症所見と考えられる．特に強度の睡眠時ブラキシズム（以下，ブラキシズムとする）が認められる患者では，起床後しばらく持続するこのような痛みを訴えることから，顎関節症症状へのブラキシズムの関与を判断するうえで，重要な所見のひとつになりうる．

（2）歯の咬耗

咬耗は機能運動により生じるものと非機能運動により生じるものに分けられる．機能運動により生じるものであれば，裂溝，咬合を支持する咬頭付近に生じるが，非機能運動により生じるものは，上下の歯の咬耗面同士が側方運動時に適合する．これらはブラキシズムにより生じることが多いが，ブラキシズムの自覚と咬耗の相関は非常に弱いことが知られている．また，咬耗が存在していても，その患者が現時点でブラキシズムを有しているとは限らず，咬耗の存在のみでブラキシズムの有無を判断するのは注意が必要である．

（3）歯の動揺

顎関節症の診断に際して歯の動揺を診察・検査する場合，その動揺が一次性外傷性咬合によるものか二次性のものかを診断することが重要である．過度の咬合力が一定期間加わった場合にはしばしばX線上の変化が生じる．なかでも歯根膜腔の拡大は，その典型である．

（4）歯周ポケット

過度の咬合力が歯に加わる期間が長期化することにより，歯周組織の破壊が進行し，歯周ポケットの深化が生じる．局所的な歯周ポケットの深化が，過度の咬合力によるものかを判断するためには，X線での診察・検査を併用した歯根膜腔の拡大の有無の確認が重要となる．

（5）楔状欠損

楔状欠損は，現在，過度の咬合応力が歯頸部付近に集中し，同部の歯質破折が生じて形成されるものが多いと考えられている[1]．すなわち，ブラキシズムとの関連が考えられるが，この不可逆性に生じた歯の形態変化は，現時点でのブラキシズムの有無を判断する根拠とはなりえない．

（6）骨隆起

下顎前歯部〜小臼歯部の舌側（図1）や上顎の頬側，口蓋に形成される骨隆起は，ブラキシズムなどの過度の咬合力が加わることにより生じるとの考えが支持されてきた．最近の研究でも確かに骨隆起と顎関節症との間に有意な相関が示されてはいるが，同時に他の全身的な因子との関連も示されていること[2]，その形成には遺伝的な因子が強く関連するとの報告[3]もあり，今後の研究がまたれる．

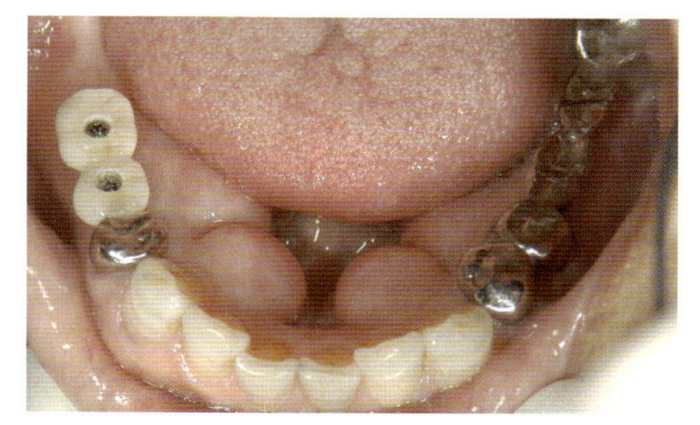

図1　下顎隆起．

2）歯列，咬合接触，下顎位

顎関節症の病因としての咬合や下顎位に関して，現時点では否定的な見解が多い．ただし，歯科治療により装着された補綴装置の咬合が過高であったり，側方運動時に強い干渉が生じるような人為的な咬合異常が顎関節症状を惹起している場合を経験することがある．したがって，中心咬合位での咬合の安定性，過剰な側方干渉の有無の確認など，通常の咬合の診察・検査は実施しなければならない．加えて，ここでは咬合に変化を生じさせる顎関節異常について説明する．

急性の関節円板前方転位，特に関節円板の後方肥厚部が閉口時の下顎窩内で下顎頭上に存在するように位置した場合や，関節円板が後方転位した場合には，下顎は下方に牽引され，患側の臼歯部開咬が生じ，咬合接触が失われる場合がある[4]．このような状態は，MR画像による関節円板位置の観察により確認が可能である．逆にリウマチ性顎関節炎などによる著明な下顎頭の吸収性変化により，下顎枝の短縮が生じた症例では，下顎の回転に伴って最後臼歯部のみの咬合接触が生じ，前歯部開咬が生じる[5]．進行性の前歯部開咬が生じている際にはX線撮影により下顎頭形態の確認を行うべきである．

3）口腔軟組織

（1）舌・頬粘膜の歯圧痕，発赤，腫脹

就寝時のブラキシズムにより，起床時の頬粘膜や舌の咬傷や血腫の形成，発赤，腫脹を生じることも臨床的に経験する．しかしながら，近年では，圧痕の形成は咬合高径や性差との関連性[6]や嚥下運動がその形成に重要な役割を果たしている[7]などの報告はあるものの，上述の非機能運動との関連性は見出されておらず，このような軟骨，軟組織の変化のみで，ブラキシズムなどの非機能運動の有無を判断すべきではない．

（窪木拓男，前川賢治）

【III：3.】文献

1)　Lyons K. Aetiology of abfraction lesions. NZ Dent J 2001; 97: 93-98.

2)　Morrison MD, Tamimi F. Oral tori are associated with local mechanical and systemic factors: a case-control study. J Oral Maxillofac Surg 2013; 71: 14-22.

3)　Yoshinaka M, Ikebe K, Furuya-Yoshinaka M, Hazeyama T, Maeda Y. Prevalence of torus palatinus among a group of Japanese elderly. J Oral Rehabil 2010; 37: 848-853.

4)　Chossegros C, Cheynet F, Guyot L, Bellot-Samson V, Blanc JL. Posterior disk displacement of the TMJ: MRI evidence in two cases. Cranio 2001; 19: 289-293.

5)　Akerman S, Kopp S, Nilner M, Petersson A, Rohlin M. Relationship between clinical and radiologic findings of the temporomandibular joint in rheumatoid arthritis. Oral Surg Oral Med Oral Pathol 1988; 66: 639-643.

6)　Takagi I, Sakurai K. Investigation of the factors related to the formation of the buccal mucosa ridging. J Oral Rehabil 2003; 30: 565-572.

7)　Piquero K, Ando T, Sakurai K. Buccal mucosa ridging and tongue indentation: incidence and associated factors. Bull Tokyo Dent Coll 1999; 40: 71-78.

4-1. 画像検査と所見

1) パノラマX線撮影法

パノラマX線撮影の原理としては断層撮影とスリット撮影を応用している．断層撮影は見たい領域（断層域）を鮮明に描出し，それ以外の構造物はボケさせることで，顎顔面解剖構造を描出している．

スリット撮影は照射野を制限することで，被曝を軽減させ，さらに散乱線の発生軽減から画質の向上を期待している．これらの原理を理解し，正しい撮影法を行うことで，画像診断能は向上する．

（1）パノラマX線撮影の実際

撮影において断層域の設定および患者頭部の固定が最も重要で，この設定不良は画像診断に大きく影響する．撮影装置は，焦点（X線管）とカセッテ（フィルムあるいはセンサー）までの距離は固定され，この両者間のどこに患者を位置づけるかで像が変化する．一般的な顎位は切端咬合位で，上顎犬歯の歯軸あるいは上顎側切歯と犬歯との間付近に，断層域の設定を行う．切端咬合位で撮影するのは，断層幅の狭い前歯部を切縁から根尖まで明瞭に描出させるのと，下顎頭と側頭骨（関節結節，関節隆起）との重複をさける手段として有効である．

断層域の設定が前方過ぎるとX線像は拡大しボケ，顎関節部が描出されないことがある．逆に，後方過ぎるとX線像は縮小しボケ，顎関節部は前後径の小さな像となる．また，頭部正中が偏位した位置付けでは，左右非対称（大きさ，ボケの程度）に描出される．断層域の設定は患者の真横の位置，顔面正中は目視などで十分に確認し，正しく描出される撮影法を実施することが重要である．

（2）パノラマ撮影の意義と鑑別診断ポイント

顎関節疾患の診断におけるパノラマX線撮影の意義は，顎関節疾患に類似した臨床症状を呈する他の鑑別疾患を除外診断（スクリーニング）することにある．

診断の手順は，歯や歯周組織を十分に観察し，上顎洞壁（下壁，後壁），上顎骨頬骨突起（頬骨後面），頬骨弓，翼口蓋窩，下顎窩，関節隆起，筋突起，下顎頭，関節結節，下顎管壁，下顎骨皮質骨，茎状突起を確認することが大切である．

上顎骨に連続する構造物の破壊は上顎骨周囲の悪性腫瘍の存在が疑われ，腫瘍性病変による運動時痛や開口障害を生じることがあり，慎重な診断が必要となる（図1）．下顎管壁の断裂，下顎骨皮質骨の連続性の消失，断裂は下顎骨の悪性腫瘍，骨髄炎，骨折などが疑われ，ときとして痛み，開口障害を併発する．筋突起の過形成は無痛性で硬性の開口障害，茎状突起の過形成は開口障害，咀嚼時痛，嚥下痛を生じることがあるが，これらはパノラマX線像でも十分に診断可能である．パノラマX線像から得られる画像診断情報は多く，初診時あるいは発症時の鑑別診断としては非常に有効であるが，ここでの診断ミスは無意味な加療を行うきっかけとなるので，十分に注意する必要がある．

（3）顎関節部の画像診断ポイント

顎関節部の解剖構造としては関節隆起，下顎窩，後突起，頬骨弓，関節結節，下顎頭，関節隙の観察が重要となる．これら構造物の皮質骨（部）の連続性を追うことが大切である．ただし，パノラマ撮影では下顎頭に対してX線が斜めに入射されるので，顎関節部に対して完全な側面像を描出しておらず，X線像で下顎頭外形の前方部は実際の下顎頭外側部を，後方部外形は内側部を，頭頂部外形は中央部を描出している[1)]．下顎枝部皮質骨のように1本の連続した不透過像にはならない．それを理解したうえで，注意深く診断する必要がある．

下顎頭，関節隆起の骨変化（皮質部の消失，不整，骨棘）は変形性顎関節症を疑う．下顎頭，関節隆起の著明な骨変化は関節リウマチや強直症を疑う．下顎頭周囲の不透過像の存在は滑膜性骨軟骨腫

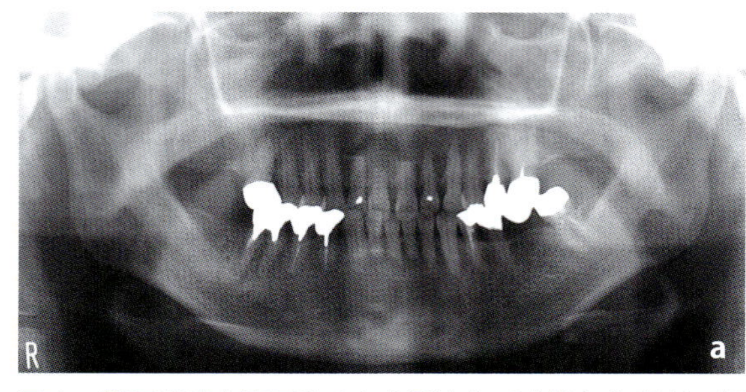

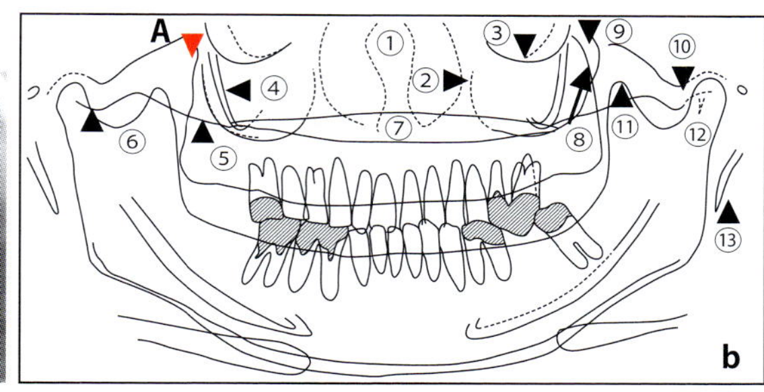

図１　開口障害と開口時痛を主訴として来院した患者の初診時パノラマＸ線像（ａ）とトレース像（ｂ）を示す．Ａ：右側翼口蓋窩が消失しており，実際には中咽頭腫瘍であった．①鼻中隔，②鼻腔壁，③眼窩壁，④上顎骨頬骨突起，⑤頬骨弓下縁，⑥関節結節，⑦鼻腔底，⑧上顎洞後壁，⑨翼口蓋窩，⑩関節隆起，⑪筋突起，⑫下顎頭，⑬茎状突起．

症，偽痛風，関節円板の石灰化を疑う．関節隙の拡張（拡大）は関節腔内の病変を示唆し，化膿性関節炎や関節腔内貯留液の存在，あるいは関節腔内の腫瘍性病変を疑う．関節隆起，下顎窩皮質部の明らかな断裂は側頭骨の破壊を意味し，頭蓋骨内への病変進展を示唆する．

2）パノラマ顎関節撮影法（４分画）

パノラマＸ線撮影装置には撮影対象別に撮影モードを搭載している機種が増えており，顎関節部のみ描出する４分画撮影モードがある．従来のパノラマＸ線撮影では下顎頭に対して斜めにＸ線が入射されているが，４分画では，下顎頭長軸に対して平行に入射されるように設計され[2,3]，顎関節部に対してほぼ側面像を描出している．

（１）顎関節４分画撮影の実際

通常のパノラマ撮影では切端咬合位で撮影するのに対し，中心咬合位と最大開口位とで撮影する．この際，事前に最大開口距離の確認をすることが重要である．

（２）４分画撮影の意義と鑑別診断ポイント

４分画を中心咬合位で撮影する意義は，下顎窩，関節隆起に対する下顎頭の前後的位置関係と上下的位置関係の確認である．前後的位置評価は下顎頭周囲の関節隙の大きさで評価可能である．また上下的位置関係は，下顎頭が前下方へ偏位し関節隙が拡張していると，関節腔内の貯留液や腫瘍性病変が疑われるので要注意である．

最大開口位で撮影する意義は，下顎頭と側頭骨との重複を避けられることから，下顎頭の骨変化の評価が通常のパノラマＸ線検査より容易になる．また，下顎頭の前方への滑走運動を評価できる．開口時に，下顎頭が関節隆起の最下点より前方に位置していれば正常な滑走運動であるが（図２），関節隆起最下点より後方に位置し，下顎窩内に下顎頭が留まっていれば，滑走運動は減少していることを意味する．最大開口距離と照合することで評価はより容易となる．

（３）顎関節部の骨変化

変形性顎関節症のＸ線像は，日本顎関節学会[4]によって下記のように提唱されている．

【骨皮質の断裂を伴う吸収性骨変化：erosion】

下顎頭表面の骨皮質が断裂し消失し（図３），骨表面が不整に見える（図４）．

【骨辺縁部の局所的不透過生検時増生：osteophyte】

下顎頭の前方ないし上方に，皮質骨を含む骨の突起を認める（図５）．

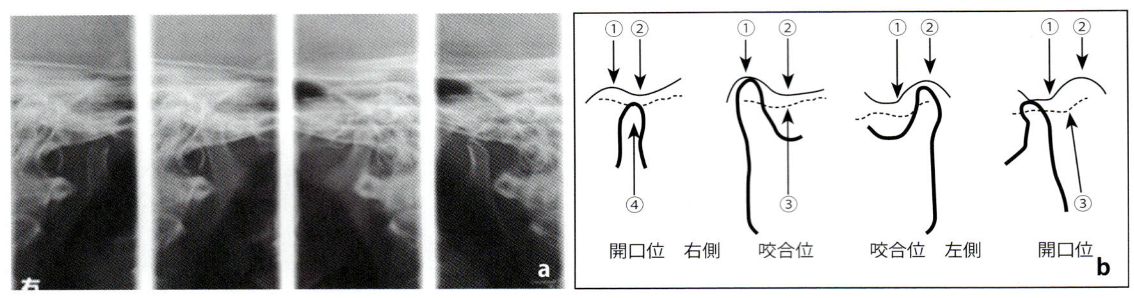

図２　両側下顎頭，関節隆起・下顎窩の皮質骨に連続性を認め，開口位下顎頭は関節隆起の最下点より前方まで滑走運動を認める．顎関節部の構造，下顎頭滑走運動ともに正常であると評価できる．b：①下顎窩，②関節隆起，③関節結節，④下顎頭．

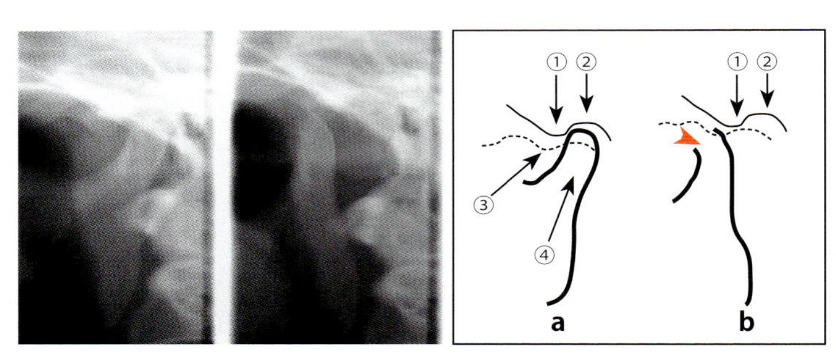

図３　a：咬合位では側頭骨の重複のため，下顎頭皮質骨の連続性の確認が困難である．b：開口位では関節隆起前方まで下顎頭は前方滑走し，頬骨弓との重複もなく，下顎頭皮質骨（部）の消失が明瞭に描出されている（赤矢頭）．

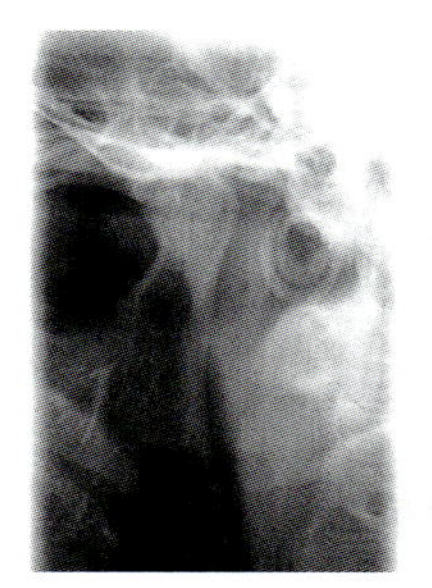
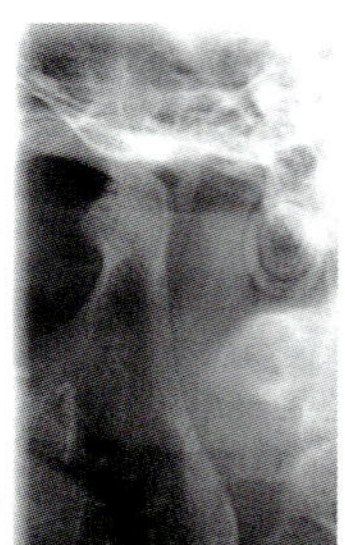
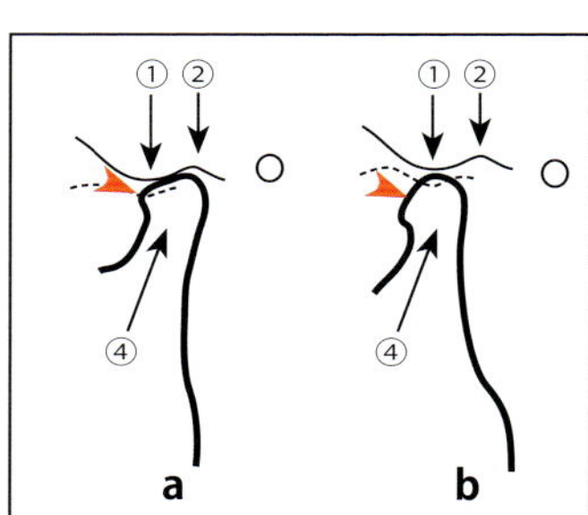

図４　a：咬合位で下顎頭は下顎窩最深部に対しやや前方に位置し，下顎頭機能面の皮質骨外形は不整，関節隆起の平坦化を認める．b：開口位で関節隆起前方直下まで下顎頭か前方滑走し，下顎頭皮質骨（部）の不整が明瞭に描出されている（赤矢頭）．

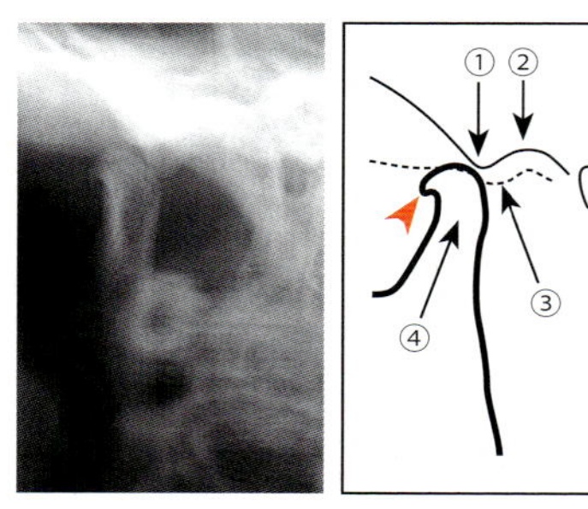

図５　開口位であるが，下顎頭は関節隆起前方まで滑走運動を認め，下顎頭機能面前方に下顎頭皮質骨と連続する突起状の骨増生を認める（赤矢頭）．

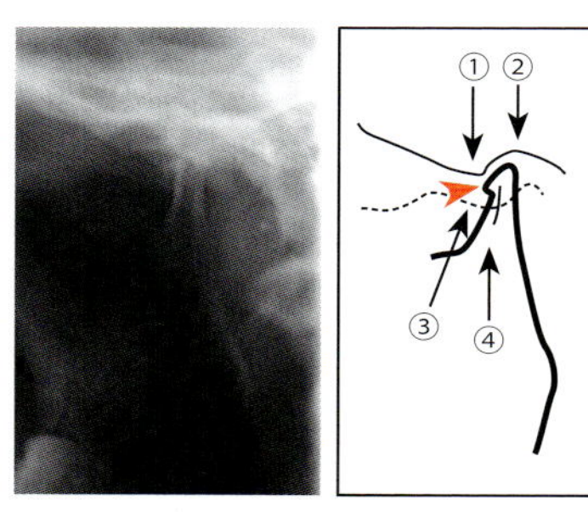

図６　咬合位であるが，下顎頭は下顎窩最深部に対しやや前方に位置し，下顎頭の前後径，上下径は短い（赤矢頭）．下顎頭外形は不明瞭な部分もあるが，皮質骨は連続している．

【吸収性変化を伴う下顎頭の縮小化：deformity】

下顎頭全体が小さく，下顎頸部を含め短縮して見える（図６）．

（小林　馨，五十嵐千浪）

【III：4-1．1)，2)】文献
1) 森田五月．回転パノラマＸ線写真による顎関節部の画像形成に関する研究．鶴見歯学 1997；23：365-376.
2) 工藤隆治，前田直樹，川口真一，竹内徹，菅原千恵子，下村学ほか．パノラマＸ線装置を利用した顎関節撮影法（第４報）顎関節側面パノラマ４分画撮影法における骨外形の出現度．歯科放射線 2000；40：237-241.
3) 荒木和之，本田和也，岡野友宏，遠藤敦，金子福和，舟橋逸雄ほか．顎関節４分割パノラマ画像による骨変化の検出：小照射野歯科用コーンビーム CT 画像を基準として．歯科放射線 2007；47：121-125.
4) 日本顎関節学会．顎関節症診療に関するガイドライン．東京：口腔保健協会；2001．6-11.

3）顎関節単純撮影法

一般的にはパノラマＸ線検査などのスクリーニング検査後，必要に応じて行われる検査である．検査の性質上，観察できる部位が異なるため，検査の目的を明らかにし，撮影を行う必要がある．また，後述する CT や歯科用 CBCT などの特殊検査と同様，被曝低減にも注意を払う必要がある．本項では，投影方向別にそれぞれ，側斜位経頭蓋法，眼窩－下顎枝方向撮影法，オトガイ下－頭頂方向撮影法について解説する（図７）．

（1）顎関節側方向撮影法

顎関節の側面像を得る撮影法で，歴史的に数多くの撮影法が考案されている．側頭骨錐体や蝶形骨などの重なりを避け，垂直的および水平的な投影角度を有する撮影法が一般的である．代表的なものとして側斜位経頭蓋撮影法（Schüller 氏変法など），側斜位経咽頭撮影法（Parma 氏変法など）等があるが，近年ではパノラマ４分割撮影で，顎関節の側方面観を評価することが一般的になりつつある．

【側斜位経頭蓋撮影法】

代表的な Schüller 氏変法は，頭部固定装置とカセッテホルダーおよび角度設定された照射筒が用いられる．そのため，ある程度の規格性と再現性を有し，顎関節規格撮影法とも呼ばれる．

F-H 平面を床と平行に設定する．Ｘ線は下顎頭の長軸に沿って入射させるため，水平的角度は後方から５～15°に設定，また反対側顎関節や側頭骨錐体，蝶形骨斜台などの重複を避けるため上方から 25～30°に設定し，反対側の側頭部から投影する（図７a）．通常は下顎の移動量の観察のため，閉口位と最大開口位で撮影が行われる．１枚のフイルムに片側顎関節２撮影，あるいは両側４撮影が投影される（図８）．

下顎頭の発育異常，腫瘍性病変，骨折，変形性顎関節症などの形態学的診断と機能的診断を併せて行うことができる．また異なる顎位の比較（咬頭嵌合位，安静位，開口位，偏心位，補綴装置などにより変化した顎位など）に用いて，下顎窩・関節隆起と下顎頭（特に外側部）の相対的な位置関係を

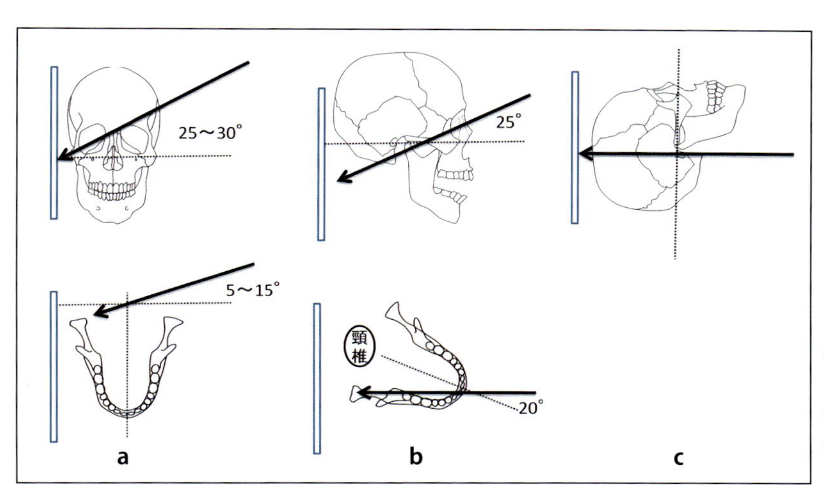

図７　顎関節単純撮影法．
矢印がＸ線主線，破線が基準平面を示す．a：側斜位経頭蓋撮影法．b：眼窩―下顎枝方向撮影法．c：オトガイ下―頭頂方向撮影法．

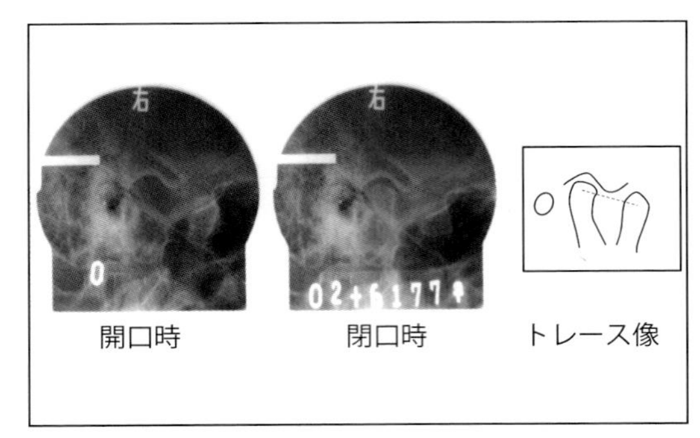

図８　側斜位経頭蓋撮影法．Ｘ線像とトレース像．通常，開閉口時を撮影する．トレースし，下顎の移動量を計測する．

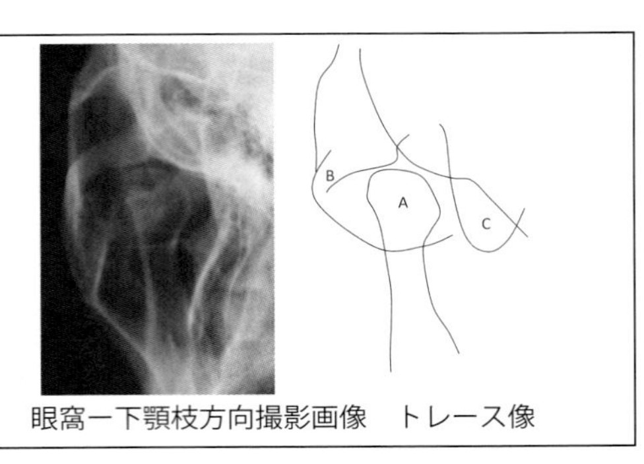

図９　眼窩－下顎枝方向撮影法．Ｘ線像とトレース像．厚い骨との重なりが少ないため，比較的明瞭な前方面観の診察・検査ができる．Ａ：下顎頭，Ｂ：頬骨弓，Ｃ：乳様突起．

診察・検査することができる．

画像の機能的評価には，２顎位でのＸ線像上の下顎頭をトレースし，下顎窩に対しての下顎頭の移動方向や移動量の計測を行う方法が用いられる．しかしながら，垂直的（上下的な）入射角をつけることや，下顎頭・下顎窩それぞれの描出される部位が同一平面上にないことなどから，正確な下顎頭と下顎窩の位置関係が再現できないといわれる．

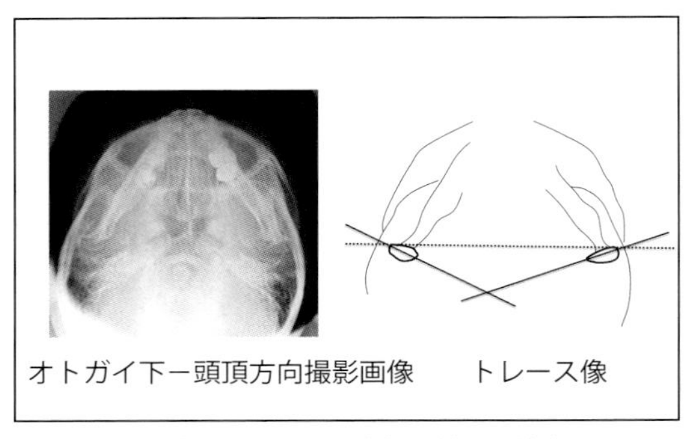

図10　オトガイ下－頭頂方向撮影法．Ｘ線像とトレース像．実線（内側極と外側極の結んだ線）が左右下顎頭の傾斜，破線が基準平面を示し，両線分の角度を計測する．

（２）前後方向撮影法

顎関節，特に下顎頭の正面像を得る撮影法で，眼窩－下顎枝方向撮影法（Grant-Lanting 法），後頭－前頭方向撮影法（後述），前頭－後頭方向撮影法がある．最近のパノラマＸ線装置には，前後方向を評価する断層撮影モードが備わっている機種もある．

【眼窩－下顎枝方向撮影法】

F-H 平面をカセッテと垂直にし，検側に頭部を約 20° 外旋させ，下顎頭の長軸をフイルムに平行にさせる．顎位は最大開口位とし，バイトブロックなどで固定してもよい．中心線は眼窩を通り，下顎頭方向に向けることで，結果的に基準平面に対し 25° 程度上方から入射される（図７b）．下顎頭正面像の形態の診察・検査に用いられ，下顎窩や関節隆起の診察・検査はできない（図９）．開口障害がある場合では，下顎頭が下顎窩を脱せず，関節隆起と下顎頭が重複してしまい，評価が困難となる．下顎頭骨折や顎関節症患者は開口障害があることが多いため，臨床的に撮影する機会は少ない．

（３）軸方向撮影法

下顎頭の軸方向からの画像が得られる．オトガイ下－頭頂方向撮影法と頭頂－オトガイ方向撮影法があり，特にオトガイ下―頭頂方向撮影が用いられる．

【オトガイ下－頭頂方向撮影法】

頭部を後方に屈曲させ，頭頂部をカセッテにつけ，可能なかぎり F-H 平面とカセッテを平行にさせる．頭部の偏位を防ぐためにセファロスタットなどを用いてもよい．中心線はカセッテに垂直に投影する（図７c）．下顎頭の長軸傾斜角度や左右の対称性，上顎骨に対する下顎骨の相対的位置関係の診察・検査に用いられる．また頬骨弓，頭蓋底の診察・検査に用いることもある（図 10）．

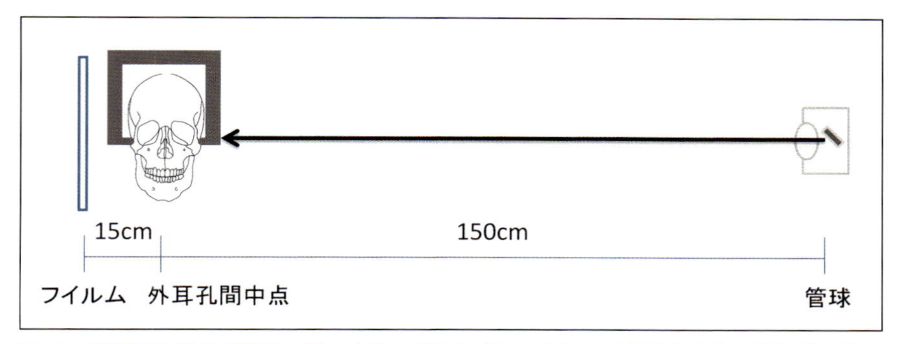

図 11　頭部Ｘ線規格撮影法．図のように規格化することにより経時的変化の評価が可能となる．管球，イヤーロッド中点，フイルムまでの距離をさらに長くし，より鮮明な画像で評価を行う施設もあるが，基本的には拡大率は 1.1 倍になるよう設定される．

4）頭部Ｘ線規格撮影法

頭部の正面像および側面像を得る撮影法で，焦点－被写体間距離および被写体－フイルム間距離を一定にすることにより，同じ幾何学的条件で撮影できるよう規格化されている．すなわち一定の倍率で画像の拡大がなされ，同一患者での経時変化の観察に有効である．通常，歯科矯正治療など顎顔面の成長予測や形態異常の診察・検査ならびに経時変化の観察に用いられる．本項では，側面像および正面像の頭部Ｘ線規格撮影法の解説をする．

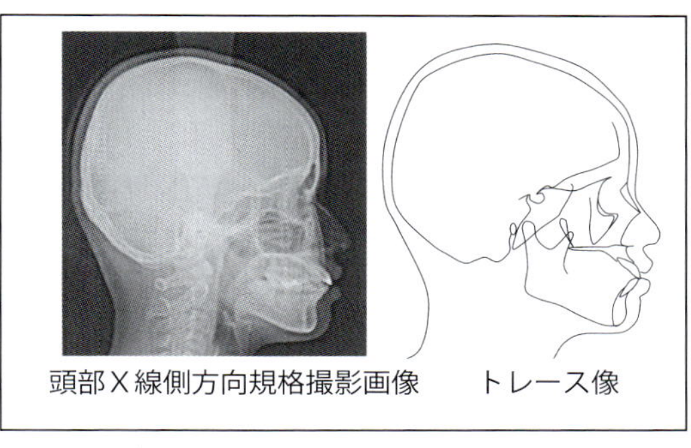

図 12　側方向規格撮影法．Ｘ線像とトレース像．一般的にはポリゴン図表を用いたセファロ分析に用いられる．

①側方向規格撮影法

両側外耳孔にイヤーロッドを挿入し，頭部を固定する．床を F-H 平面と平行，正中矢状面をフイルムと平行に設定し，咬頭嵌合位にて撮影を行う．中心線はイヤーロッドの中央に設定する（図 11）．

歯科矯正治療の術前・術後の分析，補綴学的分析，顎変形症などの外科処置の術前診察・検査など，トレース像から線分・角度分析を行い，ポリゴン図表にて結果の分析が行われる．両側顎関節は完全に重複し，また側頭骨の錐体の重なりもあるため，おおよその位置や形態の評価しかできない（図 12）．

矯正治療分野では，顔面側貌軟組織のプロフィールの描出も重要視される．以前は，この目的のためアルミフィルタなどを用いたが，近年のデジタルＸ線システムの発達により，軟骨，軟組織も硬組織と同様に，容易かつ明瞭に描出できるようになった．

②後頭－前頭方向規格撮影法

フイルム側に顔を向け，側方向撮影と同じく，セファロスタッドを用いてイヤーロッドで頭部を固定後，F-H 平面を床と平行にし，顎位は咬頭嵌合位とする．側方向撮影と同条件で，中心線を左右イヤーロッドの中点と正中矢状面の交点に向け撮影を行う．顔面骨格の左右のバランス，ランドマークの形態学的分析や，トレース上での位置分析・線分分析が行われる．顎関節については，下顎頭の大きさや対称性などの評価が行われるが，関節隆起との重なりのため詳細な情報は得られない．

5）Ｘ線断層撮影法

単純Ｘ線撮影は重積像を得るが，断層撮影法は画像の重積を防ぎ，被写体のある特定の深さの層のＸ線像を分別・画像化する方法である．Ｘ線管球とフイルムを対向させた状態で，ある共通の運動中心をもたせ，同期的かつ等速度で互いに運動させ撮影を行う．その結果，運動中心の部分のみが画像として描出される．顎関節の形態の把握には歪みが少ないスパイラル軌道や，ハイポサイクロイダル軌道が用いられる．パノラマX線撮影も断層撮影の一種で，多機能断層モードにより，多目的の断層画像を得ることができる機能が備わった機種もある．

下顎頭の側面像（矢状断像）を得る場合，事前の軸方向撮影で得られた個々の下顎頭長軸角（前述），あるいは平均的角度（15°）にあわせ頭部を傾斜させ，断層角度を設定する．頭部の固定には断層撮影用の固定器具が用いられる．フイルムカセッテは2mm，5層の合計10mmで，通常2回の撮影（計20mm）によって，内側極から外側極までの下顎頭全域の断層像が得られる．

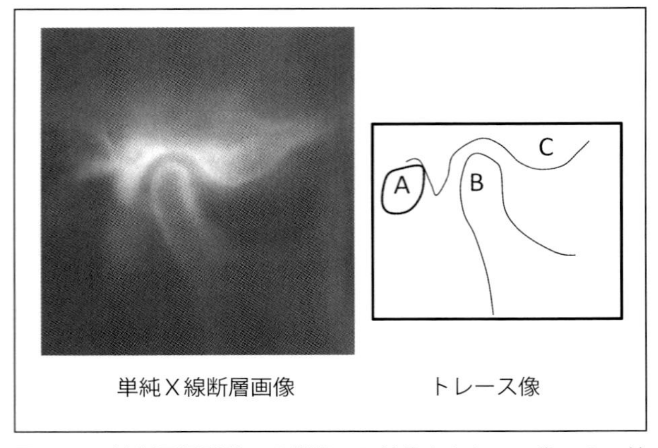

図13　X線断層撮影法．正常像．X線像とトレース像．A：外耳孔，B：下顎頭，C：関節隆起．複数の断層面を観察し，評価する必要がある．関節腔造影を応用することで，関節円板の位置や穿孔など位置を特定できる．

顎関節の骨形態や，内部の構造，下顎頭と下顎窩の位置関係などの診断に用いられる（図13）．関節腔造影を併用することで，関節円板の位置の診察・検査にも用いられる．近年，CTや歯科用CBCTの広がりにより断層撮影の機会はほとんどなくなった．

6）コンピュータ断層撮影（CT）

CTとはX線束を多方向から照射し，透過したX線の強さを検出器で測定しデータを処理し，断層像を作成する装置である．CTの開発から40年経つが，コンピュータ技術の進歩により，現在ではMR画像と並び，最も精度の高い画像診断装置として位置づけられる．X線検査の被曝線量は常に意識すべきことであることには変わりはないが，マルチディテクターCT（MDCT）や歯科用CBCTの発達・改良により被曝の低減が可能となった．顎関節の診断においても，スクリーニング検査を除くとMR画像やCTなどの検査が次いで行われ，前項までの単純X線検査や断層撮影などの頻度は減ってきている．本項では，医科用CTと歯科用CBCTについて解説する．

①医科用CT

医科用CTはコンベンショナルスキャンCTからヘリカルスキャンCT，そしてMDCTへと進化を遂げた．現在広く用いられているMDCTは，X線検出器が複数設置され，最大320列の検出器を有する機種もある．このような多数の検出器を有するMDCTは，特に心臓外科分野などで用いられる．検出器が多列かつらせん状スキャンであり，広範囲を一気に撮像できるというメリットに加え，細かいvoxelによる精細なvolume dataの収集，被曝の低減が可能となっている．また，軟骨，軟組織の評価や造影検査を応用することで，全身のさまざまな部位，疾患に応用されている．

voxelとはCTデータにおける最小単位で，pixelに奥行きを加え3次元化したものである．voxelはさいころ，pixelはさいころのあるひとつの面の関係にあたる．voxelを多数積み上げると大きなブロックの固まりとなる．これらをvolume dataという．volume dataの任意の層（スライス幅）を選んで，そこに積み上げられたvoxelの平均濃度が，スライス画像のひとつのpixelとして表示される（図14）．

顎関節の診断では特に骨の形態の評価に用いられる．また広範囲の撮像に優れることから，顎顔面全体の形態的評価や顎骨の病変，外傷の診察・検査に用いられる．軟骨，軟組織の情報も得られるが，

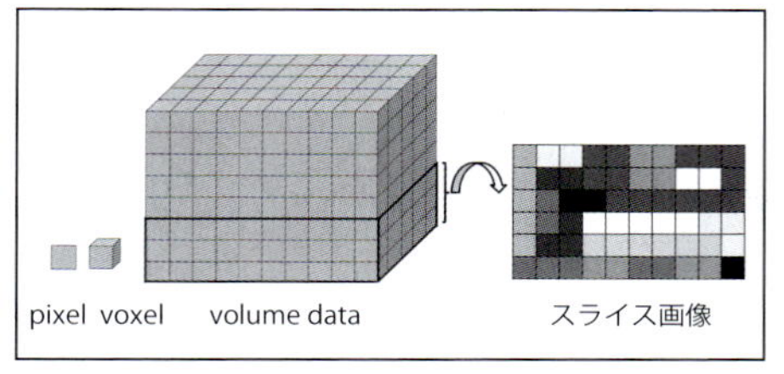

図 14　pixel，voxel，volume data の基本．pixel は単なる平面であるが，voxel はさらに奥行きを有する直方体である．voxel がたくさん集まったものを volume data とよび，CT では撮像範囲の volume data を得ることができる．任意の数層（スライス幅）を選択し，そこに積み上げられた voxel の濃度の平均を平面に表示したものがスライス画像である．multi-planar reconstruction では，volume data を任意の角度で階段状にスライスする．

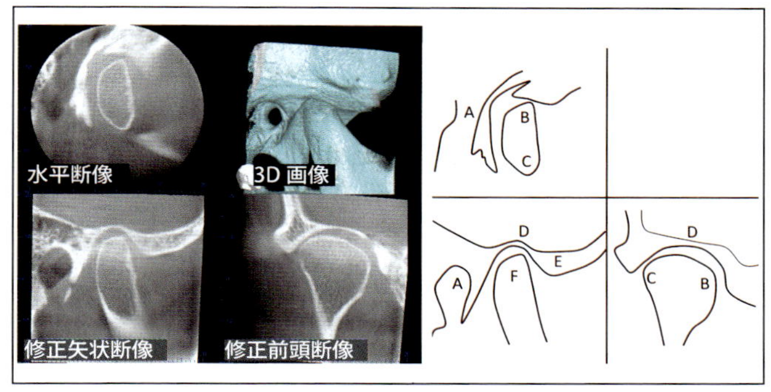

図 15　歯科用 CBCT 画像　正常像（スライス画像，volume rendering 3D 画像およびトレース像）．A：外耳孔，B：下顎頭内側極，C：下顎頭外側極，D：下顎窩，E：関節隆起，F：下顎頭．通常はスライス画像を連続的に評価するが，3D 画像は全体の印象を大まかに評価できる．

組織分解能が低いことから，関節円板などの評価には MR 画像が用いられる．微細な骨変形の検出能は高く，正診率は 0.8 を超える．

②歯科用コーンビーム CT（歯科用 CBCT）

扇状の X 線ビームを用いる医科用 CT とは異なり，棒状の X 線ビームを用いて，1 回転で撮像域の volume data を得る機器である．歯科用 CBCT の開発から 10 年余りで，撮像域の拡大や検出器の改良，パノラマ複合機の開発などにより，現在は国内の多施設で導入されている．

医科用 CT と比較し，voxel サイズが小さいことから，より細かな硬組織の変化を検出できる．また一般に医科用 CT よりも金属アーチファクトの影響が少ない．その一方で，軟骨，軟組織のコントラスト分解能が低いため，軟骨，軟組織疾患の診断には用いられない．また，CT 値が得られないという欠点もある．被曝量は撮像範囲の大きさに依存するため，顎関節や歯牙など限られた範囲を見たいのであれば，可及的に小さい撮像域を選択する．顎関節では，医科用 CT と同様に硬組織の診断には最も適した撮像法で，細かい骨梁構造も明瞭に描出される．関節円板は全く描出できない．

③ CT による顎関節の評価

前項の断層撮影法に類似するが，一般にスライス画像を用いて評価を行う．CT スライス画像を評価することは重積像よりも経験が必要とされる．顎関節においては，volume data から画像再構成し，一般には水平断像，修正矢状断像（下顎頭短軸に平行），修正前頭断像（下顎頭長軸に平行）を用いる．下顎頭，下顎窩・関節隆起の表面・形態，内部の骨梁構造および周囲骨組織の異常などを評価する（図 15）．場合によっては，角度を変え評価する必要がある．一断面では捕捉できなかった異常も，異なる断面では容易にみつけられることもあるため，画像を連続的に評価することが大切である．また，volume data の特性から，surface rendering や volume rendering により 3 次元画像を作製し，評価を行うことも可能である．基本的にはもっぱら硬組織の評価に用いるが，造影検査を応用することで顎関節での診断の幅は大きく広がる．

（本田和也，松本邦史）

【III：4-1．3）～6)】文献

1）　Larheim TA. Current trends in temporomandibular joint imaging. Oral Surg Oral Med Oral Pathol Oral Radiol Endod 1995; 80: 555-576.
2）　日本顎関節学会編．顎関節診療に関するガイドライン　第 1 版．東京：口腔保健協会；2001.
3）　中村實．歯・顎顔面検査法．東京：医療科学社；2002.
4）　White MC, Pharoah MJ. Oral Radiology. Principles and Interpretation, 6th ed. St. Louis: Mosby Elsevier; 2009.
5）　松本邦史，本田和也．歯科臨床における画像診断の最前線　歯科用コーンビーム CT による顎関節診断．東京歯医師会誌 2010；58：371-379.

7）磁気共鳴撮像法（MR 画像）

MR 画像は，組織分解能が高いため円板障害（図 16 ～ 19）を含む軟組織異常の診断に適している．硬組織は MR 画像上では信号を有さないことから質的評価ができないとされるが，顎関節骨構成体部周囲の組織の信号強度が高いことから骨変化についても，X 線断層撮影と同程度の検出力を有する．このことから MR 画像は，顎関節症の画像診断に最も適した検査である．

また，joint effusion（図 18），浮腫や骨壊死といった下顎頭骨髄変化（図 21）を診断できる唯一の方法が，MR 画像である．MR 画像は，検査に際し，電離放射線被曝がない利点を有する．しかし磁気を利用した検査であるため，安全面および画像を作成する面で注意しなければならない事項がある．

安全面では，脳内のクリップや心臓のペースメーカーを有する患者は絶対禁忌である（近年，クリップが非磁性体で作られているので，治療を受けた施設より，磁性体のクリップであるか否かの確認をとることが望ましい）．他の体内金属や，刺青による火傷も考慮すべきである．また，鉄などの磁性体からなる酸素ボンベなど，緊急用の医療器材も MR 画像装置に強くひきつけられることから，患者

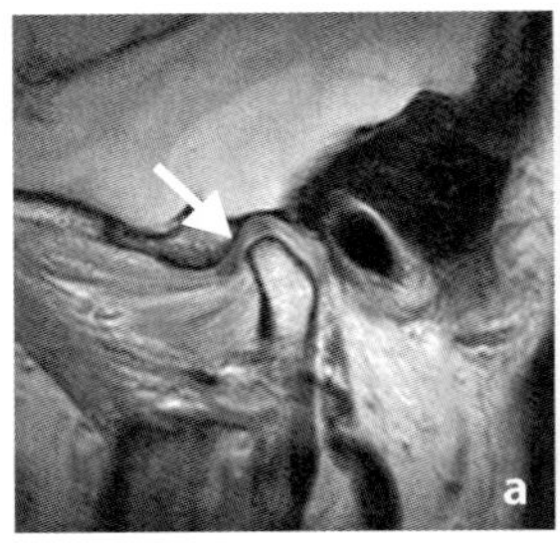

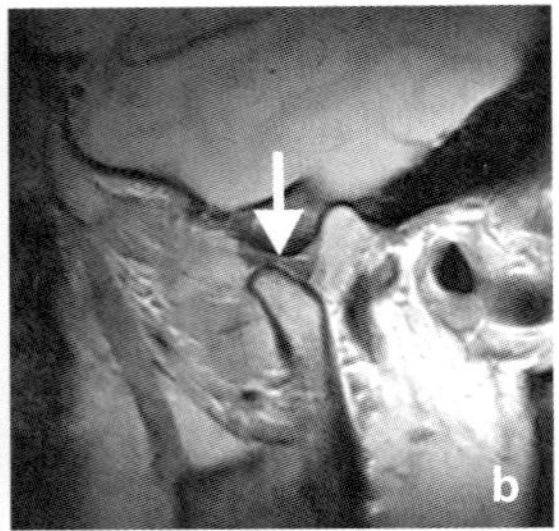

図 16　関節円板正常位置．矢状断プロトン密度強調画像において，閉口時（a），開口時（b）ともに下顎頭と側頭骨関節隆起の間に関節円板（白矢印）が認められる．また，開口時に下顎頭は関節隆起の直下まで移動している（b）．

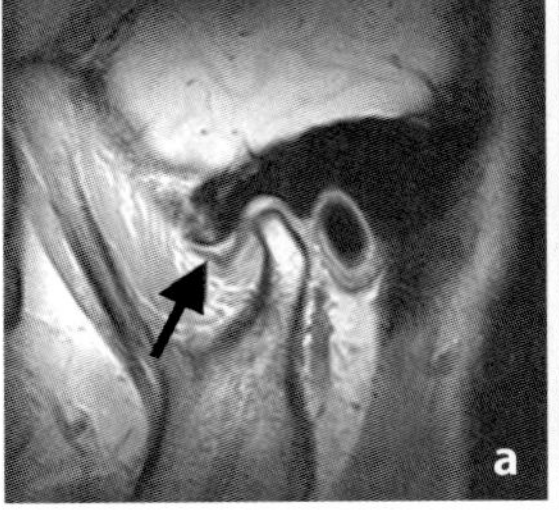

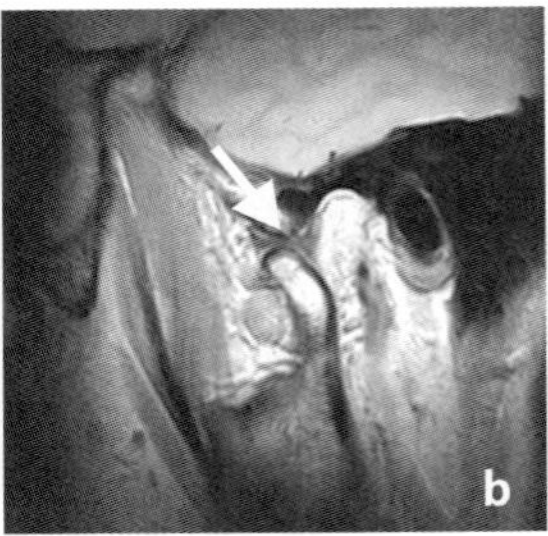

図 17　復位性関節円板前方転位．矢状断プロトン密度強調画像において，閉口時（a）に下顎頭の前方に位置している関節円板（黒矢印）は，開口時（b）では下顎頭の上方に位置している．

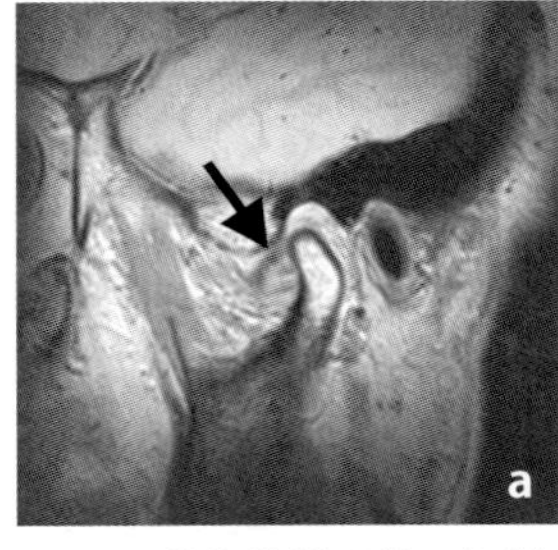

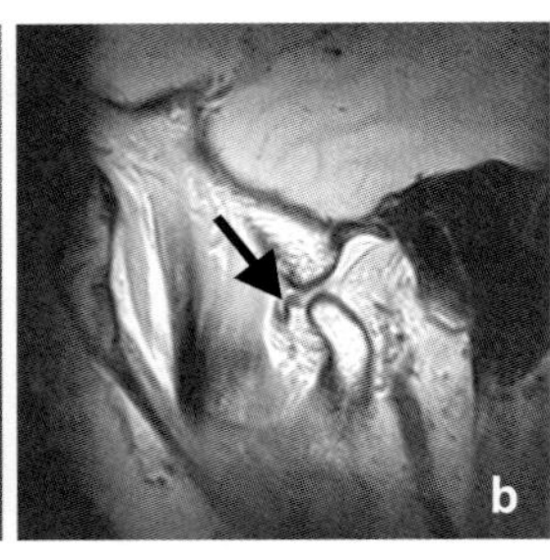

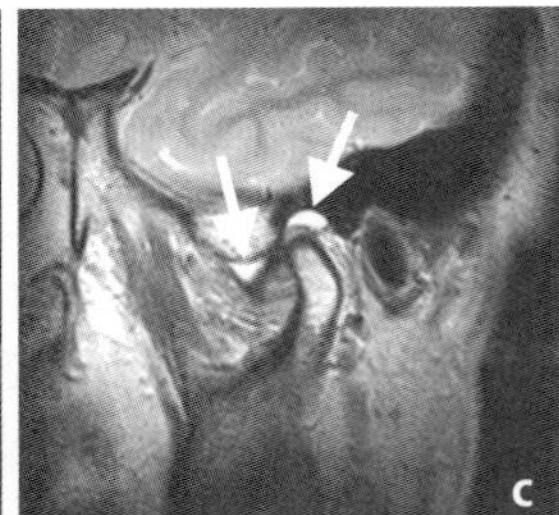

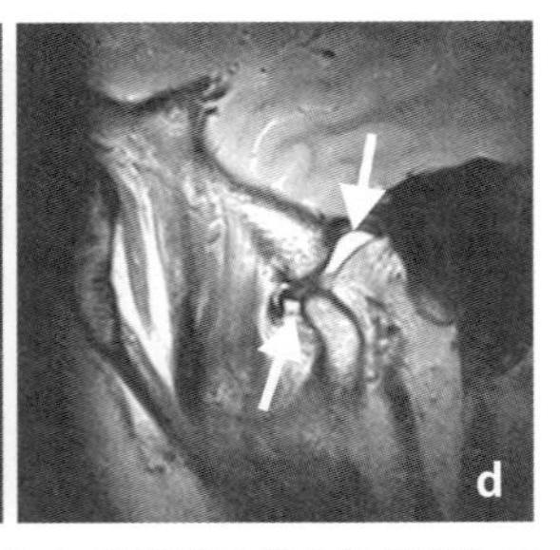

図 18　非復位性関節円板前方転位．矢状断プロトン密度強調画像において，閉口時（a）に下顎頭の前方に位置している関節円板（黒矢印）は，開口時（b）にも下顎頭の前方に位置して認められる．また，T2 強調画像の閉口時（c）において上関節腔相当部に高信号領域（白矢印）として，開口時（d）においては上下関節腔相当部に高信号領域（白矢印）として，joint effusion が認められる．

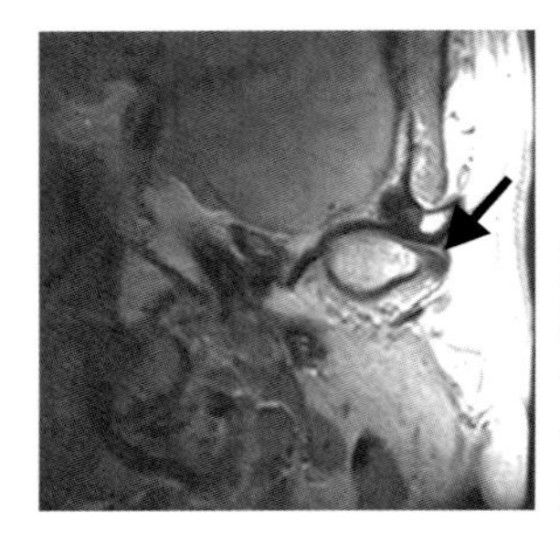

図 19　関節円板外方転位．冠状断プロトン密度強調画像において，左側下顎頭外側極の外側に関節円板（黒矢印）が転位している．

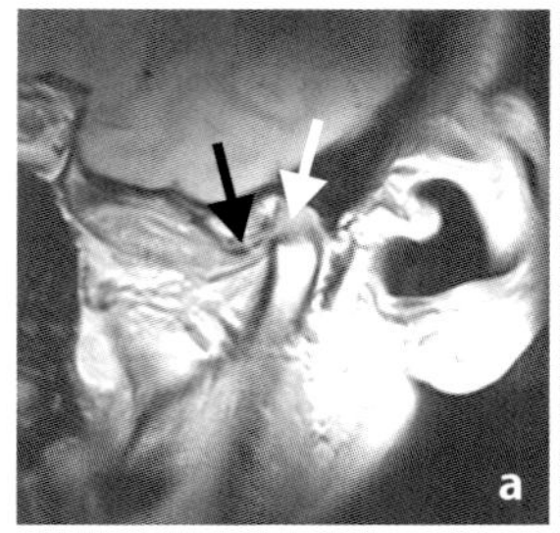

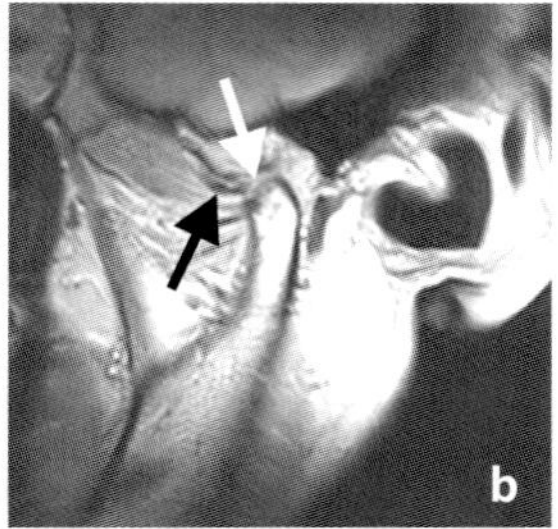

図 20　変形性顎関節症（erosion）．矢状断プロトン密度強調画像において，下顎頭頭頂に骨の断裂である erosion が認められる（白矢印）．また，閉口時（a），開口時（b）において関節円板（黒矢印）は下顎頭の前方に位置し，非復位性関節円板前方転位を示す．

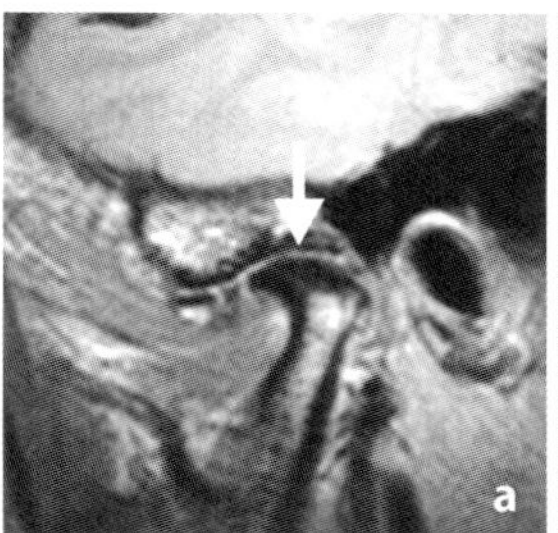

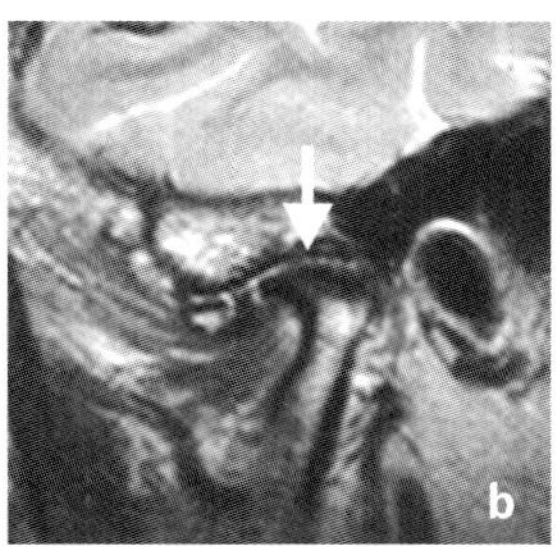

図 21　下顎頭骨髄変化．下顎頭頭頂部の骨髄（白矢印）が矢状断プロトン密度強調画像（a）において低信号，T2 強調画像（b）においても低信号を示しており，下顎頭骨髄変化が疑われる．

に障害を与える（現在では，MR 検査用の緊急用の医療器材が利用されている施設も多い）．画像の作成に関しては，コバルト，ニッケル，鉄などの磁性体からなる歯科用金属のアーチファクトによる画像の歪みを考慮しなくてはならない．

顎関節症の画像検査の目的は通常，顎関節症を引き起こす原因となっている異常所見を検出し，治療に有効に利用できる情報を得ることにある．しかし場合によっては，画像検査を行わないことが最適な判断となることが指摘されている．この背景には円板転位が，無症状の関節に約 30% 認められるように，症状の有無にかかわらず，同様の所見を呈することがあることが挙げられる．また，顎関節症は self-limiting であり，病態はある程度まで悪化するものの，おのずと改善されるとされる．以下，代表的な MR 画像所見と顎関節症症状との関連について述べる．

（1）関節円板転位

顎関節症では，大きく分けて円板が前方へ転位することが多い（図 17，18）．前方方向のなかでは前外方が最も多く，側方（外方，内方）（図 19）や後方への転位は頻度が低い．閉口時では，円板の転位の有無および方向を，また開口時では復位の有無を診断する（図 16 ～ 18）．開口時に下顎頭と関節隆起の間に円板が存在するとき，復位を伴う円板転位，あるいは復位性円板転位と診断される（図 17）．

開口時に関節円板が正常の位置関係とならないものは，復位を伴わない円板転位，あるいは非復位性円板転位と診断される（図 18）．臨床的に関節音の出現に続き開口障害を呈する状態では，通常，非復位性円板転位を示すことが多い（図 18）．

円板転位は，顎関節症患者の約 80％に認められる一方で，無症状者にも約 30％に認められるとされる．しかし，無症状者の転位の多くが部分的な転位であるのに比べ，顎関節症患者の転位状態は重篤な傾向であるという報告がある．

（2）変形性顎関節症

日本顎関節学会のガイドラインでは，変形性顎関節症の下顎頭の所見として骨辺縁部の局所的不透過性増加 osteophyte，骨皮質の断裂を伴う吸収性骨変化 erosion（図 20），および吸収性変化を伴う下顎頭の縮小化 deformity を呈するものを示している．変形性顎関節症は顎関節症のひとつの型とされ，他関節同様，顎関節の退行性変化として位置づけられている．変形性顎関節症は顎関節痛と関連があるとされてきたが，無症状の患者に骨変化の所見が認められていることから，両者の関連については議論があるが，痛みとの関連を示唆する報告が多い．骨変化の所見がリモデリングなのか，退行性変化なのかという議論も含まれる．

変形性顎関節症は，長期にわたる非復位性円板転位と密接に関連している（図20）．このことから，円板位置正常関節に骨変化がみられた際は，変形性顎関節症ではなくリウマチ性関節炎やその類縁疾患などを疑うべきである．

（3）joint effusion

T2強調画像は，水が高信号すなわち白く描出される性質がある．関節液の異常集積が，T2強調像において均一な高信号所見として認められ，これを他の関節同様，joint effusionと呼ぶ（図20）．joint effusionは顎関節痛と関連するが，否定的な報告もある[1-3]．joint effusionが非復位性円板転位例において痛みと関連する報告や，また縦断的検討で痛みと関連するという報告があり，joint effusionが顎関節痛と一般的には関連するとされる．

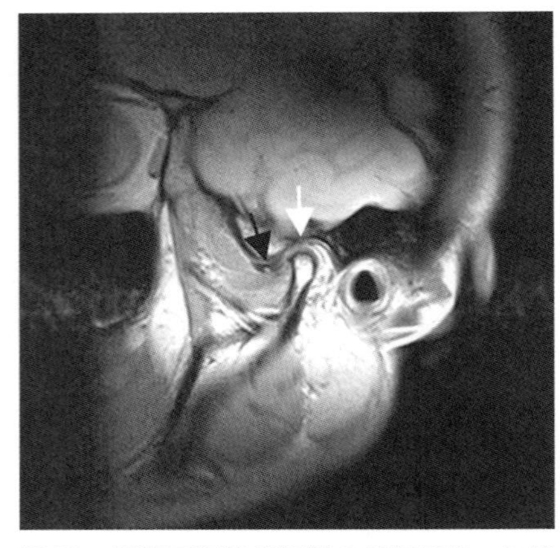

図22　関節円板後部組織の低信号像．矢状断プロトン密度強調画像において，前方転位した関節円板（黒矢印）の後方の円板後部組織の上方（白矢印）に低信号所見が認められる．

（4）下顎頭骨髄変化

MR画像による骨髄の異常所見は，大腿骨頭等で報告されていた．Larheimほか[1,3]は，3種類の骨髄のMR画像所見（正常，浮腫，骨壊死）と病理組織学的所見とを対応させ，下顎頭骨髄変化（図21）の存在を病理組織学的に証明した．その後，下顎頭骨髄変化と顎関節痛との関連が報告されている．

また，下顎頭骨髄変化を伴ったほとんどの関節が，非復位性円板転位であることが報告されている．下顎頭骨髄変化については未解明な部分が多く，臨床的意義および治療の必要性を検討するために，縦断的な検討が待たれる．

（5）偽円板と関節円板後部組織の低信号

“偽円板”は長期にわたる円板転位により円板後部組織が線維化を生じリモデリングを起こした状態であることが示唆されている．一方，後部組織の低信号（プロトン密度またはT1強調画像）（図22）は，“偽円板”と呼ばれてきた．しかし，この低信号と痛みの消失の変化との関連は証明されていない．

また，組織学的な検討では，低信号部に有意に線維化を示す所見はみられないという報告があり[3]，偽円板の画像診断学的根拠は明らかにされていない．

（佐野　司，井本研一）

【III：4-1．7)】文献

1）Westesson P, Yamamoto M, Sano T, Okano T（分担執筆）. Temporomandibular joint. Som PM, Curtin HD, eds. Head and Neck Imaging, 5th ed. St. Louis: Mosby-Year book, Inc; 2012.
2）Peters RA, Gross SG 編著．杉崎正志，木野孔司，小林馨監訳．TMDと口腔顔面痛の臨床管理（Clinical Management of Temporomandibular Disorders and Orofacial pain）．東京：クインテッセンス出版；1997.
3）Sano T, Yamamoto M, Okano T. Temporomandibular joint: MR imaging. Neuroimaging Clin N Am 2003; 13: 583-595.

8）造影法

造影検査は造影剤（陰性造影剤，陽性造影剤）を用いる．顎関節造影法には単一造影検査と二重造影検査とがある．単一造影は上下関節腔内に陽性造影剤（ヨード系製剤）のみを注入しX線検査を行う．二重造影は，上下関節腔内に陽性造影剤と陰性造影剤（空気）とを注入し，X線検査を行う．造影検査は関節腔内に経皮的に穿刺を行うので，外科的侵襲を伴う検査法である．

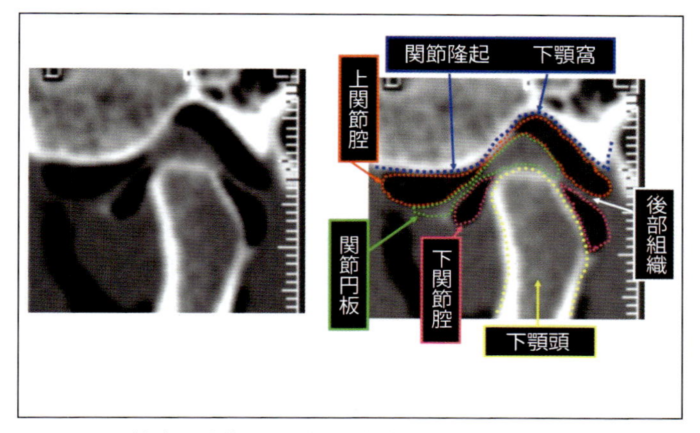

図 23　顎関節腔二重造影 CT 像．硬組織は高密度像（白）で描出されるので，トレース像では関節隆起，下顎窩を青線，下顎頭を黄色線で表示している．関節隆起直下と下顎頭の前後に黒い領域を認め，陰性造影剤である空気が存在し，同部が上関節腔（赤線）と下関節腔（ピンク線）である．その関節腔に挟まれるように低密度像（軟組織像）を認め，緑線で囲んだ部分が関節円板である．後方部分の上関節腔と下関節腔の間に一層の軟組織像が後部組織に相当する．関節円板の位置は正常であるが，後方肥厚部の肥厚がみられる．

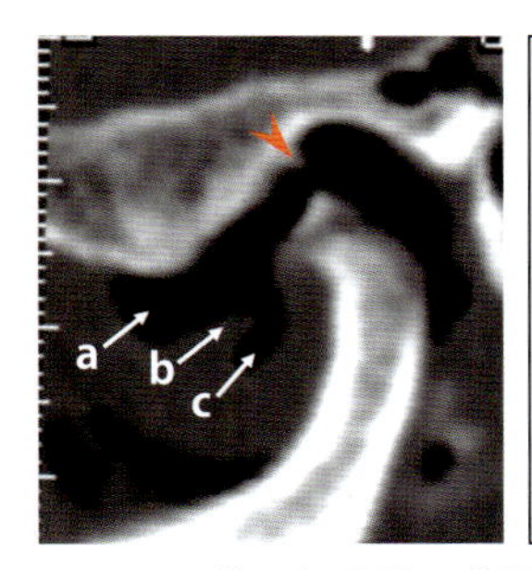

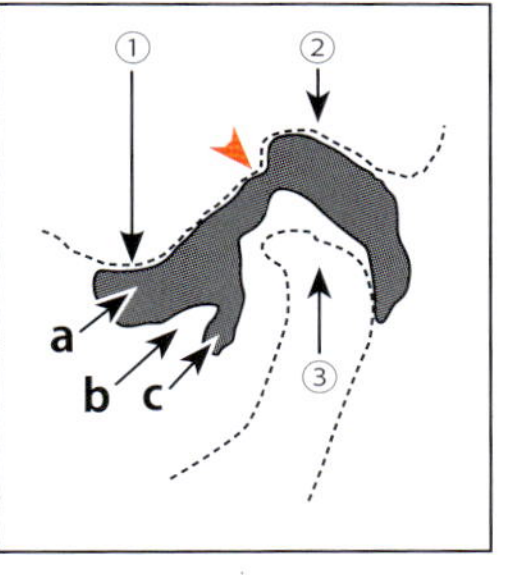

図 24　関節円板穿孔．①関節隆起，②下顎窩，③下顎頭，a：上関節腔，b：関節円板前方肥厚部，c：下関節腔．上関節腔と下関節腔内に透過像（空気）を認める．上下関節腔は一体化し，関節円板の断裂を認め，円板穿孔と診断できる．関節隆起後斜面に突起状の骨増生が疑われる（赤矢頭）．

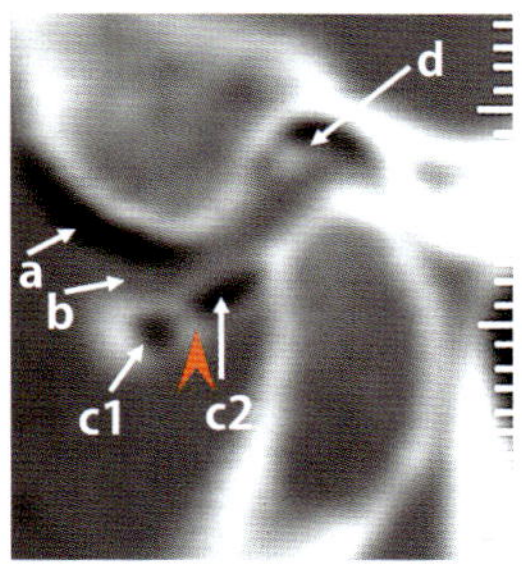

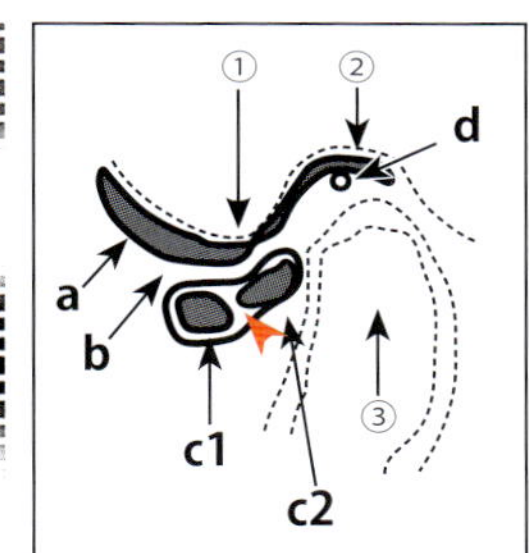

図 25　関節腔内癒着．①関節隆起，②下顎窩，③下顎頭，a：上関節腔，b：関節円板前方肥厚部，c1，2：下関節腔，d：カニューレ針．上関節腔内に透過像（空気）を認める．下関節腔内は 2 つの透過像に分離され，その間に線状の不透過像（赤矢頭）を認め，下関節腔内の癒着と診断できる．

（1）造影検査の適応

単一造影では，咬合位で関節円板の位置（転位の有無）と関節円板の形態，開口位では関節円板の位置，復位の有無，関節円板・後部組織穿孔が診断できる．顎関節症で円板転位が疑われる症例が適応である．二重造影では，関節円板の位置，関節円板の形態，関節腔内の線維性病変（癒着，穿孔）や腫瘍性病変の有無が診断できる．顎関節症でも長期間に渡る開口障害で，関節腔内の癒着が疑われる症例や関節円板・後部組織穿孔[1]，滑膜性骨軟骨腫症が疑われる症例が適応となる．

（2）造影検査の実際[2]

顎関節部の消毒をし，解剖学的指標をマーキングし，浸潤麻酔を行う．下関節腔内に穿刺する．穿刺部位は皮膚面にほぼ直角に刺入し，下顎頭に触知し，パンピングが行えれば穿刺は終了し，そこへ陽性造影剤を注入する．患者へ開口してもらい，上関節腔内に穿刺する．下関節腔刺入部位の 2 mm

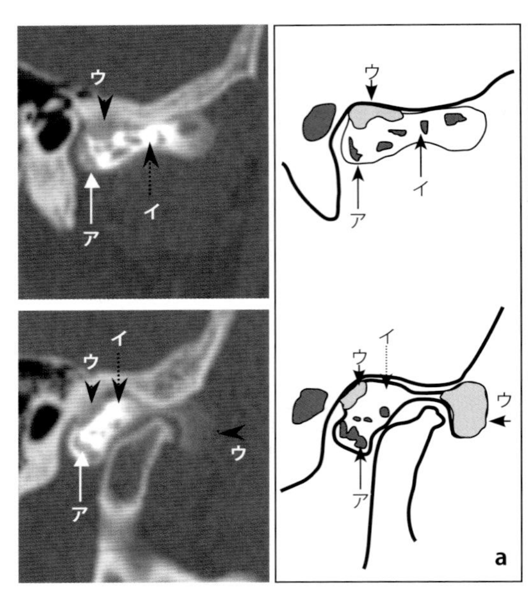

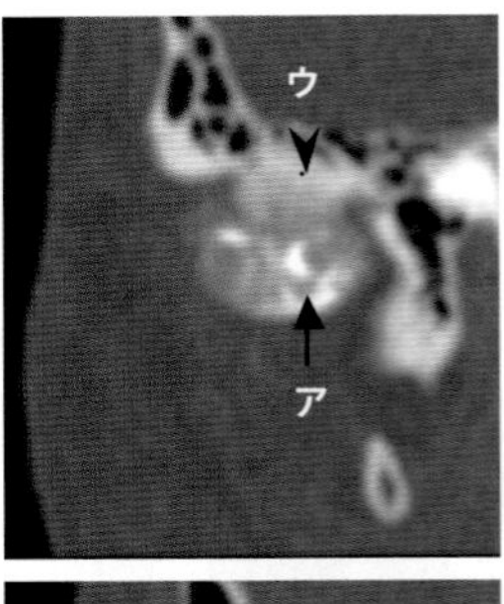

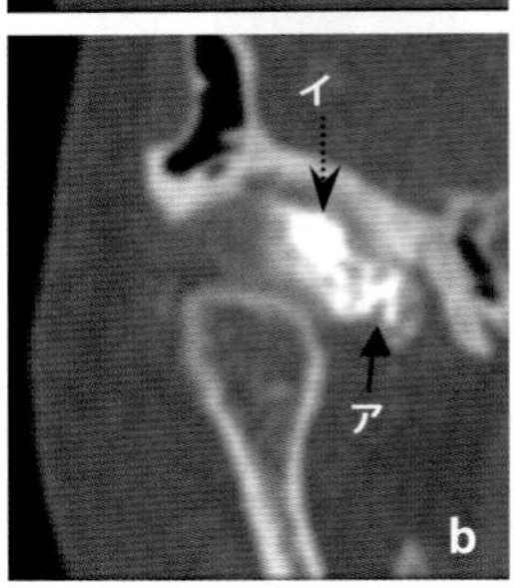

図 26　滑膜性骨軟骨腫症．ア：増生した滑膜，イ：造影性を示す関節腔内，ウ：陰影欠損像（軟骨瘤）．
a：矢状断像．上関節腔内は不均一な造影像を示す（イ）．内部には造影されない粒状の構造物の散在を認める（ア）．下顎窩直下に境界不明瞭な造影像（ウ）を認める．また，下顎頭前方に不均一な造影像を認める（ウ）．
b：冠状断像．上関節腔内後方と内方に不均一な造影像を認める（ア）．

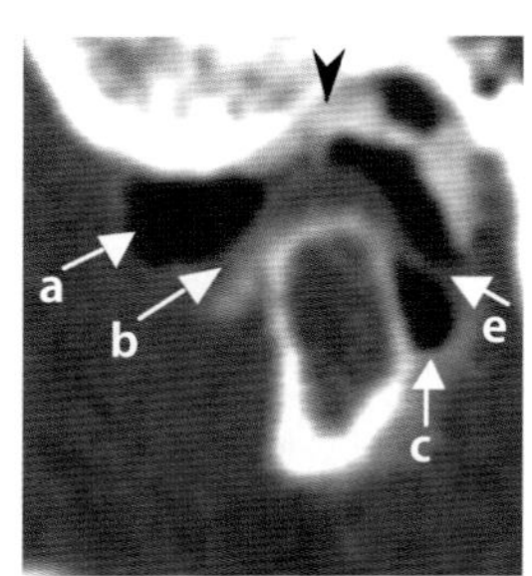

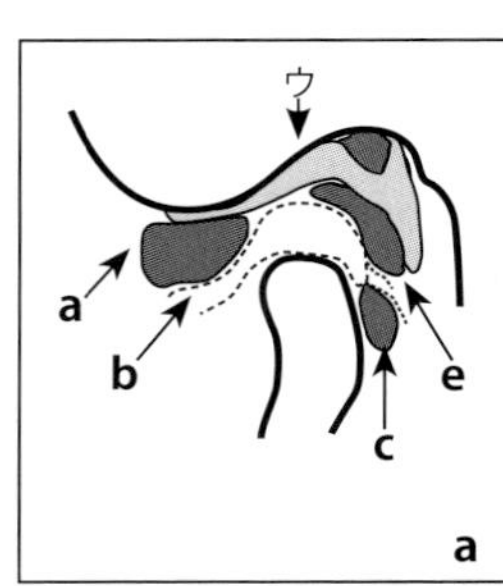

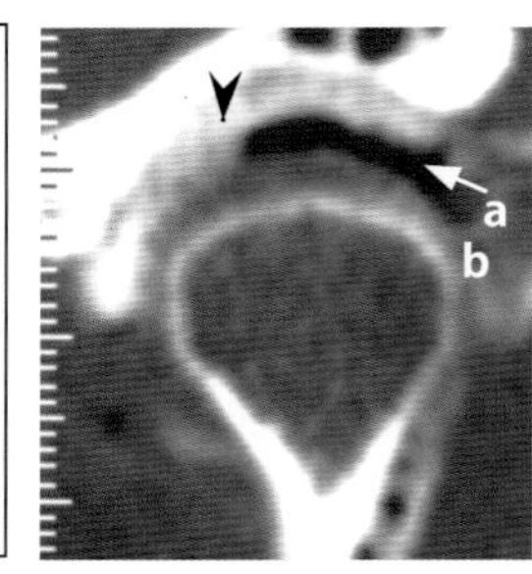

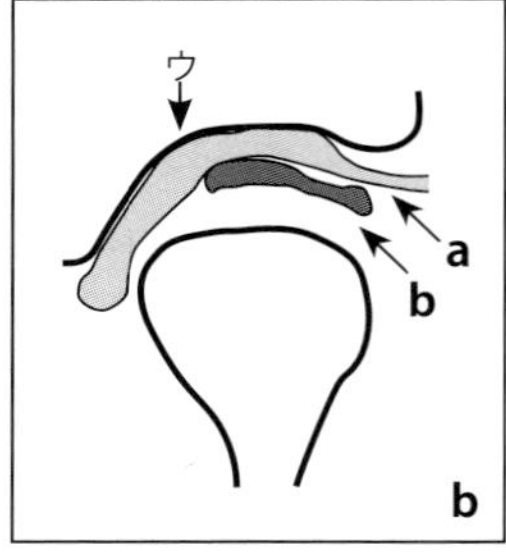

図 27　滑膜性骨軟骨腫症．a：矢状断像．上関節腔内には透過像（空気）を認めるが，関節隆起から下顎窩直下に辺縁不整な造影像（ウ）を認め，関節円板（b）は下顎頭頭頂に位置し，転位していない．b：冠状断像．上関節腔内内方に辺縁不整な造影像（ウ）を認めるが，軟骨瘤は確認できない．

程度前方で，下顎窩最深部に向けて刺入し，パンピングが行えれば上関節腔内への刺入は終了する．陽性造影剤を注入後，陽性造影剤を吸引，CT 撮影する場合はアーチファクト減少のために，生理食塩水でパンピングした後に陰性造影剤である空気を注入する．断層X撮影を行う場合は，生理食塩水によるパンピングは行わない．

（3）顎関節腔二重造影像の解釈

上下関節腔内に注入された造影剤を吸引するが，関節腔を形成している滑膜に陽性造影剤が付着し，一層の不透過像を示す．その後注入する陰性造影剤である空気は透過像を示す．上下関節腔に挟まれた軟組織像が関節円板や後部組織に相当する．関節腔内を造影し，二次的に関節円板などの軟骨，軟組織を描出している（図 23）．

9）シンチグラフィ

非密封放射性同位元素を用いる検査法である．放射性医薬品を静脈内注射し，代謝や機能を評価する．空間分解能が低く，形態学的な診断は不向きで，他の検査法との併用が必須である．顎関節疾患では骨シンチグラフィと腫瘍シンチグラフィが適応となる．内部被曝，全身被曝を伴う検査であり，適応例は限られる．

【シンチグラフィの適応】

骨シンチグラフィは骨塩の変動が数％ほどの異常を検出することができ，感度の高い検査法であるが，反面特異度は低くなる．用いるのは 99mTc 標識リン酸化合物で，骨吸収と骨添加の盛んな骨異代謝回転の更新している部位に集積する，骨転移，悪性腫瘍，骨髄炎と変形性顎関節症が適応となり，集積像を示す[3]．

10）超音波検査

高い周波数の超音波を利用し断層画像が得られる．診断目的は軟骨，軟組織疾患であり，顎関節疾患では適応が限られる．

【超音波検査の適応】

顎関節部の腫脹があり，顎関節部の腫瘤性病変が疑われる場合が適応である．顎関節症の診断[4]や顎運動評価の手法として研究はされているが[5]，一般臨床応用には不向きである．

（小林　馨，五十嵐千浪）

【III：4-1．8）～10）】文献

1） 小林馨，山本昭．顎関節内相のＸ線写真診断—顎関節腔二重造影断層撮影による診断と骨変化・下顎頭位置との関係—．歯科ジャーナル 1989；29：411-428．
2） 小林馨．顎関節腔造影法の要点—上下顎関節腔二重造影法を中心に—．顎関節セミナー実行委員会編．［臨床マニュアル］顎関節腔穿刺法の実際とその応用．東京：顎関節セミナー実行委員会；1994．40-47．
3） 土持眞，金子昌幸．3 章 Ｘ線撮影法と画像検査．11．核医学検査．3．シンチグラフィ．古本啓一，岡野友宏，小林馨編．歯科放射線学（第４版）．東京：医歯薬出版；2008．157-162．
4） 柏原広美．超音波断層画像検査による顎関節内障の診断に関する研究．鶴見歯学 2000；26：143-154．
5） 小林繁，伊東励，高田英幸，新井秋晴，大塚倉太，白谷元治ほか．顎関節頭の超音波断層撮影法．九州歯学誌 1988；42：301-305．
6） 林孝文，伊藤寿介，松下健，小林富貴子，野村修一．10MH ｚ高分解能探触子による顎関節内障の超音波診断．日顎誌 1995；7：317-327．
7） 柏原広美．超音波断層画像検査による顎関節内障の診断に関する研究．鶴見歯学 2000；26：143-154．

4-2．血液検査と所見

1）血液検査と鑑別すべき疾患

（1）慢性関節リウマチ
（2）リウマチ因子陰性脊椎関節症（SNSA），強直性脊椎炎（AS），乾癬性関節炎，Crohn 病に伴う関節炎，反応性関節炎（Reiter 症候群）などがある．
（3）痛風
（4）偽痛風
（5）化膿性顎関節炎

（1）慢性関節リウマチ

①リウマチ因子（RF）

正常値は 15mg/dL 以下．正常人でも１～５％で陽性，リウマチの患者でも５％は陰性である．リウマチ因子が陽性に出ない場合もある．RF とリウマチの重症度は比例する．数値が高いほど重症になりやすく，関節の変形が進みやすい傾向がある．薬が効いてくるとこの数値も下がってくる．

②抗 CCP 抗体

抗 CCP 抗体は，今までのリウマチ因子検査より，はるかに鋭敏で正確にリウマチの発症を予測できる．早期リウマチに対する診断確定度も高く，他の検査でリウマチかどうか診断がつかない場合や，

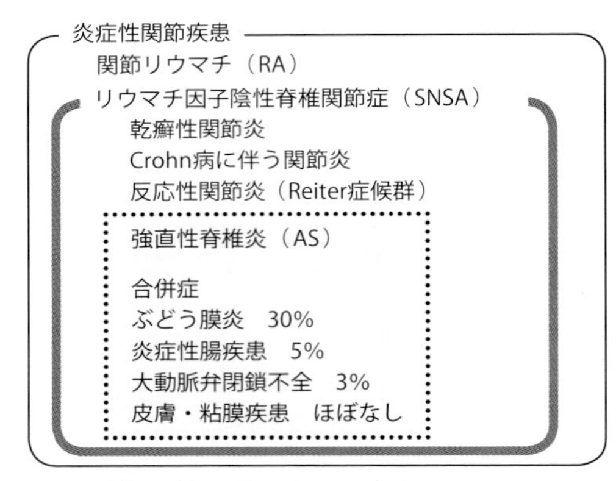

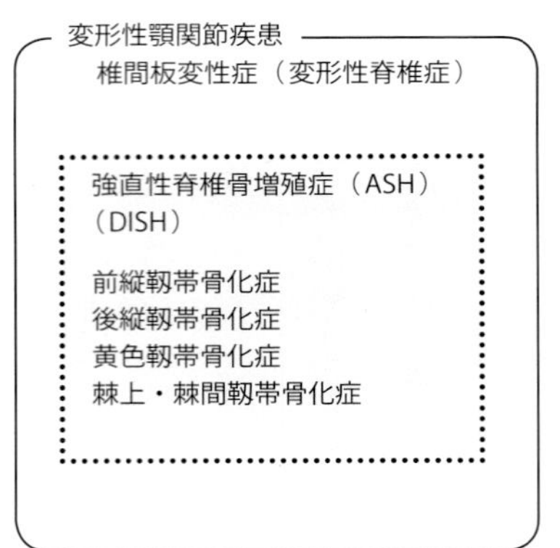

図１　鑑別が必要なリウマチ疾患.
SNSA は，①全身の靭帯付着部に炎症が生じる，②脊椎炎や仙腸関節炎，四肢関節炎を伴う，③関節外症状で，ブドウ膜炎や皮膚疾患，腸疾患を併発する，④家族内発生や HLA-B27 陽性率が高いことが多い（B27 関連疾患とも呼ばれる），⑤血液炎症反応としての血沈や CRP が亢進することが多い，以上の特徴をもち，血清リウマチ反応が陰性である疾患群をいう.

現時点でリウマチ診断基準に満たない症状の患者でも，この抗 CCP 抗体で陽性であれば，リウマチであるという可能性は高くなる.

（２）リウマチ因子陰性脊椎関節症（SNSA）

強直性脊椎炎(AS), 乾癬性関節炎, Crohn 病に伴う関節炎, 反応性関節炎(Reiter 症候群)などがある. RF 陰性であるのが特徴である（図１）.

（３）痛風

①血清尿酸値

高尿酸血症かどうかの検査で 7 mg/dL 超で高尿酸血症の治療対象となり，9 mg/dL 超で痛風発作の危険度が高まる．痛風発作（急性痛風関節炎）の時期には一過性の血沈（ESR）亢進，CRP 陽性，白血球数（WBC）増加が起こり，炎症が収まるにつれて正常化する.

②尿酸クリアランス

尿酸が増える原因を調べる検査で，尿酸クリアランス検査は，尿中の尿酸濃度を測って尿酸排泄能力を調べ，痛風の型が尿酸過産生型か尿酸排泄低下型かを区別する検査である.

（４）偽痛風

滑液中のピロリン酸カルシウム（CPPD）の結晶を証明することで診断される.

（５）化膿性顎関節炎

『第 IV 章 ２．１）-（３）②感染性顎関節炎』の項目を参照.

（久保田英朗）

【III：4-2.】文献

1）福田眞輔．強直性脊椎炎．井上一，金田清志，富田勝郎，林浩一郎，平澤泰介，松崎昭夫ほか編．新 図説臨床整形外科講座第 11 巻　リウマチとその周辺疾患．第１版．東京：メジカルビュー社；1994．174-183.
2）Muhammad Asim Khan. HLA-B27 と強直性脊椎炎の原因．浦野房三監修．田島彰子訳．The Facts Ankylosing Spondylitis（強直性脊椎炎）．第１版．東京：藤美社；2008．81-93.
3）Dougados M, Van Der Linden S, Juhlin R, Huitfeldt B, Amor B, Calin A, et al. The European spondylarthropathy study group preliminary criteria for the classification of spondylarthropathy. Arthritis and Rheumatisn 1991; 34: 1218-1227.

4-3．顎口腔機能検査と所見

1）顎機能検査

下顎運動は下顎骨体の立体的運動であるので，計測点の違いによって検査結果が異なってくる．一般的には，下顎頭点や切歯点での運動を測定して分析される．機能評価として咀嚼運動・習慣性開閉口運動路，能力評価として限界運動がある．

（1）下顎切歯点での解析

①咀嚼運動

主に咀嚼運動経路の前頭面投影像を用いて，再現性やパターン分析が行われている．健常者では運動路の再現性がよく，Normal type のパターンを示すが，顎関節症患者では再現性に劣り[1]，Normal type は少なくなる．

②習慣性開閉口運動

主に習慣性開閉口運動路の前頭面投影像を用いて，正中線よりの偏位の有無や速度が分析されている．健常者では正中線からの偏位はほとんど認められず，一定速度で行われるが，顎関節症患者では偏位が認められ，また，速度も一定でないことが多い．

③限界運動

顎関節症患者に多く認められる開口障害や，運動障害の程度や部位の診断に適している．特に，側方限界開口運動路の前頭面投影像を用いて，運動域の大きさ，対称性，再現性，滑らかさが分析されている[2]．健常者では正中線に対して対称で，経路の再現性がよく滑らかである．顎関節症患者では，最大開口距離の減少と変曲点の上方偏位による全運動範囲の減少が認められる．さらに片側性の顎関節症患者では，非患側変曲点の著しい上方偏位や最大開口位の患側偏位により，非対称となる（図１）．

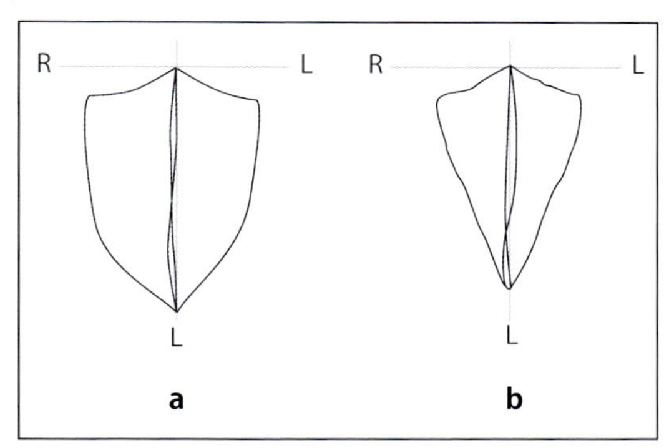

図１　切歯点における限界運動路の前頭面投影像．
a：健常者．b：顎関節症患者（文献３より改変引用）．

（2）下顎頭点での解析

下顎運動のより詳細な解析ができるとともに，顎関節の動態も検査可能となる．日本顎関節学会の顎関節症に関するガイドラインでは，クリック症例においては発生部位と程度を同定できると記されている．しかし，下顎頭点は切歯点に比べて運動が小さいため，運動の変化を反映し難く，注意を要する．

2）筋機能検査

（1）筋電図

筋電図では咀嚼時の咬筋のEMGを観察し，活動期と非活動期を一周期として，連続した複数の周期の規則性（リズム）を，変動係数を用いて分析する咀嚼リズムの解析が行われる．健常者では変動が少なく規則性に優れているが，顎関節症患者では規則性に劣ることが報告されている[4]．また左右の筋活動の協調性（非対称性指数：AI）を，左右の筋活動量の積分差を求めて分析を行う．健常者では対称を示す０に近い値を示す．さらにブラキシズムやクレンチングの有無を知る客観的な指標として，EMGパワースペクトルやサイレントピリオドの分析が用いられているが，基準値として確立しているとはいい難い．

（2）筋血流検査

咀嚼筋の血流量ならびに酸素飽和度を計測し，筋組織の酸素消費量を観察する方法である．筋の痛みや疲労が生じると酸素消費が亢進することから，疼痛メカニズムの解明や悪習癖の程度を把握するひとつの指標として用いられる．

3）咬合接触・咬合力検査

健常者の咬頭嵌合位における咬合接触点数，咬合接触面積，咬合力の前後的，左右的分布には規則性があり，その位置は習慣性閉口終末位やタッピングポイント終末位と一致している．それに対し顎関節症患者では，咬合接触点数，咬合接触面積，咬合力の歯列上分布が前後的，左右的に不均衡である症例が多く報告されている（図２）．さらに，咬合接触部位，咬合接触面積，咬合力は，健常者より少ないことも特徴とされる[5]．咬合接触の異常部位に注目すると，大臼歯部に早期接触が存在した症例が多く，咬合接触の異常部位と症状側との比較では，片側に圧痛を有した症例の 70％以上で咬合接触の異常部位と症例側が同側に存在している[6]．

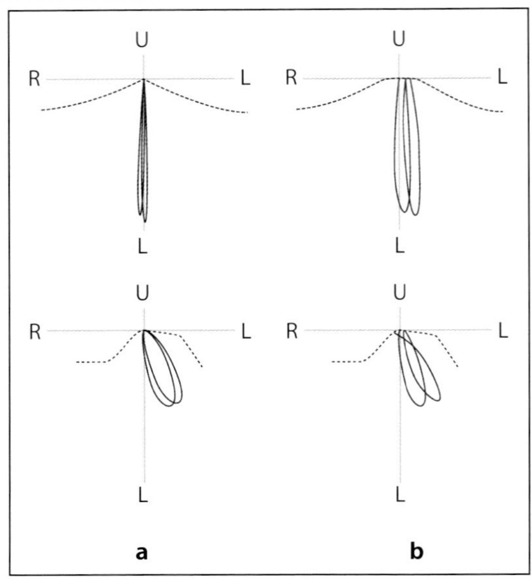

図２　切歯点における習慣性開閉運動路の前頭面，矢状面投影像．a：健常者．b：顎関節症患者（文献３より改変引用）．

（小川　匠，井川知子）

【III：4-3.】文献
1）志賀博，小林義典．咀嚼運動の分析による咀嚼機能の客観的評価に関する研究．補綴誌 1990；34：1112-1126.
2）古屋良一，三浦宏之．顎機能異常の検査，診断法としての下顎運動解析法の臨床的アプローチ．下顎運動機能と EMG 論文集．1983．135-138.
3）福島俊士，古屋良一，平井敏博．臨床咬合学．東京：医歯薬出版；1992.
4）森谷良彦，祇園自信仁．咀嚼リズム分析と健常機能者および顎機能障害者咀嚼リズムの概要．石岡靖，小林義典，長谷川成男編．顎口腔機能分析の基礎とその応用—ME 機器をいかに臨床に活かすか．東京：デンタルダイヤモンド；1991．364-371.
5）服部佳功，佐藤智明，渡辺誠．咬みしめ時の歯列における咬合力分布．顎機能誌 1996；2：111-117.
6）平松伸一，渡辺誠，許重人，稲井哲司，佐藤郁夫，佐々木啓一ほか．顎関節症の発症に関与する咬合因子に関する臨床的研究．補綴誌 1998；42：686-696.

4-4. 関節鏡検査

近代医学における関節鏡の開発は，東京逓信病院の故渡辺正毅博士によりなされ，1950 年代に世界に先駆けて膝関節鏡が実用化された[1,2]．

顎関節の関節鏡は大西正俊により，渡辺式 24 号小口径関節鏡（オリンパスセルフォスコープ）を用いて 1975 年に報告された[3]．関節鏡は当初，診断的機器として開発されたが，さらに内視鏡手術としても進歩を遂げ，低侵襲外科の発展につながっている（図 1）．

1）関節鏡検査の意義と特性

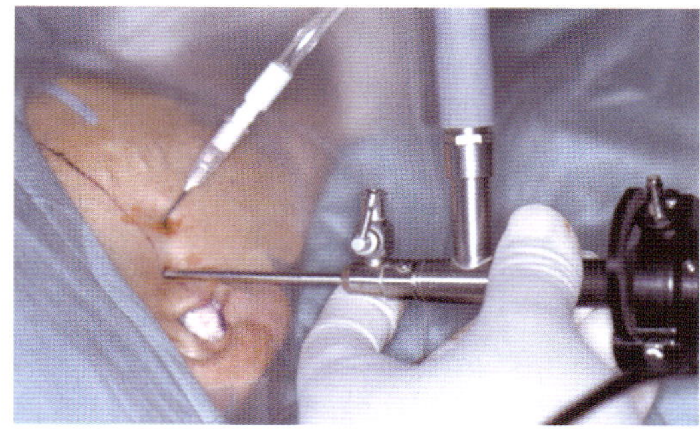
図１　顎関節鏡を行っているところ（全身麻酔下）．

①関節鏡は，顎関節内の詳細な病態を直視できる反面，画像診断のように顎関節の全体像を評価するには適していない．診断に際しては，画像診断と組み合わせる補助診断として，または外科的治療を前提にした高度の病態診断としての位置づけが必要である．

②実施には穿刺が必要な侵襲的検査である．通常は後方外側から穿刺するため，関節腔の外側の観察には限界がある．所見は拡大され強調されるため，解釈には過大な評価は慎むべきである．

③観察した病態は画像として記録・保存が可能で，ただちに患者とその家族に説明できるので，病態の理解に有用である．

④有視下に生検による病理組織検査が行え，関節鏡所見の裏づけ評価が行える．

⑤小口径の関節鏡であれば，外来あるいは日帰り手術（処置）として，同時に関節腔洗浄療法が行える．パンピングまたは洗浄療法は盲目的操作だが，確実な洗浄療法の信頼性が高い．

⑥関節鏡手術に際しては，単一穿刺による剝離授動術を行うのか，複数穿刺による術式を選択するのか，有用な情報を得ることになる．

2）顎関節症の鑑別診断

鑑別診断は病歴採取と診察に加え，必要な画像診断（CT 像，MR 画像ほか）によりおおむね可能であるが，関節鏡所見は関節腔内病変の確定に有用である．滑膜性骨軟骨種症，結晶性関節炎や，まれではあるが vino-nodular synovitis の診断に決定的役割を果たす．

一方で，顎関節症の類似症状を呈する関節外の疾患（たとえば開口障害を呈する腫瘍病変や咀嚼筋腱・腱膜過形成症など）の鑑別には適当でない．

3）顎関節症の病態診断

①関節鏡検査の診断特異性と精度

高い診断特異性と低い診断精度が特徴である[4,5]．円板穿孔と癒着病変について高い特異性をみるが，診断精度は低く，得られた所見のみでは偽陰性とするリスクがある．滑膜炎についても高い診断特異性がある．円板転位については関節鏡診断より MR 画像診断が有用である．

②関節内病変の診断・評価

関節鏡検査により顎関節症に滑膜炎，癒着，初期の退行変性である軟骨軟化症などの病態所見が明らかになった[6]．これらの病変は単独で観察されるものではなく，同一関節腔内に合併して観察される[6,7]．滑膜炎は主に円板後部組織を覆う上関節腔後方滑膜間腔に，癒着病変は前方滑膜間腔の内外側的に中央部から外側に多く観察され，軟骨軟化病変は関節隆起関節面にみられる．これら各々の所見を総合的に評価して，関節内病態を評価する必要がある．

ⅰ）滑膜炎（図２，表１）

滑膜炎の関節鏡所見の組織学的特異性，診断精度についてはいずれも 0.9 前後の高い信頼性が確認されている[8,9]．関節鏡での滑膜炎所見と顎関節痛には，相関がみられる[10]．関節鏡での滑膜炎の診断については偽陽性となるリスクがあり，Gynther ほかにより，組織所見に関する

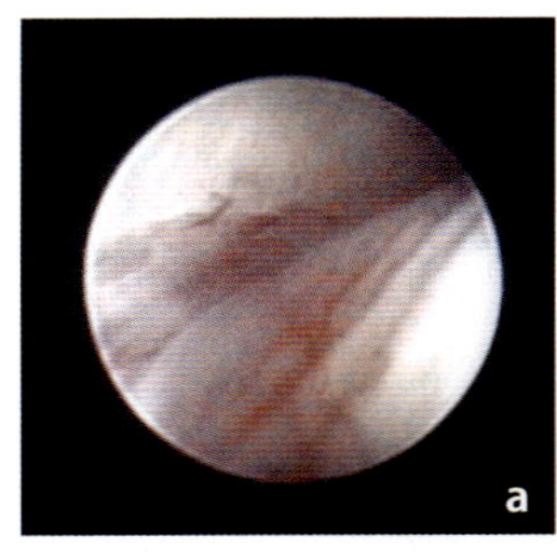

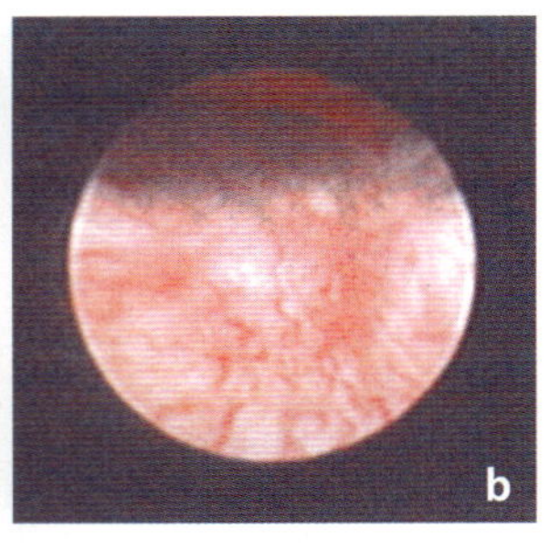

図2　滑膜炎を示す関節鏡視像.
a：軽度に該当，b：中等度から強度の所見.

表1　Holmlundほか[9]による滑膜炎の関節鏡所見の分類.

病期	所見
0：正常	全体に蒼白く，網状の滑膜小血管網が透き通ってみえる
1：軽度	局所的に浮腫と脈管の充血がある
2：中等度から強度	脈管の充血が全体的に拡がり滑膜の増生が観察される

grading systemが提唱されている[11]. 関節鏡所見で中等度以上の滑膜炎が，組織学的にも炎症所見を反映している.

ii）軟骨軟化症

退行変性の初期の所見で，Quinnにより，膝関節での所見を参考に4期（関節面の軟化，膨化，線維化，そして軟骨下骨露出）に分類されている（図3）[12]. 関節鏡での軟骨軟化症の程度と組織（化学的）退行変性の間には相関がある[14].

iii）癒着病変（図4）

開口障害のある関節円板の復位しない前方転位例，いわゆるクローズドロック症例においてしばしば前方滑膜間腔に線維性癒着病変を認める[6]. 組織学的には細胞成分に乏しい一部瘢痕様の線維組織である[15]. 顎関節可動域の低下と癒着病変の間に相関が認められるとする報告[16]と，可動域が改善しても癒着所見は依然として観察されるという相反する報告もある[17]. 癒着病変は病的所見であるが，過大な評価には注意する必要がある.

③滑液解析と関節鏡検査

顎関節痛と滑膜炎の関節鏡所見は滑液中のさまざまな サイトカイン（TNFα，IL-6，血管内皮細胞増殖因子〈VEGF〉）と pain mediator（prostaglandin E2，leukotriene B4，ブラジキニン）濃度と相関することが，群間，さらに対照群と比較して明らかとなった.

関節鏡での軟骨軟化症の程度と滑液中のaggrecan濃度（ケラタン硫酸，コンドロイチン4硫酸，コンドロイチン6硫酸），osteoprotegerin測定値との間に相関があることが示されている[7,14]. また退行変性にかかわるMMPs，TIMPsが検出され，顎関節内病態の一端が明らかにされてきた. しかし顎関節病態の分子学的特異的マーカーの特定には至っていない.

4）関節鏡検査の治療的意義

膝関節鏡を行うと症状が軽快・改善することから，パンピングが膝でなされていた[1,2]. 顎関節では復位を伴わない前方転位―クローズロック症例に，マニピュレーションを併用して応用されたのがパンピング療法である[18].

Nitzanは，関節鏡視下剝離授動術の洗浄効果に着目して[19]上関節腔洗浄療法を提唱した. 関節鏡を併用する上関節腔洗浄療法が局所麻酔または静脈鎮静法下に実施され，好成績が報告されている[20].

濱田，近藤ほかは，visually guided irrigation：VGIRとして洗浄療法施行時に関節鏡を行い，病態評価とともに滑液解析を行い，さらに再鏡視をして術後経過の予測に役立てている[17,21].

由良ほかは，外来での上関節腔洗浄療法に関節鏡で観察して還流圧をあげることにより単純な洗浄療法を上回る成績を挙げている[22].

小川，川上ほかは，上関節腔洗浄療法と同時に関節鏡視を行い，患者にモニターで明瞭な鏡視画面

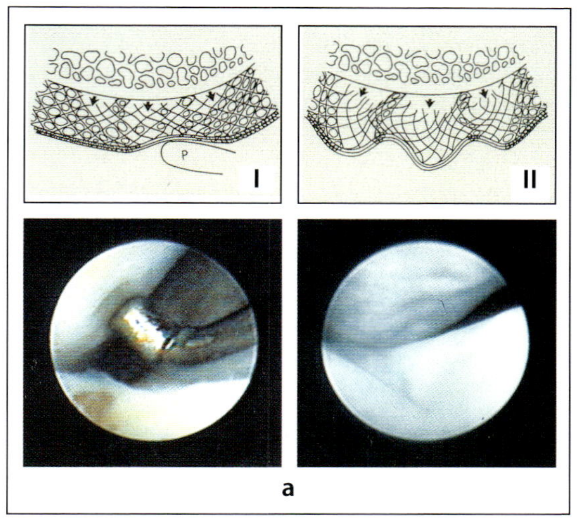

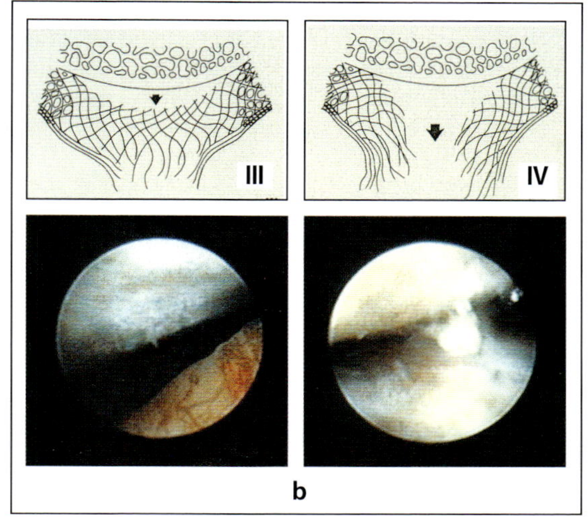

図３　Quinnによる軟骨軟化症の病期分類Ⅰ～Ⅳ．
a：Quinnの軟骨軟化症の病期Ⅰ，Ⅱ期を示す模式図（上）と，関節鏡視像の例．Ⅰ期では関節面（関節隆起面）の軟化がプローブの触診によりみられ，Ⅱ期では表面の膨化により凸凹（Furrowing）が観察される．
b：Ⅲ期では関節面にFibrillationが観察され，Ⅳ期では関節軟骨が欠落し，軟骨下骨が露出するのがみられる．
（文献13より引用転載）．

の病態を見せ，療養指導やその後の治療に役立てている．治療成績は，72.8％と好成績であった[23]．

（村上賢一郎，川上哲司）

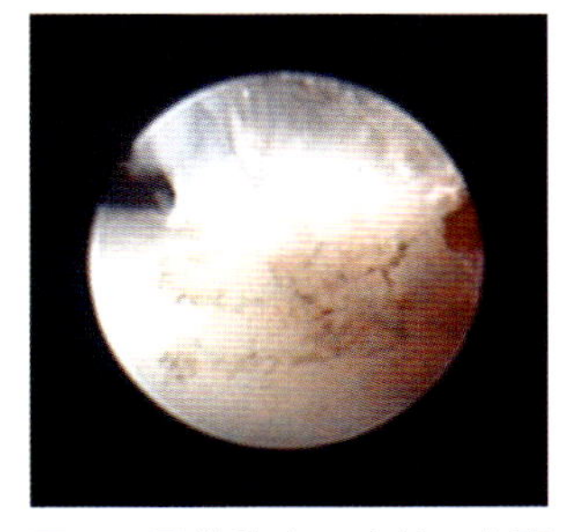

図４　関節腔内の癒着．上関節腔前方滑膜間腔での所見．

【Ⅲ：4-4.】文献

1）Watanabe M. Atlas of Arthroscopy. Tokyo: Igaku-shoin; 1957.
2）渡辺正毅．関節鏡視アトラス．東京：医学書院；1980.
3）大西正俊．顎関節の関節鏡的検査法．口病誌 1975；42：207-213.
4）Liedberg J, Westesson PL. Diagnostic accuracy of upper compartment arthroscopy of the temporomandibular joint: correlation with postmortem morphology. Oral Surg Oral Med Oral Pathol 1986; 62: 618-624.
5）Kurita K, Bronstein SL, Westesson PL, Sternby NH. Arthroscopic diagnosis of perforation and adhesions of the temporomandibular joint: correlation with postmortem morphology. Oral Surg Oral Med Oral Pathol 1989; 68: 130-134.
6）Murakami K, Matsuki M, Iizuka T, Ono T. Diagnostic arthroscopy of the TMJ: Differential diagnoses in patients with limited jaw opening. J Craniomandib Pract 1986; 4: 118-123.
7）Israel H, Saed-Nejad F, Ratcliffe A. Early diagnosis of osteoarthritis of the temporomandibular joint: Correlation between arthroscopic and keratan sulfate levels in synovial fluid. J Oral Maxillofac Surg 1991; 49: 708.
8）Merill RG, Yih WY, Langan MJ. A histologic evaluation of the accuracy of TMJ arthroscopy. Oral Surg Oral Med Oral Pathol Oral Radiol Endod 1990; 70: 393.
9）Holmlund AB, Gynther GW, Reinholt FP. Disk derangement and inflammatory changes in the posterior disk attachment of the temporomandibular joint: A histologic study. Oral Surg Oral Med Oral Pathol Oral Radiol Endod 1992; 73: 9.
10）Murakami K, Segami N, Fujimura K, Iizuka T. Correlation between synovitis and pain in patient with internal derangement of the temporomandibular joint. J Oral Maxillofac Surg 1991; 49: 1159-1161.
11）Gynther GW, Dijkgraaf LC, Reinholt FP, Holmlund AB, Liem RS, de Bont LG. Synovial inflammation in arthroscopically obtained biopsy specimens from the temporomandibular joint: a review of the literature and a proposed histologic grading system. J Oral Maxillofac Surg 1998; 56: 1281-1286.
12）Quinn JH. Pathogenesis of temporomandibular joint chondromalacia and arthralgia. Oral Maxillofac Surg Nor Amer 1989; 1: 47-57.
13）上村修三郎，杉崎正志，柴田考典ほか編著．日本歯科評論別冊 顎関節小事典Ⅱ．東京：ヒョーロン；1993.
14）Kaneyama K, Segami N, Sato J, Nishimura M, Yoshimura H. Expression of osteoprotegerin in synovial tissue and degradation of articular cartilage: comparison with arthroscopic findings of temporomandibular joint disorders. Oral Surg Oral Med Oral Pathol Oral Radiol Endod 2003; 96: 258-262.
15）陳文熙，瀬上夏樹，村上賢一郎，飯塚忠彦．顎関節内障にみられる線維性癒着病変．第２報：顎関節鏡視下の生検標本における組織学的検討．日口外誌 1992；38：1471-1472.

16) Nishimura T, Segami N, Nishida M, Murakami K, Iizuka T. Relationship between intra-articular adhesions and clinical findings in internal derangement with closed lock of the temporomandibular joint. Dentistry in Japan 1994; 31: 57-61.
17) Hamada Y, Holmlund AB, Kondoh T, Nakaoka K, Sekiya H, Shiobara N, et al. Severity of arthroscopically observed pathology and levels of inflammatory cytokines in the synovial fluid before and after visually guided temporomandibular joint irrigation correlated with the clinical outcome in patients with chronic closed lock. Oral Surg Oral Med Oral Pathol Oral Radiol Endod 2008; 106: 343-349.
18) Murakami K, Matsuki M, Iizuka T, Ono T. Recapturing the persistent anteriorly displaced disk by mandibular manipulation after pumping and hydraulic pressure to the upper joint cavity of the temporomandibular joint. J Craniomandib Pract 1987; 5: 17-24.
19) Nitzan DW, Dolwick MF, Heft MW. Arthroscopic lavage and lysis of the temporomandibular joint: a change in perspective. J Oral Maxillofac Surg 1990; 48: 798-801.
20) 瀬上夏樹，西村哲也，陳文熙，森家祥行，宮木克明，村上賢一郎ほか．顎関節の簡易診断鏡視法の開発と臨床応用について．日口外誌 1992；38：936-940.
21) 濱田良樹，近藤壽郎，亀井和利，中島敏文，伊藤耕，金村弘成ほか．1.2mm 径硬性関節鏡を用いた顎関節上関節腔有視下洗浄療法の開発．日口外誌 2002；48：613-619.
22) 由良晋也，戸塚靖則，大井一浩，馬渕亜希子，堀向弘眞，足利雄一ほか．顎関節クローズドロック症例に対する関節鏡視検査に続いて施行する関節洗浄療法の術式ならびにその治療効果について．日口外誌 2003；49：246-251.
23) 小川淳司，川上哲司，藤田宏人，井上智裕，前田雅彦，森杉敏明ほか．顎関節内障における上関節腔の鏡視所見と関節腔洗浄療法の効果の関連について．日顎誌 2005；17：1-6.

4-5. 滑液検査

1）滑液の組成と機能

（1）滑液の組成

滑液は，正常な顎関節では上関節腔と下関節腔内に，それぞれわずかに内面を被覆する程度にごく微量しか存在しない．主成分は水分とこれに溶解するタンパクおよび多糖体であり，ヒアルロン酸タンパク複合体として巨大な分子を形成している．その由来は，滑膜表層細胞（B 型細胞）より産生されたヒアルロン酸，滑膜の毛細血管より漏出された血漿成分，関節構成体の代謝過程より産生された代謝産物からなり，滑膜の性状の変化や関節軟骨の変性によってその構成成分も変化する．

滑膜炎によって血管の透過性が亢進すると，正常では滑液中に認められないフィブリノーゲンやアルブミンなどの血漿タンパク分子が関節腔内に漏出される．また，軟骨に変性が生じると軟骨基質の崩壊を生じ，基質成分やそのフラグメントが滑液中に放出される．

（2）滑液の機能

滑液の主な機能は粘性・潤滑機能であり，滑液の主成分であるヒアルロン酸タンパク複合体と関節軟骨により摩擦係数が低く保たれている．滑膜炎や軟骨の退行性変性が生じたりすると，滑液中のヒアルロン酸量の低下とヒアルロン酸の低分子化が認められ，滑液の粘度は低下し，摩擦係数が増加し軟骨への負荷の増大となり軟骨破壊が進行する．

2）顎関節滑液の生化学的分析

（1）関節炎マーカー

①滑液中タンパク

タンパク濃度に関する報告が最も早くからなされており，Kopp ほか[1]は，顎関節内障（ID）患者 31 例中 7 例に滑液中のタンパク濃度が高いこと報告している．また，ID 患者および変形性顎関節症（OA）患者の滑膜炎の程度に伴い，タンパク濃度が上昇する報告[2]がある．

②滑液中のアラキドン酸代謝産物

Quinn ほか[3]は，ID 患者の滑液中にプロスタグランジン（PG）E2 およびロイコトエリン（LT）

B4 を検出し，滑膜炎との関連があると報告した．さらに，松尾ほか[4]はHPLC法で，ID および OA 患者の滑液から，PGD2，6-keto-PGF1α，TXB2，PGE2，PGF2α，PGF1α，LTC4，LTD4，LTE4，LTB4 を検出した．そして臨床症状の改善に伴い，6-keto-PGF1α の有意の減少を認めたと報告した．

③滑液中のサイトカイン

顎関節における ID や OA において滑膜炎が存在することから，顎関節症においても，他の四肢の関節にみられるような炎症の過程で産生されるサイトカイン IL-1，IL-6，IL-8，TNFα が，関節破壊で重要な役割を果たしていると考えられる．

Kubota ほか[5]は，ID 患者および OA 患者の滑液中の IL-1β とストロムラシン（MMP 3）を測定し，IL-1β の値は正常者＜ ID 患者＜ OA 患者の順に有意に高く，さらに 7 例の ID 患者の滑液中 2 例に MMP3 の検出をみたと報告している．また，IL-6 は正常者に比較して ID 患者では有意に高く，IL-8 は正常者では検出されないが，ID 患者では 23 例中 7 例に検出されたと報告している．

表 1　病的顎関節と病的膝関節に認められるサイトカイン．

顎関節		膝関節		
IL-1β↑	COX-1→	IL-1↑	COX-1↑	LIF↑
IL-6↑	COX-2↑	IL-2↑	COX-2↑	IRAP↑
IL-8↑	PGE2↑	IL-4↑	PGE2↑	MCP-1↑
IL-10→	BMPs↑	IL-6↑	FLIP↑	VCAM-1↑
	RANTES↑	IL-7↑	MIP-1α↑	IFNγ↑
	IFNγ↑	IL-8↑	MIP-1β↑	PDGF↑
	TGFβ family↑	IL-10↑	SCF↑	VEGF↑
	TNFα↑	IL-11↑	GRO↑	EGF↑
		IL-12↑	BMPs↑	FGF↑
		IL-13↑	RANTES↑	IGF↓
		IL-15↑	RANKL↑	TGFβ family↑
		IL-16↑	GM-CSF↑	TNFα↑
		IL-17↑	Mac-1↑	Osteopontin↑
		IL-18↑	LFA-1↑	

↑：亢進，→：変化なし，↓：低下

表 2　病的顎関節と病的膝関節に認められるプロテアーゼ．

顎関節		膝関節	
Tryptases↑	MMP-9↑	Tryptases↑	MMP-9↑
MMP-1↑	MMP-13↑	MMP-1↑	MMP-13↑
MMP-2↑	TIMP-1→	MMP-2↑	TIMP-1↓
MMP-3↑	TIMP-2→	MMP-3↑	TIMP-2↓
MMP-8↑		MMP-8↑	Plasminogen↑

↑：亢進，→：変化なし，↓：低下

（表 1，2 とも文献 14 より一部改変引用）

Hamada ほか[6]は，クローズドロック症例患者の滑液中に認められるサイトカインについて検討し，IL-10 の存在が，関節洗浄療法後の症状改善の予測因子となりうること，強い痛みと IL-6 と IL-8 存在を認める症例では，そうでない症例に比べ関節洗浄療法の予後がよくないことを報告している．

④滑液中の神経ペプチド

Holmlund ほか[7]は，サブスタンス P，ニューロキニン A，カルシトニン遺伝子関連ペプチド，ニューロペプチド Y，バソアクティブ・インテスティナル・ポリペプチドを検出しており，円板後部組織には神経分布が豊富で円板転位による同部の牽引，圧迫により産生されたものと考えている．これらの神経ペプチドは関節局所に炎症を引き起こし，炎症に伴って産生される他の化学メディエーターとともに滑膜細胞や軟骨細胞および血球から種々のサイトカイン遊離を促進しているとしている．

（2）軟骨マトリックスマーカー

①滑液のグリコサミノグリカン（GAG）

鈴木[8]が，ID 患者のヒアルロン酸分子量は正常者に比較して有意に低下することを報告し，また，Israel ほか[9]は，OA 患者は非 OA 患者に比較して有意に高いケラタン硫酸濃度を示したと報告している．

さらに，安達ほか[10]は，滑液中のヒアルロン酸分子量が，正常者＞ ID 患者＞ OA 患者の順に低分子化を示すことを報告している．また，滑液中のヒアルロン酸分解酵素のひとつである N- アセチル

-β グルコサミニダーゼ（NAG）活性を同時に測定し，正常者＜ ID 患者＜ OA 患者の順に高値を示すことを報告している[10]．また，Ratcliffe ほか[11]は，顎関節の OA 患者の滑液中にケラタン硫酸を検出したと報告した．

②滑液中のマトリックスメタロプロテアーゼ（MMPs）

MMP3 に次いで MMP2 および MMP9 についても検索がなされ，ゼラチンザイモグラフィーとウエスタンブロット法で検出した結果，活性型 MMP9 は，ID 患者群が正常者群に比較し有意に高値を示したと報告[12]されている．

③滑液中の一酸化窒素（NO）

Takahashi ほか[13]が ID 患者群および OA 患者群の関節鏡と滑液中の NO 濃度との関係を検索し，OA 変化があるものに NO 濃度が有意に高いことを報告している．

（久保田英朗）

【III：4-5.】文献

1） Kopp S, Wenneberg B, Clemensson E. Clinical, microscopical, and biochemical investigation of synovial fluid from temporomandibularjoints. Kubota EScand J Dent Res 1983; 91: 33-41.
2） Israel H. Synovial fluid analysis. Oral Maxillofac Clin North Am 1989; 1: 85-92.
3） Quinn JH, Bazan NG. Identification of prostaglandin E2 and leukotriene B4 in the synovial fluid of painful dysfunctionaltemporoma ndibular joints. J Oral Maxillofac Surg 1990; 48: 968-971.
4） 松尾和香，小林恒，鈴木貢．顎関節症に対するヒアルロン酸ナトリウムの顎関節腔注入療法の効果について—特にアラキドン酸代謝産物の消長からみてー．日口外誌 1993；39：591-598.
5） Kubota E, Imamura H, Kubota T, Shibata T, Murakami K. Interleukin 1 βand stromelysin (MMP3) activity of synovial fluid as possible markers of osteoarthritis in the temporomandibular joint. J Oral Maxillofac Surg 1997; 55: 20-27.
6） Hamada Y, Kondoh T, Holmlund AB, Sakota K, Nomura Y, Seto K. Cytokine and clinical predictors for treatment outcome of visually guided temporomandibular joint irrigation in patients with chronic closed lock. J Oral Maxillofac Surg 2008; 66:29-34.
7） Holmlund A, Ekblom A, Hansson P, Lind J, Lundeberg T, Theodorsson E. Concentrations of neuropeptides substance P, neurokinin A, calcitonin gene-relatedpeptide, neuropeptide Y and vasoactive intestinal polypeptide in synovial fluid of human temporomandibular joint: A correlation with symptoms, signs and arthroscopic findings. Int J Oral Maxillofac Surg 1991; 20: 228-231.
8） 鈴木彰．顎関節内障における関節液の生化学的研究—顎関節液中ヒアルロン酸の検討—．口科誌 1991；40：753-765.
9） Israel HA, Saed-Nejad F, Ratcliffe A. Early diagnosis of osteoarthrosis of the temporomandibular joint: Correlation between arthroscopic diagnosis and keratan sulfate levels in the synovial fluid. J Oral Maxillofac Surg 1991; 49: 708-711.
10） 安達聡，覚道健治．顎関節症患者における顎関節滑液ヒアルロン酸分子量ならびに N －アセチルー β グルコサミニダーゼ活性について．日顎誌 1997；9：49-59.
11） Ratcliffe A, Israel HA, Saed-Nejad F, Diamond B. Proteoglycans in the synovial fluid of the temporomandibular joint as an indicator ofchanges in cartilage metabolism during primary and secondary osteoarthritis. J Oral Maxillofac Surg 1998; 56: 204-208.
12） Kubota T, Kubota E, Matsumoto A, Kawai Y, Saito H, Mikuni-Takagaki Y, et al. Identification of matrix metalloproteinases (MMPs) in synovial fluid from patients with temporomandibular disorder. Eur J Oral Sci 1998; 106: 992-998.
13） Takahashi T, Kondoh T, Ohtani M, Homma H, Fukuda M. Association between arthroscopic diagnosis of temporomandibular joint osteoarthritis and synovial fluid nitric oxide levels. Oral Surg Oral Med Oral Pathol Oral Radiol Endod 1999; 88: 129-136.
14） Laskin DM, Greene CS, Hylander WL, eds. TMDs An Evidence-Based Approach to Diagnosis and Treatment. Hanover Park: Quintessence Publishing; 2006.

5．学校歯科健診

1）学校歯科健診における顎関節診察の意義

学校歯科健診の目的は，成長期にある子供の口腔機能を健全に育成し，全身の健康を保持増進させることを主眼としている．近年，児童生徒を取り巻く社会環境や生活様式が著しく変貌してきた結果，顎関節症を含む咀嚼時の障害を訴える児童生徒が急増している．そのため，顎関節の症状を早期に的確に把握し，その過程を観察し，適切な指導を行うことで顎関節症の発症や増悪を予防することが重要である[1]．

顎関節症は，小学生低学年ぐらいから徐々に発症し，20 歳前後をピークとして顕在化することが報告されている[2]．そのため学校保健法施行規則の一部改正に伴い，1995 年 4 月 1 日から学校における歯・口腔の健康診断法に「歯列・咬合・顎関節」が健診すべき項目として導入された．

2）健康診断時に注意すべき顎関節の状態についての理解

近年，顎関節部の痛み，関節雑音，開口障害や顎運動異常など，顎関節の症状を訴える児童生徒が増えていると指摘されている．その症状は一時的であって加齢とともに消退する場合や，永続的でさらに悪化する場合もある．しかし，一時的であったとしても口腔機能に影響を及ぼし，また成長後の顎関節症発症を予防する観点から，この時期の対処は必要である．顎関節症の原因については，①心理的ストレス，②咀嚼機能の低下，③歯列・咬合異常や頬杖や姿勢などの悪習癖が関係しているといわれているが，明らかではない．そのため保健指導で変容可能な生活習慣に着目しつつ，学校歯科医との連携を図り，専門医（かかりつけ医）への相談や精密な検査を行っていく必要がある[3]．

3）学校歯科健診における顎関節の診察および判定基準[4]

学校歯科健診を行うとき，予め記載してもらった調査票を児童生徒に持参させると検査がスムーズに行える．検査時においてはまずは児童生徒に口を閉じ，姿勢を正して座ってもらってから，顎関節部の検査を行う．

（1）保健調査票の活用

事前に記入してもらった調査票で，「口が開けにくい，口を開けるときに関節のところで音がする，痛みがある，などの欄にチェックが入っているかどうか確認後，正面からの視診，両側外耳孔前方部に手を当てての触診や開口度などを検査し以下の判定基準で判定する．

（2）判定基準

0（異常なし）：顎関節部の雑音，痛み，開口度（３横指以上の開口度）に異常が認められない．

1（定期的観察が必要）：開口時に下顎の偏位が疑われるもの．ときどき関節雑音が感じられるもの．ときどき口が開けにくいと訴えるものについては経過観察とする．

2（専門医（歯科医師）による診断が必要）：顎関節部，咀嚼筋部に痛みが認められるもの，顎運動時に顕著な痛みを訴えるもの，３横指未満の開口度の者は将来顎関節症に発展する可能性があるので個別指導・健康相談により，早目に専門的な相談を受けるよう薦める．

4）健診後としての留意点[4)]

口が開けにくかったり，顎関節部に痛みを自覚するようになった場合は，学校歯科医や養護教諭に相談するよう指導する．

（1）生活指導での注意事項

①生活習慣について

・寒い時期に顎関節部を冷やさない．
・うつぶせ寝を避ける．
・頬杖をついて読書などをする癖をなくす．
・コンタクトスポーツでの外傷を避ける．
・急に大きな口を開けるなど無理な負担を顎関節部にかけないようにする．
・管楽器や合唱など音楽活動を一時休止させる必要がある場合がある．
・くいしばりなどで筋肉に過度の緊張を与えない．

②食事について

・片側咀嚼をやめ，できるだけ両側均等に噛むように指導する．
・痛みが出ている場合には，硬い物や長い時間，噛むことのないように指導する．

③精神的サポート

・わざと顎の開閉をして顎関節に音を出させることをさせない．
・勉強などで過緊張状態を長時間続けることを避けるよう指導する．

5）顎関節が「定期的観察が必要な者」への指導[4)]

開閉口時に下顎が偏位する，顎関節部に雑音（クリック音，クレピタス音）があるなどがこれにあたる．症状が軽度の場合には必要以上に心配しないよう指導する．食事は噛む回数を増やし，両側で均等によく噛む習慣をつけるよう指導する．

しかし，口が開けづらくなったり，顎が痛み出したりした場合は学校歯科医に相談させる．

通常の指導は，学級担任や養護教諭で可能な場合が多いが，学校関係者だけでは効果的かつ適切な指導ができないと考えられる場合は，学校歯科医が学校に直接出向いて健康相談や保健指導を実地する．場合によっては保護者も交えて指導する．

6）学校歯科健診の結果から

田村ほか[5)]は，学校歯科健診における若年性顎関節症の特徴として，発生頻度が幼稚園児 5.1％，小学校低学年 7.9％，高学年 14.6％，中学生 20.8％，高校生 26.9％（総計 5,996 名）で，加齢とともに増加し，高校生から女性が多くなるとともに，症状の出現・消退を繰り返し，女子高校生で症状の継続率が高いことから，定期的な経過観察が重要であるとしている．また，症状では関節雑音が 90％と最も多かったと報告している．

茂木ほか[6)]は若年性顎関節症の特徴として，症状は関節雑音が主で，低年齢では性差が認められないが，加齢とともに発生率が増加する傾向にあり，症状が複合してくることを挙げているが，その報告例が少なく今後の研究が期待されている．

7）学校歯科健診の問題点

歯列・咬合および顎関節は「食べ物を取り込み，食べる」機能，「表情をつくり，話す」機能および「運動を支え，体のバランスをとる」機能などに直接かかわっており，生活の質にも影響してくるため，学校歯科医はもちろん，教諭，養護教諭をはじめとした教職員にも，歯科健診時に顎関節の検査も行うことの重要性を認識してもらうことが求められている[7]．その一方で，学校教育のなかで顎関節症についての知識はまだ十分であるとは言えず，児童生徒が将来，顎関節症を発症するリスクを減らし，発症しても慢性化を防ぐためにも，学校歯科健診とその得られたデータをどのように活用し，学校歯科医と教諭，養護教諭をはじめとした教職員とがどのように連携していくかが今後の大きな課題である．

（島田　淳）

【III：5.】文献

1）日本学校歯科医会．顎関せ地の診査の流れと診査法．日本学校歯科医会編．歯・口腔の健康診断パネル⑤．東京：日本学校歯科医会；1997．1-4.
2）伊藤学而．咀嚼機能と咬合に関する基礎的，臨床的考察．東北矯正歯科学会雑誌　1993；1：1-7.
3）文部科学省スポーツ・青少年局学校健康教育課監修．児童生徒等の健康診断マニュアル．東京：公益社団法人　日本学校保健会；2015．84.
4）一般社団法人日本学校歯科医会．学校歯科医の活動指針　平成２７年改訂版；2015．38-67.
5）田村康夫．長谷川信乃．学校歯科健診における若年者顎関節症の特徴と顎機能診査の問題点．日歯医師会誌 2001；54：2001-2012.
6）茂木悦子，山口秀晴．顎関節症を見直す．8．若年者における顎機能異常．歯科学報　2003；103：211-222.
7）文部科学省．今後の健康診断の在り方等に関する検討会，今後の健康診断の在り方等に関する意見　http：//www.mext.go.jp/b_menu/shingi/chousa/sports/013/toushin/1343304.htm（2018.4.4 アクセス）

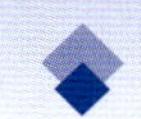

Ⅳ．顎関節症の診断

1．顎関節症の病態

1）咀嚼筋痛障害（Ⅰ型）

顎運動時，機能運動時，あるいは非機能運動時に惹起される咀嚼筋の痛みに関連する障害で，その痛みは咀嚼筋の誘発テストで再現される．

（1）臨床的特徴

咀嚼筋に鈍い，うずくような痛みを訴える．顎がだるいとか，こめかみが痛いなどと表現することが多い．痛みは左右で程度の差はあれ，両側性であることが多く，安静時にも痛みを有していることがある．痛みによる軟性開口障害を伴うことがあり，その場合，大開口により痛みが増大するが，他の病態が併存していなければ強制開口量は正常範囲にある．痛みに関連する症状は，起床時に最もひどい人，夕方になるにつれてひどくなる人がある．前者は睡眠時ブラキシズムの関連，後者は日中の歯の接触癖などの覚醒時ブラキシズムの関連が疑われる．また，食事時に最も痛みがひどくなる人があり，こういった人は咀嚼するのに時間のかかる食物を敬遠していることが多い．

（2）診断基準

病歴聴取および臨床的診察を行い，表1に示す診断基準を満たすかどうかを診断する．筋・筋膜痛では，触診時に硬度が増した筋束（taut band）を認め，そのなかに小さなしこり（trigger point）を認める[1]．trigger point を加圧すると痛みが増強し，離れた部位に関連痛（referred pain）を引き起こすことがある[1]．

他の病態を併存していなければ，強制顎運動時には下顎頭運動は制限されず，関節雑音も認めない．

表1　咀嚼筋痛障害の診断基準．

病　歴：過去30日間に次の両方を認める．
1．顎，側頭部，耳の中あるいは耳前部の痛み
2．下顎の機能運動あるいは非機能運動によるその痛みの変化¶

診　察：次の両方を確認する．
1．疼痛部位が側頭筋あるいは咬筋である．
2．次の誘発テストの少なくとも1つで側頭筋あるいは咬筋にいつもの痛みが生じる．
a．側頭筋あるいは咬筋の触診（触診圧 1 kg/cm^2）
b．自力あるいは強制最大開口運動（左側側方，右側側方あるいは前方運動）§

¶：‘痛みの変化’には，痛みが増大する場合だけではなく，痛みが減少したり，性状が変わったりする場合も含まれる．

§：括弧内の条件を加えるかどうかは，わが国で行う予定の多施設臨床研究の結果をみて決定する．

（3）確定診断

診断上，触診により側頭筋あるいは咬筋に圧痛を認めることが必要である．咀嚼筋痛障害単独の場合には，筋圧痛の確認と合わせて顎関節部に異常がないことを諸検査により確認することが診断の決め手となる．ただし，咀嚼筋痛障害には他の病態が併存している場合も多く，その場合それらの病態の臨床的特徴が同時に現れてくるため，確定診断のためには痛みが咀嚼筋に由来していることを十分に確認することが必要である．

2）顎関節痛障害（II型）

顎運動時，機能運動時，あるいは非機能運動時に惹起される顎関節の痛みに関連する障害で，その痛みは顎関節の誘発テストで再現される．

（1）臨床的特徴

顎関節部付近に開閉口時あるいは咀嚼時の運動痛を認める．他の病態が併存していなければ，痛みによる軟性の顎運動障害を認めていても，強制的に開口させると開口量は正常となる．

（2）診断基準

病歴聴取および臨床的診察を行い，表2に示す診断基準を満たすかどうかを診断する．病歴聴取により顎関節付近に痛みの既往を認めた場合，その原因となった外来性外傷や内在性外傷の既往を確認できれば，診断上有力な情報となるが，常に確認できるとは限らない．

表2　顎関節痛障害の診断基準．

病　歴：過去30日間に次の両方を認める．
1．顎，側頭部，耳の中あるいは耳前部の痛み
2．下顎の機能運動あるいは非機能運動によるその痛みの変化¶

診　察：次の両方を確認する．
1．疼痛部位が顎関節部である．
2．次の誘発テストの少なくとも1つで顎関節部にいつもの痛みが生じる．
a．外側極あるいは外側極付近の触診（触診圧 1 kg/cm²）
b．自力あるいは強制最大開口運動，左側側方，右側側方，あるいは前方（あるいは後方）§運動

¶：'痛みの変化'には，痛みが増大する場合だけではなく，痛みが減少したり，性状が変わったりする場合も含まれる．

§：括弧内の条件を加えるかどうかは，わが国で行う予定の多施設臨床研究の結果をみて決定する．加える場合は '前方'の前の「あるいは」は取る．

（3）確定診断

発症のきっかけとなった外傷力（負担過重）の既往を確認すること，顎関節部に限局した圧痛および運動痛であること，また，単独で発症している場合には顎関節部の画像検査には異常を認めないことが診断の決め手となる．

非復位性顎関節円板障害の慢性経過例は，顎関節痛障害と臨床症状ではきわめて類似点が多い．MRIなどの画像検査が行えない場合は，非復位性顎関節円板障害が併存しているかどうかの鑑別が難しくなるが，最大開閉口運動時の下顎頭運動を注意深く触診すると，非復位性顎関節円板障害を生じた顎関節部の下顎頭運動にはわずかに運動制限を認めることが多い．また，顎関節痛障害が単独で

発症している場合，非復位性顎関節円板障害では認めることの多いクリックの既往をしばしば認めないので，クリックの既往について問診することも参考になる．

日時を特定できる顎顔面部外傷とそれに続発する顎関節部の発赤，腫脹，熱感などの明らかな急性炎症症状を伴った顎関節痛を認める場合は非感染性顎関節炎と診断し，区別する．

3）顎関節円板障害（Ⅲ型）

（1）復位性顎関節円板障害

下顎頭－関節円板複合体を含むバイオメカニカルな顎関節内障害である．復位性顎関節円板障害の多くは，閉口位において関節円板が下顎頭の前方に位置し，開口に伴って復位する．関節円板の内方あるいは外方転位を伴う場合がある．関節円板の復位に伴ってクリックが生じることが多い．

① 臨床的特徴

患者は，顎関節部付近に開閉口運動時のクリックを自覚している．開口時クリックが生じる直前あるいは硬固物咀嚼時に顎関節部付近の痛みを訴えることが多いが，無痛性のクリックである場合も少なくない．「時々あごが引っ掛かって開かなくなる」といった間欠ロックを認める場合がある．

② 診断基準

顎関節円板障害には，円板転位だけではなく，円板変形，円板重畳，円板穿孔などさまざまなものがあり，それらが重複していることも珍しくない．また，関節円板の転位の程度や方向もさまざまである．しかしながら，これらの顎関節円板障害のなかでは前方転位が生じる頻度が圧倒的に高いことから，前方転位の診断基準だけを記載する．

病歴聴取および臨床的診察を行い，表３に示す診断基準を満たすかどうかを診断する．閉口時のクリックが触知できない場合には，Dawson の manipulation technique[2] により下顎角部を前上方に向かって圧迫しながら触診するクリックが明瞭となり，触知できるようになることも多い．開口時にクリックが生じる手前でロックしてそれ以上開口できなくなることもある．

開口時クリックが生じた後の下顎頭 - 円板関係は正常であることから，最大開口時の下顎頭の前方移動量は正常であり，その結果，復位性顎関節円板障害自体は最大開口量を制限する原因とはならない．

表３　復位性顎関節円板障害の診断基準．

病　歴：次のうち少なくとも一方を認める．
1．過去30日間に，顎運動時あるいは顎機能時の顎関節の雑音を認める．
2．診察時に患者から雑音があることの報告がある．

診　察：次のうち少なくとも1つを確認する．
1．３回の連続した開閉口運動時のうち少なくとも１回，触診により開口時および閉口時のクリックを触知する．
2．３回の連続した開閉口運動時のうち少なくとも１回，触診により開口時または閉口時のクリック音を触知し，かつ３回の連続した左側，右側，または前方運動時のうち少なくとも１回，触診によりクリックを触知する．

以上の診察ののちにMRI検査を利用できない場合には，以下の臨床所見の診察を追加する．
1．下顎最前方位から開閉口させると，開口時および/または閉口時に生じるクリックが消失する．

③ 顎関節画像検査

MRIにて関節円板の復位性前方転位を認める（図１）．最大開口時における下顎頭位は，関節隆起を越え正常位置に達する．Westesson（1985）[3]によると，下顎窩，関節隆起，下顎頭の骨変化は，非復位性顎関節円板障害のある関節では高頻度（49％）に観察されるのに対して，復位性顎関節円板障害ではほとんど認められない（６％）という．

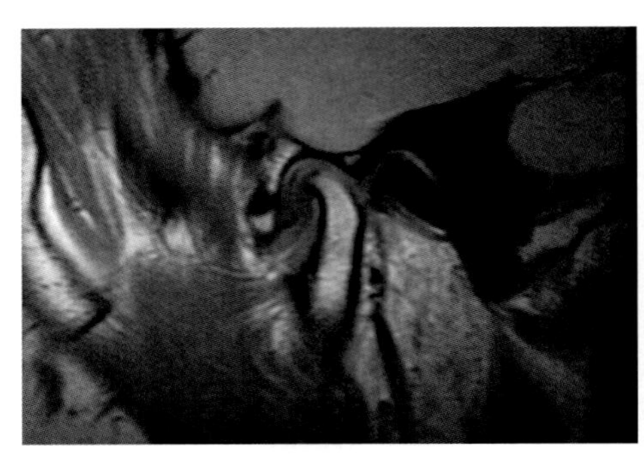
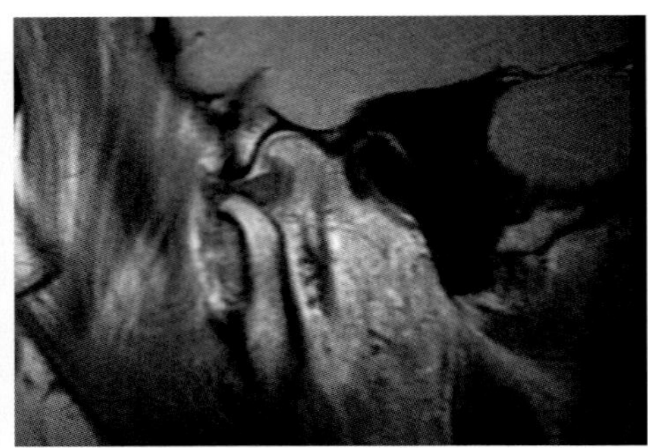

図１　復位性顎関節円板障害のMR画像（左側：閉口時，右側：最大開口時）．

④ 確定診断

確定診断はMRI検査による．MRIが利用できない場合には，下顎を最前方位に位置させた状態から開閉口させるとクリックが直ちに消失するのを確認することが臨床的に最も重要である．このような顎関節部の触診による臨床的診断法と顎関節腔造影法あるいはMRIの一致率はAndersonほか（1989）[4]およびYataniほか（1998）[5]によると約90％とされ，十分に臨床的有用性があるものと考えられる．

鑑別が必要なクリックが生じる病態として，開口時の復位性関節円板後方転位，非復位性顎関節円板障害（retrodiscal click[6], eminence click）あるいは関節円板が関節隆起を越える際に生じるクリック様雑音もある[7]．これもeminence clickとよばれる．両eminence clickともに下顎前方位からの開閉口で消失せず，またeminence clickはクリックが生じる開口量が開閉口時ともに同一であることから鑑別可能である．retrodiscal clickは下顎前方位からの開閉口で消失する場合もあるが，クリック以外は非復位性顎関節円板障害の臨床症状を呈することから鑑別される．

（２）非復位性顎関節円板障害

下顎頭−円板複合体を含むバイオメカニカルな顎関節内障害である．非復位性顎関節円板障害の多くは，閉口位において関節円板が下顎頭の前方に位置し，開口時にも復位しない．関節円板の内方あるいは外方転位を伴う場合がある．

① 臨床的特徴

患者は，十分に開口できないことを自覚している．大開口時の顎関節部の突っ張り感を訴えることも多い．問診によりしばしばクリックの既往を認める．クリックの既往が定かでない患者もいるが，そういった患者は復位性顎関節円板障害の病期を経ずに，いきなり非復位性顎関節円板障害を発症したか，開口中期から末期のクリックであったため，日常生活ではクリックを意識することが少なく記憶に残らなかったものと思われる．大開口時，あくび時，硬固物咀嚼時，偏心運動時など顎関節負荷が加わるときに顎関節部に痛みが生じることが多い．急性期には自発痛を認めることもある．この場合，顎関節痛障害の診断基準も同時に満たしていれば，両者が併存していると診断する．

通常では急性期から２～３か月を経て，徐々に痛みと開口制限は軽快していく場合が多い．若年者ではこの自然消退傾向が顕著である．

② 診断基準

病歴聴取および臨床的診察を行い，表４に示す診断基準を満たすかどうかを診断する．触診により下顎頭運動制限を認める．特に急性期には，開口時に下顎頭運動はほとんど触知されないことが多く，触知されたとしても下顎頭運動は著明に制限される．両側の非復位性顎関節円板障害の場合に両側下顎頭の運動制限を認めるのは当然であるが，片側性の非復位性顎関節円板障害の場合であっても，患側下顎頭の運動制限に引きずられて健側下顎頭にも運動制限を認めることが多いので注意が必要である（pseudolock）[7,8]．その場合の健側の運動制限の程度は患側と比較するとやはり小さい．患側顎関節の反対側の顎関節にも下顎頭の運動制限が認められた場合，その顎関節が pseudolock を呈しているだけであるのか，非復位性顎関節円板障害であるのかに迷った場合には，術者の手指により強制開口を図ると，前者であれば痛みを認めず，後者であれば痛みを訴えることがほとんどであり，両者の鑑別に非常に有効な臨床的検査法である．

慢性期に移行するにつれて下顎頭の前方移動が徐々に可能となるが，注意深く触診すると患側の下顎頭は健側と比べて最大開口時にやはり最後まで前方移動し切っていない感じを認めることができる．

開口量に関しては，急性期には 10 ～ 35mm 程度に制限されていることが多く，硬性開口障害を呈する．患側の下顎頭の運動制限のため開口時に下顎は患側へ偏位する．慢性期に入ると，40mm 以上の開口が可能である場合もまれではなく，その場合には開口時や前方滑走時の下顎の患側偏位も小さくなる．両側の非復位性顎関節円板障害の場合には，開口路の偏位はほとんど認められない．

表４　非復位性顎関節円板障害の診断基準．

病　歴：次の１と２の両方あるいは３を認める．
　１．顎が引っかかって口が十分に開かなくなったことがある．
　２．開口が制限されて食事に支障をきたしたことがある．
　３．開口のたびにクリックが生じていたことがあるが現在はない．

診　察：次の診察に陽性所見を認める．
　　MRI 検査を利用できる場合は直ちに検査を行う．
　１．垂直被蓋を含んで強制最大開口距離が40㎜未満（40㎜以上＊）である．

以上の診察ののちにMRI検査を利用できない場合には，以下の臨床所見の診察を追加する．
　１．クリックの消失と同時に開口制限が生じた既往がある．
　２．触診により最大開口時に下顎頭の運動制限がある．
　３．開口路が患側に偏位する．
　４．強制最大開口時に顎関節部に痛みが生じる．
これらの臨床的診断基準のいずれも偽陽性所見，偽陰性所見である可能性はあるが，複数の基準を認めれば正診率は増加する．

註１：強制最大開口距離は臨床的に決定する．
註２：関節雑音（開口時クリックなど）の存在は本診断を除外することにはならない．
註３：＊は開口制限のない非復位性顎関節円板障害の場合

③ 顎関節画像検査

MRI にて関節円板の非復位性前方転位を認める（図２）．急性期には，最大開口時に下顎頭が関節隆起を越えず，下顎頭の前方移動量に著しい制限を認める．慢性期の場合，最大開口に伴う下顎頭の移動量は急性期に比べると大きいが，下顎頭は関節隆起頂部の直下あたりにあって健側と比べるとやや制限されていることが多い．また，約半数近くの症例に骨の組織の変形像を認め，変形性顎関節症が併存している．

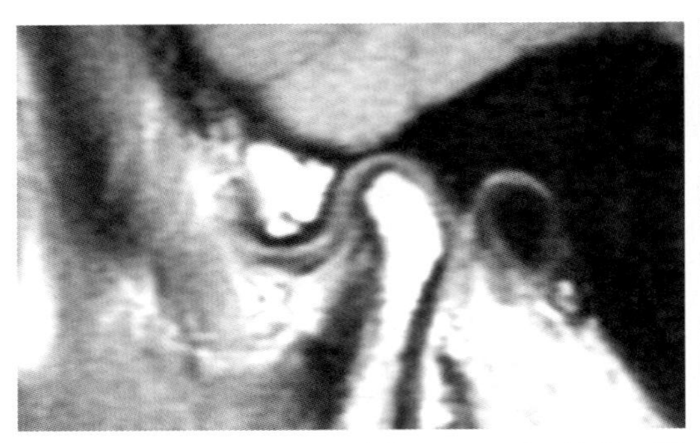 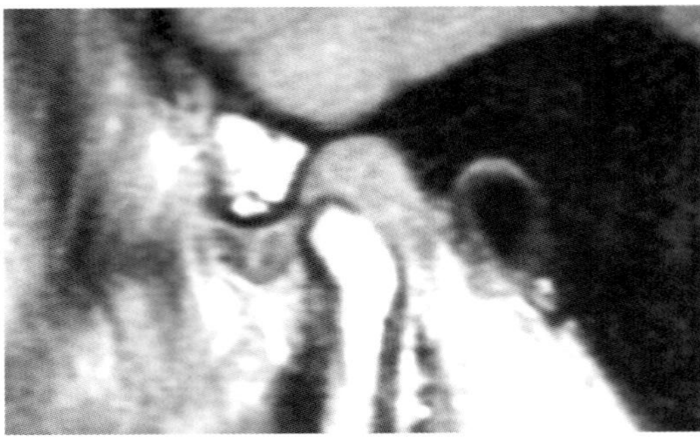

図２　非復位性顎関節円板障害の MR 画像（左側：閉口時，右側：最大開口時）.

④ 確定診断

確定診断は MRI 検査による．MRI が利用できない場合の復位性顎関節円板障害の診断は診断基準に述べたような病歴や臨床所見により診断を下す．Yatani ほか（1998）[8]，Orsini ほか（1999）[9] によれば，一つ一つの臨床所見による非復位性顎関節円板障害の正診率は必ずしも十分高いとは言えないが，確認された所見の数が増えるにつれて正診率が著しく向上するので，MRI 検査を行わなくても精度の高い診断を下せる場合が少なくない．

4）変形性顎関節症（Ⅳ型）

下顎頭，下顎窩および関節隆起の骨変化を伴う顎関節組織の破壊を特徴とする顎関節の退行性病変(degenerative joint disease, DJD)である．骨関節症(osteoarthritis/osteoarthrosis, OA)と同義である．膝，腰の変形性顎関節症と基本的には類似の臨床所見を示すが，変形性顎関節症では臨床的には顎関節の腫脹が比較的まれなことなど，他の四肢関節とは異なった症状を呈する．変形性顎関節症に伴う臨床症状は，患者により関節雑音のみ，軽度の顎関節痛，軽度の開口障害といった程度から著明な顎関節痛や開口障害を呈する場合まで多岐にわたる．関節円板の断裂や穿孔を伴う場合も多い．ほとんどの場合，非復位性顎関節円板障害に継発しているため，顎関節痛や開口障害などの臨床症状に関しては非復位性顎関節円板障害と類似している．

（1）臨床的特徴

初期には自覚症状はほとんどないが，中期から後期になると顎運動に伴ってクレピタスが生じ始めることが多く，患者がこれを自覚する．ただし，円板転位等により下顎頭の滑走運動が強く制限されている場合にはクレピタスは出現しないことも多い．顎関節痛障害を併存している場合，その痛みは基本的には運動痛で，大開口時や咀嚼時に痛みを認める．特に，咀嚼時痛は咀嚼開始時に強く，咀嚼を続けていると次第に痛みが減少するという特徴を有する．

開口量は制限されることが多いが，制限の程度にはばらつきがある．関節内の癒着病変を併発している場合は，著しい開口障害を呈することがある．また，X 線学的な異常像の程度と開口障害度は必ずしも比例しない．

（2）診断基準

病歴聴取および臨床的診察を行い，表５に示す診断基準を満たすかどうかを診断する．顎関節外側極部の圧痛が生じることが多い．程度の差はあるが，触診により下顎頭の運動制限を認める．診察によりクレピタスを認めなくても変形性顎関節症を否定できないため，病歴から変形性顎関節症が疑われる場合には，クレピタスを認める場合と同様に検査を進める．

表５　変形性顎関節症の診断基準．

病　歴：次のうち少なくとも一つの陽性所見がある．
1．過去30日間に，顎運動時あるいは顎機能時の顎関節部の雑音を認める．
2．診察時に患者から雑音があることの報告がある．

診　察：画像検査を利用できる場合は必ず検査を行う．
次の診察に陽性所見を認める．
1．開口運動，左右側方運動，前方運動のうち少なくとも一つの顎運動時に触診によりクレピタスを認める．

（３）顎関節画像検査

Ｘ線検査法としては，回転パノラマＸ線撮影あるいはパノラマ顎関節撮影法（いわゆる４分割撮影）が最低限必要である．また，より診断精度の高い検査法（断層Ｘ線撮影，CT，MRI，関節鏡など）が行える場合はそれらの所見を優先する．本来変形性顎関節症は慢性の進行性疾患であり，その病態は経時的に変化する．したがって，その病期によって，主病変部位が異なり，軟骨にのみ変化が生じた初期のステージではＸ線像上に変化は現れない．

（４）確定診断

変形性顎関節症の診断には，画像診断により関節構成骨の形態異常（変形）が認められることが必須条件である．しかしながら，画像上に現れている形態変化は，病状が進行中であること示す場合と，病的状態が鎮静化し，進行が止まった状態を示す場合があり，画像だけを見てその両者のどちらであるかを診断することは困難である．

とはいえ変形性顎関節症の診断につながる病的な画像所見として，以下のものが挙げられる．まず骨皮質の断裂を伴う吸収性骨変化（erosion）が挙げられる（図３）．特に下顎頭の関節面にみられることが多いが，関節隆起にみられることもある．骨吸収機転が進行し始めしていることを示す像であるとされている．続いて，最も荷重のかかる関節面に顕著な骨吸収が起こって偏平化するとともに下顎頭関節面の周囲に骨添加が起こることがある（marginal proliferation）．この骨添加は矢状面では突起状に見えることから骨棘（osteophyte）と呼ばれる（図４）．負担過重に対して生体が適応しようとした結果として，骨硬化が下顎頭の海綿骨まで拡がった像を呈することがある（generalized sclerosis）．吸収性変化を伴う下顎頭の縮小化が認められることもある

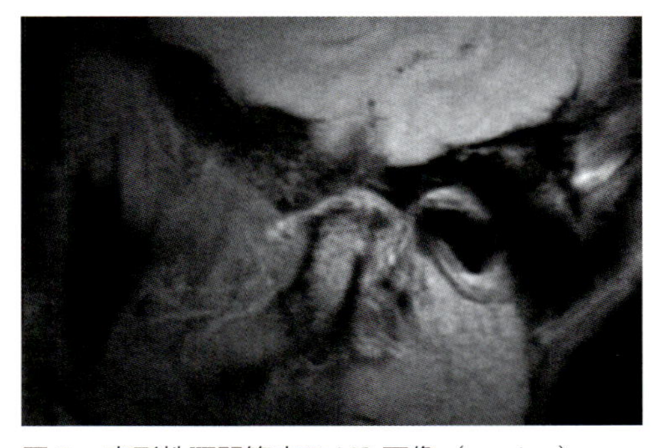

図３　変形性顎関節症の MR 画像（erosion）．

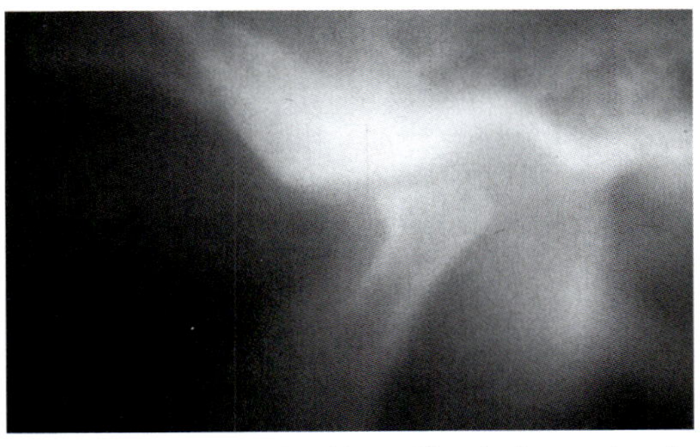

図４　変形性顎関節症の断層Ｘ線写真（osteophyte）．

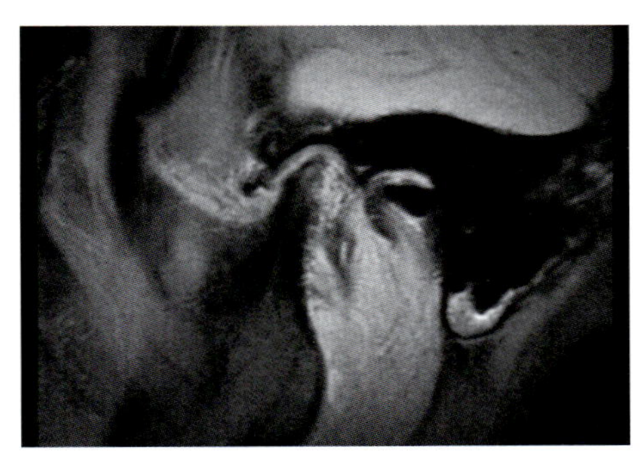

図５　変形性顎関節症の断層Ｘ線写真（atrophy）．

(atrophy)（図５）．骨吸収が急速に進行している場合には骨嚢胞(subchondral cyst)(図６)がみられることもある．また，関節軟骨の破壊，消失あるいは転位のない関節円板の穿孔，断裂が生じると，画像上で関節腔隙の狭小化（narrow joint space）として観察されることがある．

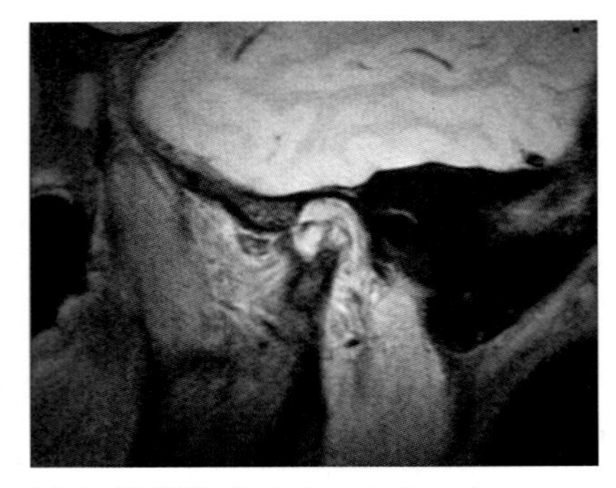
図６　骨嚢胞（subchondral cyst）

関節負荷に対する生体反応として，下顎頭の偏平化(flattening)，骨皮質の肥厚像（cortical sclerosis），骨皮質の陥凹像（concavity）あるいは浮遊石灰化物（calcified body）が観察されることがある．ただし，これらの画像所見は，退行性関節病変の決定的所見とはみなさず，normal variation，加齢，リモデリングあるいは退行性関節病変の前段階とみなす．すなわち，これらの画像所見単独では変形性顎関節症の確定所見とはならず，進行性であるか否かの経過観察を必要とする．

（矢谷博文）

【Ⅳ：１.】文献

1) Travell JG, Simons DG. Volume 1 Myofascial pain and dysfunction The trigger point manual The upper extremities. Baltimore：Williams & Wilkins；1983.45-102.
2) Dawson PE. Functional occlusion：From TMJ to smile design. St. Louis：Mosby Inc；2007. 65-72.
3) Westesson P-L, Bronstein SL, Liedberg J. Internal derangement of the temporomandibular joint：Morphologic description with correlation to joint function. Oral Surg Oral Med Oral Pathol 1985；59：323-331.
4) Anderson GC, Schiffman E Shellhas KP, Fricton JR. Clinical vs. arthrographic diagnosis of TMJ internal derangement. J Dent Res 1989；68：826-829.
5) Yatani H, Sonoyama W, Kuboki T Mastsuka Y, Orsini MG, Yamashita A. The validity of clinical examination for diagnosing anterior disk displacement with reduction. Oral Surg Oral Med Oral Pathol Oral Radiol Endod 1998；85：647-653.
6) Miller TL, Katzberg RW, Tallents RH, Bessette RW, Hayakawa K. Temporomandibular joint clicking with non-reducing anterior displacement of the meniscus. Radiology 1985；154：121-124.
7) 和嶋浩一，中川仁志，鈴木彰，小飼英紀，井川雅子，河奈裕正ほか：顎関節内障における臨床診断と顎関節腔造影診断の比較検討ー両側顎関節腔造影による評価ー．日顎誌 1990；2：279-289.
8) Yatani H, Suzuki K, Kuboki T, Matsuka Y, Maekawa K, Yamashita A. The validity of clinical examination for diagnosing anterior disk displacement without reduction. Oral Surg Oral Med Oral Pathol Oral Radiol Endod 1998；85：654-660.
9) Orsini MG, Kuboki T, Terada S, Matsuka Y, Maekawa K, Yamashita A. Clinical predictability of temporomandibular joint disc displacement. J Dent Res 1999；78：650-660.

２．顎関節症以外の顎関節・咀嚼筋の疾患あるいは障害

1）顎関節の疾患あるいは障害

（1）先天異常・発育異常

① 下顎骨関節突起欠損

まれな疾患で，発生時期から先天性のものと後天性のものに分けられる．先天的なものは，顔面の形成異常を伴う症候群に伴うことが多く，非症候群性のものはきわめてまれである．症候群に伴うものとしては，Hemifacial microstomia，Treacher Collins 症候群，Goldenhar 症候群などがあり，外耳の形態異常，横顔裂や上顎骨，側頭骨など隣接する器官や骨に発育異常を伴う．先天性のものは，下顎骨関節突起欠損に加え，下顎枝や筋突起，下顎骨体の発育不全を伴うことがある[1-3]．

下顎骨関節突起欠損は片側性が多く，顔貌は著しい非対称を呈し，下顎の健側への側方運動が制限され，開口時に下顎は患側へ偏位する．両側性の場合，小下顎症を呈する[3]．触診で患側下顎頭を触知できない．主訴は顔面の非対称や咀嚼障害が多く，痛みの訴えは少ない．パノラマＸ線検査とCTで下顎骨関節突起は完全に消失し，下顎枝は下顎切痕付近で平坦になっている．また関節隆起と下顎

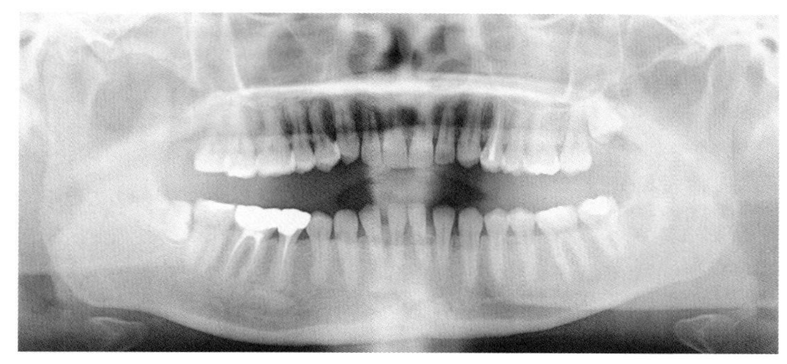

図１　下顎骨関節突起肥大
右側下顎頭は左側下顎頭に比べて肥大しているが，下顎頭形態を保持し，右側下顎枝が延長している．

窩は平坦化する．

② 下顎骨関節突起発育不全

下顎骨関節突起発育不全は，下顎骨関節突起欠損より多くみられる[1)]．本疾患は下顎頭の低発育あるいは不完全な形成によるものである．発生時期から先天性，後天性に区分され，先天的な発育不全は下顎骨関節突起欠損と同様に顔面に形成異常を示す症候群に伴うことが多い[4)]．後天的な発育不全は，下顎頭の成長時期に何らかの発育障害因子で惹起され，最も多い原因は幼児期や学童期における下顎頭の外傷である．片側性下顎骨関節突起発育不全は顔貌が非対称を示し，下顎は患側へ偏位し，偏位は開口で一層顕著になる．両側性の場合，小下顎症を呈する．咬合は過蓋咬合や上顎前突を示すことが多い．パノラマＸ線像やCT像で患側下顎頭の矮小と平坦化，下顎枝の短縮，筋突起の延長，骨体部の縮小などが観察される．

③ 下顎骨関節突起肥大

下顎頭がその形態を保持して肥大する比較的まれな疾患である[1)]．病因としては，外傷や遺伝，炎症，ホルモン異常などが考えられるが，その解明は不十分である[1,3,5,6)]．片側性に発症することが多く，女性に多い．肥大が著しい場合，顎関節部に膨隆を触知する[3)]．顎関節は無症状のことが多いが，顎関節痛や下顎の運動障害，関節音を生じることがある．患側下顎枝は延長し，患側顔面の延長とオトガイの健側への偏位のため，顔貌は非対称になる．交叉咬合を示し，著しい場合は患側に臼歯部開咬を生じ，咬合不全による機能障害をきたす[3,5,6)]．パノラマＸ線検査やCTで，下顎頭の肥大と下顎枝の延長がみられる（図１）．

④ 先天性二重下顎頭

さまざまな深さの溝が下顎頭を二分し，おのおのの関節面は突出している．下顎頭が分裂する方向は内外が多いが，前後の場合もあり，三重下顎頭の報告もある[1,7,8)]．胎生期の栄養血管の障害や外傷など多くの説はあるが，病因は不明である．多くは無症状で，パノラマＸ線検査で偶然見つかることが多いが，顎関節症状を呈することもある．前述の下顎骨関節突起の先天異常・発育異常と異なり，顎関節機能や下顎骨の成長発育にほとんど影響を与えないが，顎関節強直症を合併することがある[8)]．

CT像やMR画像が二重下顎頭の外形を観察するのに適する．まれな病変とされてきたが，近年CTやMRIの普及で報告が増えている．

（２）外傷

① 顎関節脱臼

関節脱臼は下顎頭が下顎窩から前方，後方あるいは上方に転位し，顎運動障害が生じた状態をいう．脱臼には不完全脱臼と完全脱臼があり，前者は患者自身が整復できる脱臼で，後者は患者自身で整復できない脱臼をいう．顎関節脱臼の誘発または発症原因は，過度の開口，歯科治療，気管挿管，打撲，顎骨骨折，外力の作用，嘔吐などが挙げられる．関節脱臼の症状としては，両側性であれば下顎の前下方偏位による閉口障害，顔面の延長，鼻唇溝の消失，耳前部の陥凹とその前方の外方への突出が認められる．また片側性の脱臼では，前述の症状がすべて片側性に生じる．流唾や発音障害，咀嚼，嚥下障害も認められる．発症の因子としては，関節包や靭帯，筋肉の弛緩や下顎窩の平坦化と過度の開口運動が挙げられ，さらにコントロールできない筋症状（筋ジスキネジー）によるものもあり，診断には医療面接による十分な問診と画像所見を要する．

治療法としては，徒手的整復術が基本であり，整復後は弾性包帯や抑制帯を用いた開口制限により再発予防をはかる必要がある．陳旧性（発症後 4 週以上）や習慣性などの整復後の安定がはかられない症例では，前方障害形成術や関節結節切除術などの外科療法が適応となる．

② 顎関節の骨折

顎関節外傷の代表的なものは骨折であるが，骨折部位により，下顎頭骨折，下顎頸部骨折（高位，低位），関節突起骨折に分けられる．特に下顎頭部骨折は関節包内に骨折線が及ぶことが多く，顎関節内骨折となり，その他は顎関節外骨折と捉えることができる．関節突起より上位の骨折は，下顎骨骨折全体の 18 ～ 31％を占め，反対側からの外力に伴う介達骨折による受傷も珍しくない．

骨折による小骨片の位置から以下の分類に分けられる．

非転位骨折：骨折線はあるものの変位がないもの

偏位骨折：骨片が傾斜している状態

転位骨折：骨片が完全に離開し，重ね合っている状態

脱臼骨折：下顎窩から逸脱し，脱臼している状態

これらの様相は，単純レントゲン写真では分かりにくい症例でも，CT 検査による三次元構築画像では容易に診断が可能である．MR 画像は，関節腔内の血腫や浸出液の貯留を診断することができるため，術後の機能訓練時期や関節腔内洗浄併用の判断の助けとなる．後遺症としては，咬合異常（開咬，非対称），偽関節，強直症，開口障害などが挙げられる．顎関節部の骨折を受傷した際の症状としては，顎関節部の腫脹，痛み，オトガイ部・下顎骨体部からの外力による耳前部周囲の痛み，耳出血，外耳道腫脹・圧痛，咬合不全，開口障害，開口時の偏位（片側：オトガイ部の患側偏位，両側：下顎後退）などが代表的である．陳旧性骨折の場合は著しい関節形態の変化を呈することが多く，開口障害，顔面非対称，下顎後退症と開咬症を呈することがある．

（3）炎症

関節炎は外傷，感染，関節リウマチやその近縁疾患，代謝性疾患など多くの原因によって発症し，関節内の病態は滑膜炎である．顎関節に単関節性に発症する関節炎としては，非感染性顎関節炎（外傷性顎関節炎，反応性顎関節炎，偽痛風）と感染性顎関節炎がある．

① 非感染性顎関節炎

i ）**外傷性顎関節炎**：顎関節部の外傷のなかで，硬組織に明らかな異常を認めないものに外傷性顎関節炎がある．オトガイ部を強打することにより外力が顎関節部に伝わり，関節炎を起こすことをいう．

ii）**反応性顎関節炎** [9,10]：反応性関節炎（ReA）は，「微生物感染後に生じる無菌性関節炎」と理解されており，クラミジアや赤痢菌などの感染を契機に HLA-B27 陽性者に無菌性関節炎を引き起こす自己免疫疾患と考えられている．尿道炎や細菌性腸炎（下痢症）に罹患後 1 か月以内に発症する急性無菌性関節炎で，通常，非対称性に膝，足，手関節などの大関節に生じる．指や趾はソーセージ状に腫脹し，経過中に無菌性の尿道炎や前立腺炎，結膜炎や虹彩炎を合併する．ときに，無痛性口内炎を生じることもある．検査所見としては，リウマチ因子陰性，抗核抗体

陰性で患者の60～80％がHLA-B27陽性である．また，滑液中に生菌は認められず，細菌菌体成分やDNAが検出される．急性期ReAには，NSAIDs投与，ステロイド剤の関節内注入などで対応する．ReAはself-limitingな疾患とされているが，約20％が慢性持続性関節炎や脊椎炎に移行する．このような症例は抗リウマチ薬の適応で，最近では抗サイトカイン療法も試みられている．ReAが顎関節に発症することはきわめてまれながら報告例はあり[10)]，その臨床症状は，顎関節症様の症状に加え顎関節部の自発痛を呈する．

② 感染性顎関節炎

感染性関節炎は，さまざまな病原体が関節内に侵入し，発症する関節炎を意味する．化膿性関節炎は，細菌感染によって関節腔に惹起される化膿性炎症であり，起炎菌は黄色ブドウ球菌によるものが多いが，さまざまな菌が原因菌になりえる．確定診断は関節穿刺で採取した関節液の細菌培養で行われるが，原因菌が同定されないことも多い．感染経路は，関節近傍の化膿性炎症（下顎骨骨髄炎などの歯性感染，外耳道炎，中耳炎や耳下腺炎）からの直接波及，遠隔臓器からの血行感染，開放性骨折や穿通性外傷あるいは関節穿刺があるが，不明なこともある．一方，化膿性顎関節炎が咀嚼筋隙に感染を波及することもある．

下顎頭周囲は豊富な血管網があるため血行がよく，また血管滑膜関門および下顎頭の滑走によるポンプ作用により細菌の侵入があっても容易に感染に至らないこと，さらに抗菌薬の普及によって，今日，化膿性顎関節炎は比較的まれな疾患になった[11)]．臨床症状としては，顎関節部の痛みやびまん性の腫脹と硬結，熱感，圧痛を生じる．関節痛は強い自発痛で，顎運動で悪化する．関節の可動性は著しく制限され，開口障害を生じる．関節液の貯留により関節腔が拡大して下顎頭が圧排されるため，下顎の健側への偏位と患側臼歯部に開咬を生じる．全身症状としては発熱を生じ，臨床検査で白血球増多，赤沈亢進，CRP高値がみられる[3)]．

パノラマX線検査は化膿性関節炎の早期診断に適さないが，関節液が貯留すると患側関節裂隙が拡大し，下顎頭の前方偏位と滑走制限がみられる．MR画像は関節液の貯留と顎関節周囲の蜂窩織炎の評価に優れ，T2強調像で高信号を呈する．また下顎頭の骨髄信号変化（T1強調像で広範囲の信号低下，脂肪抑制T2強調像で信号上昇）があれば，骨髄炎の合併を疑う[12)]．炎症が進行すると，下顎頭や下顎窩の骨破壊を生じ，顎関節の線維性強直症，さらに骨性強直症に移行することがある．

③ 偽痛風

偽痛風は，ピロリン酸カルシウム（CPPD）結晶が関節内に漏出することで，発症する急性痛風性関節炎に類似した発赤と関節痛を呈する結晶性関節炎である[13)]．多くは高齢者の膝に生じる．顎関節の偽痛風は，顎関節部に腫脹と強い痛みを伴う急性炎症症状に加え，開口障害や下顎の健側への偏位，咬合不全を生じる[14)]．

MR画像のT2強調像で関節液の貯留がみられるが，特異的所見ではない．血液中の尿酸値は正常で，確定診断は関節液から偏光顕微鏡によるCPPD結晶を証明することで行う．まれに関節近傍にCPPDが大量に沈着して，有痛性あるいは無痛性の腫瘤を形成することがあり，腫瘤性ピロリン酸カルシウム結晶沈着症あるいは結節性偽痛風と呼ばれ，顎関節が好発部位である．CT像で顎関節周囲に石灰化を伴った結節性の腫瘤として描出される．肉眼的に周囲との境界が明瞭な腫瘤を形成し，割面は白色のチョーク様の外観を呈する[13,15)]．

（4）腫瘍および腫瘍類似病変

滑膜関節に生じるさまざまな良性・悪性腫瘍および腫瘍類似病変が顎関節にも発症するが，比較的まれである．顎関節に腫瘤を形成する腫瘍類似病変としては，滑膜性骨軟骨腫症などがあり，良性腫瘍としては色素性絨毛結節性滑膜炎，骨軟骨腫，骨腫，軟骨腫，巨細胞肉芽腫，類骨腫，軟骨芽細胞腫などがあり，悪性腫瘍では骨肉腫，軟骨肉腫などがある[1,15)]．

① 滑膜性骨軟骨腫症

滑膜間質細胞の軟骨化生により多発性に軟骨結節が増生する病因不明の良性病変である．軟骨結節の数はさまざまで，滑膜から分離して関節内遊離体となって，関節液に栄養されて増大することがある．また，軟骨結節は石灰化や軟骨内骨化をきたすことがある[15,16]．

顎関節の滑膜性骨軟骨腫症は，顎関節に生じる腫瘍および腫瘍類似病変のなかで最も発生頻度の高い疾患である．臨床症状は，顎関節痛や開口障害，関節音，徐々に進行する耳前部の腫脹等である．また遊離体嵌頓による突然の激痛やロッキングを呈することがある．上関節腔に発生することが多く，下顎窩の骨を吸収して，頭蓋内に進展することがある[17]．

パノラマX線像やCT像で軟骨結節が石灰化や骨化した場合，点状や結節状の不透過像がみられるが，不透過像がない場合，診断は困難である．MR画像で関節液の貯留により拡張した関節腔内に多発する腫瘤が描出され，診断の有用性は高い（図２）．遊離体により関節内皮質骨に圧排性骨浸食を生じ，二次性変形性顎関節症へ移行することがある[17]．

② 色素性絨毛結節性滑膜炎

滑膜の線維組織球性増殖疾患であり，ヘモジデリンの沈着を伴う滑膜の絨毛状や多結節状の増殖を特徴とする[16]．WHO分類のびまん型腱滑膜巨細胞腫と同義であり，中間群の局所破壊性腫瘍に分類されており，炎症ではない[15,19]．まれに顎関節に発症し，臨床症状は，顎関節部の有痛性あるいは無痛性の腫脹，開口障害，関節痛である．また耳閉感や難聴を伴い，しばしば頭蓋骨内進展を伴う[15,18,19]．CT像で骨浸食像と関節周囲の軟部組織の腫脹などが描出され，MR画像ではヘモジデリン沈着によりT1，T2強調像で不均一な低信号を示す[16,19]．

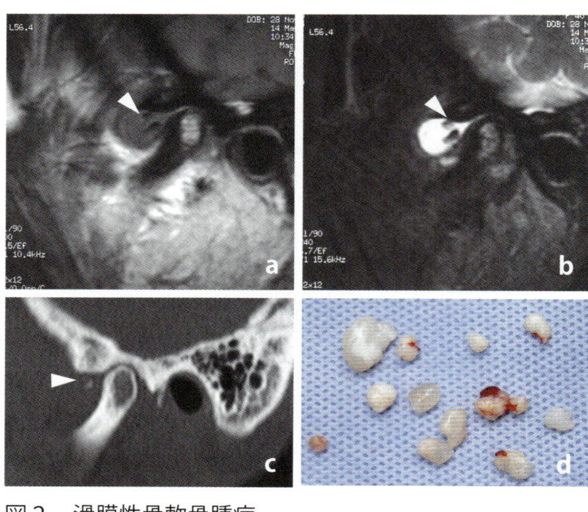

図２　滑膜性骨軟骨腫症

a，b：顎関節の閉口時矢状断MR画像．プロトン密度強調像（a）と脂肪抑制T2強調像（b）で，下顎頭前方で上関節腔が拡大し，その内部に低信号を呈する複数の遊離体（矢頭）がみられる．

c：再構成像によるCT矢状断像．関節結節の下方に骨化した遊離体（矢頭）がみられる．

d：摘出した遊離体の肉眼像．十数個の軟骨結節からなる関節内遊離体．顎関節でも100個以上の遊離体を生じる場合がある．

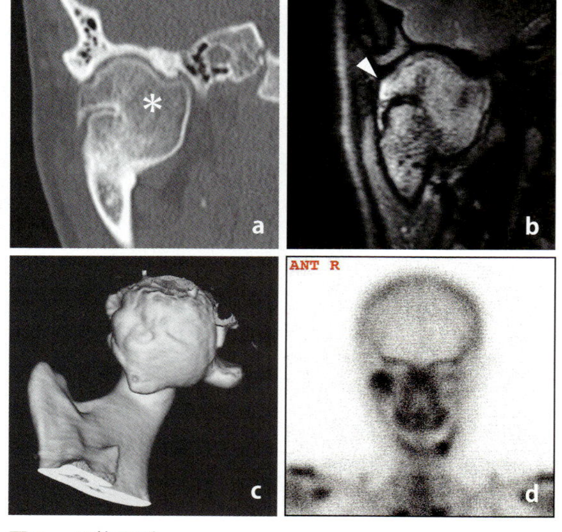

図３　骨軟骨腫

a：再構成像によるCT冠状断像．下顎頭内側から有茎性に生じた腫瘤（＊印）がある．腫瘤は下顎頭の皮質骨と骨髄に連続している．

b：aに相当する閉口位の脂肪抑制T2強調MR画像の冠状断像．腫瘤の外側に高信号域があり，軟骨帽を反映している（矢頭）．

c：3D-CT画像．下顎頭内側から発生した腫瘤が分葉状を呈している．

d：骨シンチグラフィ．右側顎関節付近に強い集積像を認め，骨軟骨腫が増大傾向にあることを示す．

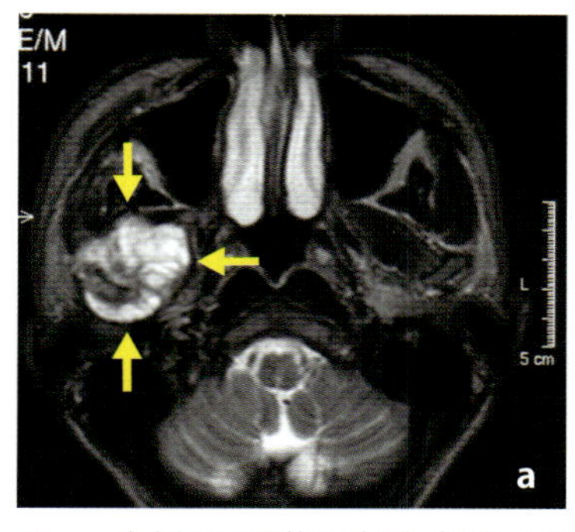

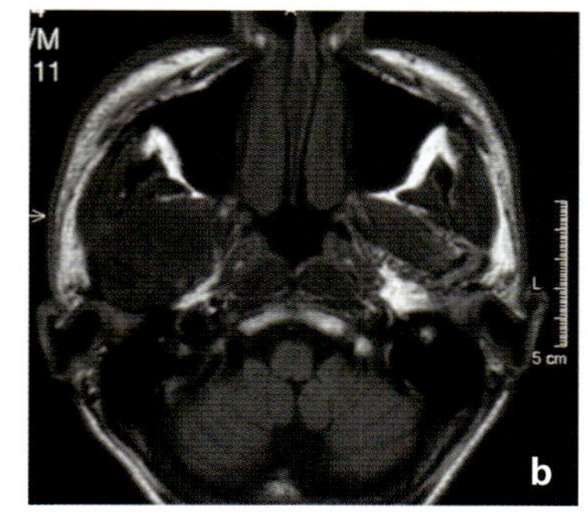

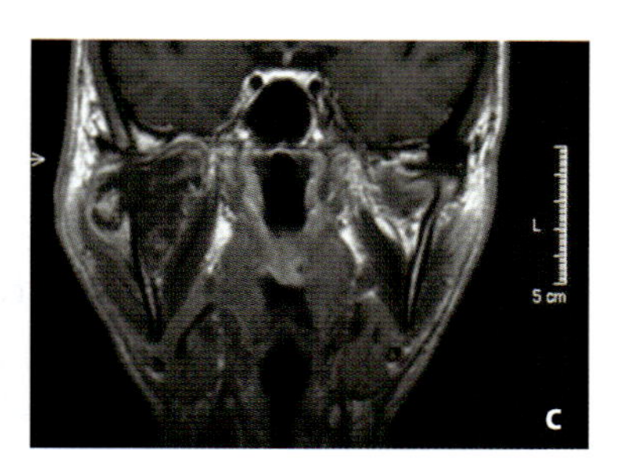

図４　右側下顎頭軟骨肉腫（佐賀大学医学部　久保田英朗先生提供）
右側下顎頭軟骨肉腫　a，b：水平断 MR 画像，T2 強調像で下顎頭を中心に高信号域を認める．
c：前額断 MR 画像では下顎孔の位置まで腫瘍の拡大を認め，オトガイ神経領域の知覚異常を生じていた．

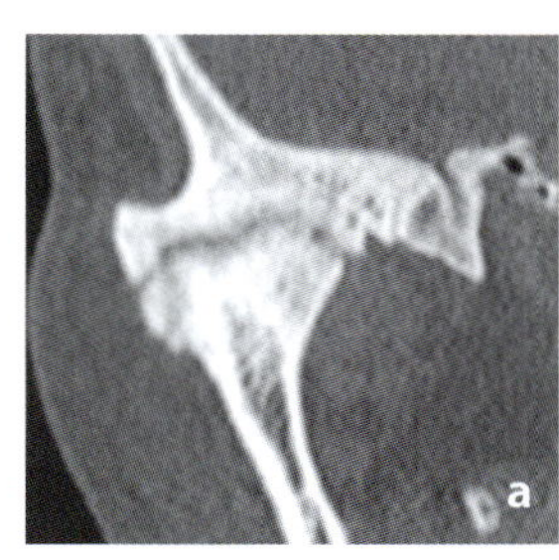

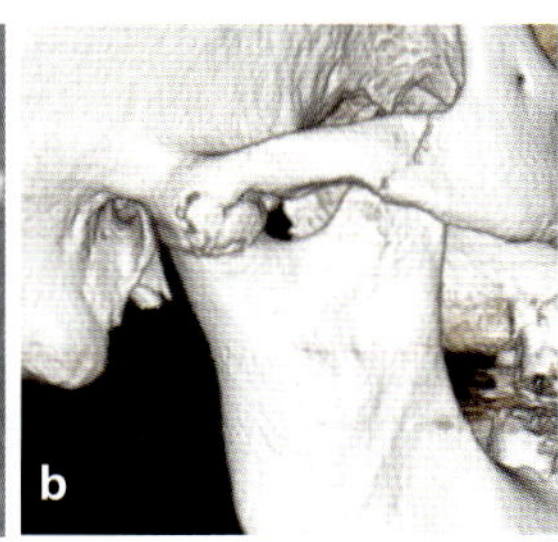

図５　骨性顎関節強直症
a：再構成像による CT 冠状断像．下顎頭と下顎窩は骨硬化し，関節間隙は非常に狭小化して，一部消失している部位があり，骨性癒着している．
b：3D-CT 画像．下顎頭の外側を覆うように下顎窩から骨が形成されている．

③ 骨軟骨腫

骨軟骨種は，母床と連続する正常骨皮質，骨髄を有する隆起性病変で，隆起の先端表面に軟骨帽があり，次第に骨化する．軟骨肉腫に悪性転化しうる[20]．下顎頭に発生する骨軟骨腫は緩慢に増大し，下顎頭自体の増大がなく有茎性に腫瘤が発育する腫瘤型と下顎頭の原型が比較的保たれ，下顎頭の一部が無茎性に増大する肥大型がある[21]．病理組織学的に下顎骨関節突起過形成との鑑別は困難とされ，下顎頭が分葉状の増大を示す点が骨軟骨腫の診断の根拠とされる．

臨床症状は，関節部の膨隆や関節痛や関節音，開口障害である．肥大型では患側下顎枝が延長し，下顎の健側への偏位と患側臼歯部に開咬を生じる．腫瘤型では自覚症状が乏しいことから発見が遅れることが多い．画像所見として，パノラマＸ線像や CT 像で下顎頭部に不透過性の腫瘤がみられる．MR 画像では T1 強調像で低～中信号，T2 強調像で軟骨基質を反映した高信号を呈する（図３）．

④ 原発性顎関節悪性腫瘍

顎関節構成体から発生する悪性腫瘍の発症頻度はきわめて少ないが，致死的疾患であり，顎関節症や他の顎関節疾患との鑑別診断を行ううえで考慮されるべき疾患である．軟骨肉腫（図４）が多く，骨肉腫や線維肉腫，Ewing 肉腫などの報告がある．臨床症状としては，顎関節部の腫脹や顎運動で変わらない持続性疼痛，開口障害，咬合異常，三叉神経痛領域の知覚異常，聴力障害などがあり，これらが急速に進行する[22,23]．

（５）顎関節強直症

関節強直症とは可動性関節の持続的な可動性の減少，あるいは持続的な不動化と定義される．顎関節強直症では下顎頭の可動性が著しく障害され，強度の開口制限のため，摂食や咀嚼，会話，口腔衛生に障害を来たし，生活の質が低下する[1,3]．顎関節に痛みを伴わないことが多い．本病変は片側性に発生することが多く，組織性状によって線維性強直と骨性強直に分けられる．

顎関節強直症の原因は，近年，関節突起骨折などの外傷が大半であり，その他に化膿性顎関節炎，関節リウマチや乾癬性関節炎などの非感染性関節炎，顎関節腫瘍，顎関節の手術によるものが挙げられる．また変形性顎関節症から顎関節強直症に移行する症例もある．抗菌薬の普及で化膿性顎関節炎がまれになったため，感染から継発する顎関節強直症は減少した．

幼少期に顎関節強直症が発症した場合，下顎骨関節突起と下顎窩の形成不全などの著しい形態異常に加え，下顎骨の発育が抑制されるため，片側性の場合は下顎骨が患側偏位して顔貌が非対称となり，両側性の場合は小顎症になって鳥貌を呈する[24]．線維性顎関節強直症では多少の開口は可能であるが，開口時の患側への著明な偏位と健側への側方運動が重度に制限される．X 線検査で関節裂隙は確認できるが，開口による下顎頭の滑走は認められない．骨性顎関節強直症では開口が非常に困難になり，側方や前方運動はほとんど不可能になる．パノラマ X 線検査や CT 検査で，下顎頭と下顎窩が骨組織によって癒着し，変形と関節裂隙の消失がみられる（図５）[24]．

（6）上記に分類困難な顎関節疾患

本項目に該当する顎関節疾患としては，進行性（特発性）下顎頭吸収，囊胞性疾患，骨壊死性疾患（離断性骨軟骨炎），腫瘤性ピロリン酸カルシウム結晶沈着症（偽痛風を参照），線維性骨異形成症，関節隆起の過形成等が挙げられる．

① 進行性（特発性）下顎頭吸収

進行性下顎頭吸収は原因不明の進行性の下顎頭吸収とそれに伴う同部の体積の著明な減少が短期間で生じる後天性疾患である．特発性下顎頭吸収とも呼ばれる[25,26]．多くは両側性に生じ，どの年代にも発症するが，15 ～ 35 歳の女性に好発し，40 歳以上ではまれである（図６）．

正確な発症の原因や機序は不明だが，関節リウマチや全身性エリテマトーデスなどの全身疾患，あるいは矯正治療・手術，特に小下顎症に対する下顎骨前方移動術との関連が推察されている．

下顎頭が吸収する結果，下顎枝高径の短縮や下顎の後退，下顎骨の時計回り回転により開咬を生じる，下顎頭の可動域の減少や顎関節痛を生じることがある．

パノラマ X 線検査で下顎頭は小さく，スパイク状の外形を呈し，下顎頭の皮質骨は吸収されて消失する．骨シンチグラフィーは本疾患の活動期に取り込みが増加するため，活動期と非活動期の診断に有用である．また MR 画像で関節円板転位を認めることが多い[26]．

② 顎関節の囊胞性疾患

顎関節の囊胞性疾患としては，ガングリオンと滑膜囊胞，下顎頭内に発生する単純性骨囊胞がある．ガングリオンは関節包や腱鞘から生じる粘液を含む単房性あるいは多房性の非腫瘍性囊胞性病変[16]で，顎関節に発生することはまれである．顎関節のガングリオンの主な症状は耳前部の腫脹と痛みが

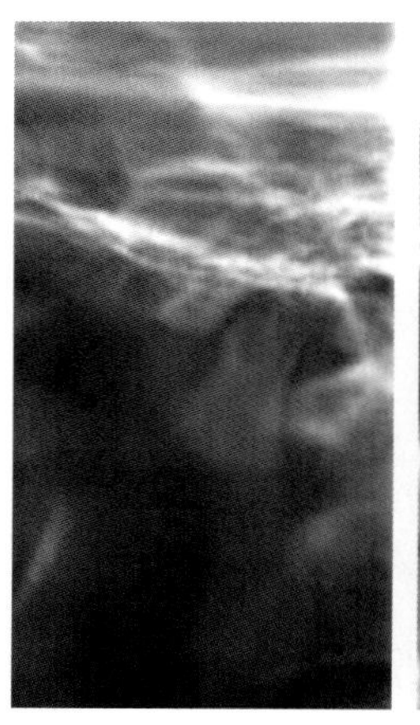

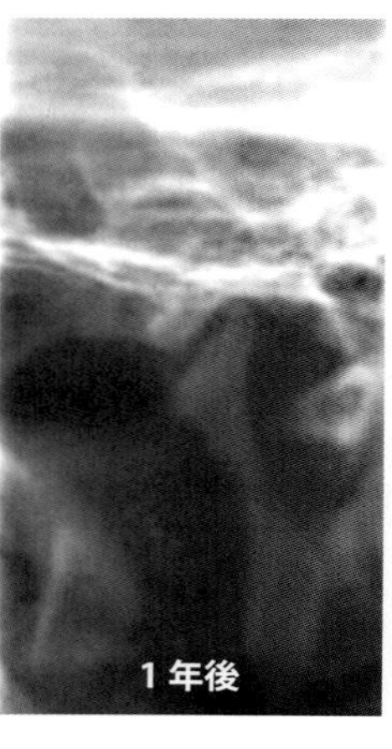

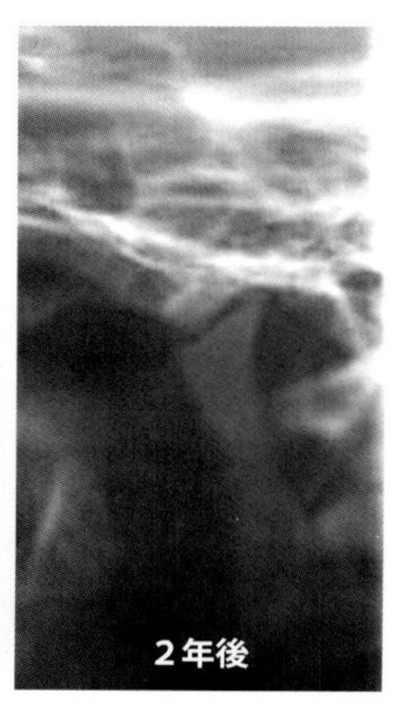

図６　進行性（特発性）下顎頭吸収
経時的に撮影されたパノラマ顎関節 X 線像（四分画の閉口位）．左下顎頭が進行性に吸収し，縮小している．
（文献 27 より引用）

多く，開口障害を生じることは少ない[28]．腫瘤の大きさは１～２cm であることが多く，基底部で関節包に付着するため，可動性は不良で皮膚との癒着はない．内溶液は黄色透明のゼリー状で緊満するため硬く触れる．非常にまれに下顎頭の骨内に生じることがある[29]．

ガングリオンと関節腔との交通はなく，病理組織検査で裏層上皮はない．裏層上皮がある場合，滑膜嚢胞と診断される．MR 画像で下顎頭外側の関節包に付着する境界明瞭な腫瘤として描出され，T1 強調像で低信号，T2 強調像で著明な高信号を呈する[28]．

（濱田良樹〈（３）- ① ii）のみ〉，千葉雅俊，山内健介，高橋　哲）

【Ⅳ：2．1)】文献

1) Sarnat BG, Laskin DM．河村洋二郎監訳．顎関節疾患―診断と治療方針―，第 3 版．東京：医歯薬出版；1982．153-194.
2) 飯田明彦，高木律男，福田純一，池田順行，田中裕．先天性両側下顎関節突起欠損の 1 例．口科誌 2006；55：187-192.
3) 高田和彰．顎関節疾患．宮崎正編．口腔外科学．東京：医歯薬出版；1991．585-612.
4) 山口徹太郎，澁澤龍之，中島還，高橋満理子，藤川泰成，眞宏太郎．重度の両側下顎関節突起形成不全症例における機能評価．日顎誌 2010；22：92-97.
5) 久保田耕世，佐藤寿，榊宏剛，小山敏朗，木村博人，小松賢一．下顎頭過形成の 1 例．日顎誌 2004；16：201-204.
6) Rajkumar GC, Muralidoss H, Ramaiah S. Conservative management of unilateral condylar hyperplasia. Oral Maxillofac Surg 2012; 16: 201-205.
7) Sala-Pérez S, Várzquez-Delgado E, Rodríguez-Baeza A, Gay-Escoda C. Bifid mandibular condyle. JADA 2010; 141: 1076-1085.
8) Balaji. SM: Bifid Mandibular condyle with tempromandibular joint ankylosis- a pooled data analysis. Dental Traumatology 2010; 26: 332-337.
9) 小林茂人．脊椎関節炎診療―従来の常識からの脱却を目指して―6. 反応性関節炎（reactive arthritis）．Modern Physician 2010；30：1525-1528.
10) 太田和俊，杉和洋，鶴田博文，野田信夫，牧正啓，篠原正徳．開口障害を生じたライター症候群の 1 例．日顎誌 2000；12：240-245.
11) 市來剛，井川加織，高森晃一，鹿嶋光司，迫田隅男．急性化膿性顎関節炎が疑われた 1 例．日顎誌 2010；22：98-101.
12) 神島保，野島孝之．感染症．福田国彦，杉本英治，上谷雅孝，江原茂編．関節の MRI．東京：メディカル・サイエンス・インターナショナル；2013．257-278.
13) 神島保，野島孝之．ピロリン酸カルシウム結晶沈着症．福田国彦，杉本英治，上谷雅孝，江原茂編．関節の MRI．東京：メディカル・サイエンス・インターナショナル；2013．232-236.
14) 服部宇，水谷英樹，川合道夫，上田実．顎関節上関節腔洗浄療法にて症状緩解したピロリン酸カルシウム結晶症の 1 例．日口外誌 2000；46：490-492.
15) 小田義直．顎関節領域に発生する腫瘤性病変の鑑別診断．病理と臨床 2009；27：218-224.
16) 青木隆敏，久岡政典．腫瘍・腫瘍類似病変．福田国彦，杉本英治，上谷雅孝，江原茂編．関節の MRI．東京：メディカル・サイエンス・インターナショナル；2013．319-347.
17) 角美佐，佐野司ほか．顎関節．福田国彦，杉本英治，上谷雅孝，江原茂編．関節の MRI．東京：メディカル・サイエンス・インターナショナル；2013．673-683.
18) Romañach MJ, Brasileiro BF, León JE, Alves DB, de Almeida OP, Vargas PA. Pigmented villonodular synovitis of the tempromandibular joint: case report and review of the literature. Oral Surg Oral Med Oral Pathol Oral Radiol Endod 2011; 111: e17-e28.
19) 大山定男，小川千晴，内田育宏，吉田俊一，莇生田整治，船田信顕．顎関節に発生したびまん型腱滑膜巨細胞腫の 1 例．日口外誌 2017；63：204-209.
20) 上野英子，江原茂．骨軟骨腫，内軟骨腫．福田国彦編．骨軟骨腫軟部画像診断のここが鑑別ポイント．東京：羊土社；2007．26-27.
21) 兼子光生，藤林孝司，高橋雄三，上田昌義，榎本昭二．顎関節陳旧性脱臼をきたした下顎頭部骨軟骨腫の 1 例と文献的考察．日口外誌 1990；36：400-411.
22) 小村健，原田浩之，前田顕之．顎関節悪性腫瘍の診断と治療．口腔腫瘍 2000；12：391-395.
23) Garzino-Demo P, Tanteri G, Tanteri, G. Chondrosarcoma of the temporomandibular joint: a case report and review of the literature. J Oral Maxillofac Surg 2010; 68: 2005-2011.
24) 藤澤健司，飛梅悟，鎌田伸之，長山勝，山之内浩司．高度な骨性癒着をきたした顎関節強直症の 1 例．日顎誌 2002；14：222-226.
25) Wolford LM, Cardeanas L. Idiopathic condylar resorption: doagnosis, treatment protocol, and outcomes. Am J Orthod Dentofacial Orthop 1999; 116: 667-677.
26) Papadaki ME, Tayebaty F, Kaban LB, Troulis MJ. Condylar resorption. Oral Maxillofacial Surg Clin N Am 2007；19：223-234.
27) Nogami S, Yamauchi K, Satomi N, Yamaguchi Y, Yokota S, Abe Y, Takahashi T. Risk factors related to aggressive condylar resorption after orthognathic surgery for females: retrospective study. Cranio 2016；35：250-258.
28) Okochi K, Nakamura S, Tetsumura A, Honda E, Kurabayashi T. Magnetic resonance imaging of the temporomandibular joint cyst. Oral Surg Oral Med Oral Pathol Oral Radiol 2012; 113: 827-831.
29) 嵐山貴徳，高木律男，小林龍彰，福田純一，長島克弘，鈴木誠．下顎頭の骨内に発生したガングリオンの 1 例．日口外誌 2002；48：584-587.

2）咀嚼筋の疾患あるいは障害

（1）筋萎縮

筋萎縮とは，一定の大きさに発達した筋肉がその容積を減じることであり[1)]，代表的な疾患として，下位運動ニューロン障害による神経原性の筋萎縮性側索硬化症，脊髄性筋萎縮症，球脊髄性筋萎縮症などがあり，また，筋自体の障害で起こる筋原性筋萎縮として，筋ジストロフィー，多発性筋炎，先天性ミオパチーなどがある．これらの疾患では，四肢筋群の他，舌筋や咀嚼筋にも筋萎縮を発現することが報告されている[2)]．

進行性顔面半側萎縮症は，原因不明の顔面半側の軟骨，軟組織の進行性の萎縮を呈する疾患であり，咀嚼筋の筋萎縮もみられる[3)]．顎骨骨折や顎変形症治療後の顎間固定などにより関節が２～３週間にわたり固定されると，筋の廃用により萎縮する．これを廃用性筋萎縮という．筋の収縮性タンパク質の減少により，筋力低下も招く[4)]．神経切除や腱切除，筋切除，骨形成によっても筋萎縮は発症する．下顎角切除後には筋線維自体の萎縮により咬筋の体積が30％減少するという動物実験報告もある[5)]．

放射線治療[6)]や，髄膜腫などによる三叉神経損傷，麻痺によっても咬筋萎縮が生じる．高齢者では，加齢変化として筋線維の断面積の減少が起こり，老人性筋萎縮をきたす[4)]．治療に際しては，筋萎縮の原因を的確に診断し対応することが重要であるが，神経原性筋萎縮，筋原性筋萎縮ともに原因治療は困難である．また原疾患が改善されても，萎縮した筋が回復するには時間を要する．

（2）筋肥大

筋肥大は，筋線維におけるタンパク合成の増加による筋の生理的横断面積の増加，すなわち筋線維の肥大である．筋線維数の増加はみられない[4)]．筋力トレーニングによっても生理的に筋肥大は生ずる．咬筋肥大症は，炎症または腫瘍などの器質的疾患によらず，両側性または片側性に咬筋の肥大をきたす疾患である．通常は痛みや開口障害を呈さない．Legg[10)]が報告して認識されるようになったが，この報告症例は腫脹を繰り返し，嘔気を伴うなど典型的な本疾患とするには疑わしく[8)]，Duroux[9)]の無痛性の両側症例の報告が最初といわれている[8)]．

Riefkohl ほか[10)]の報告では，咬筋肥大症の初診時年齢は平均 30 歳で，男性 57%，女性 43％，片側症例が 40%，両側が 60% であり，石橋ほか[11)]の報告では，25.6 歳，男性 52%，女性 48％，片側 70%（左側 11 例，右側 5 例），両側 30% となっている．Gurney[12)]は咬筋肥大症の原因について，歯ぎしりや歯の食いしばりなどによる労働性肥大説を唱えたが，Bloem ほか[8)]は，通常は咬筋以外の同側の筋では肥大がみられないことや，また異常な歯の摩耗のない症例もあるとして労働肥大説に反論している．咬筋肥大症に対して審美的改善が必要な場合は，口腔内アプローチによる下顎角切除術や，咬筋深部の部分的切除術が推奨されている．ボツリヌス菌注射も有用と報告されている[13)]．

（3）筋炎

①特発性筋炎

多発性筋炎は，四肢筋群の筋力低下，萎縮，筋痛を呈する自己免疫疾患である．皮膚症状の合併したものを皮膚筋炎という．多発性筋炎の代表的な罹患部位は下肢および上肢の筋であるが，福永ほかによれば，頸部に 40%，顔面筋に 11.7％発症している[14)]．

②感染性筋炎

化膿性筋炎は，細菌感染により炎症を呈する筋炎で，悪寒や高熱に始まり，筋痛を訴える．咀嚼筋炎では次第に開口障害を呈する．咬筋炎や側頭筋炎では皮膚の発赤，腫脹もみられる（図 7）．単独の筋に限局していることもあるが，蜂窩織炎や顎骨炎を合併した広範囲に及ぶこともある．CT 像などの画像所見で咬筋内の膿瘍が確認できる（図 8）．

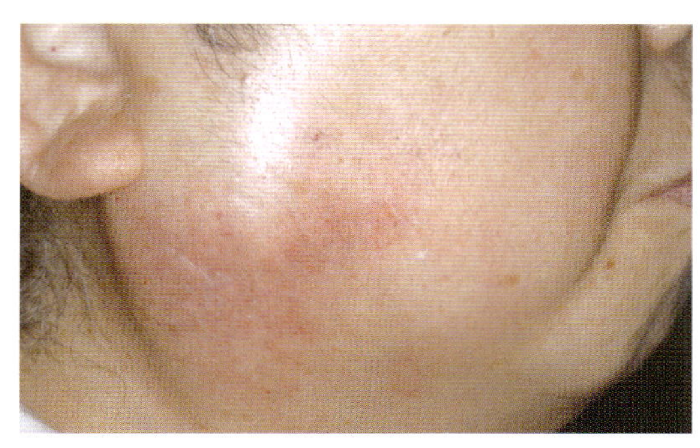

図７　皮膚の発赤と頬部の腫脹を認める右側化膿性咬筋炎．

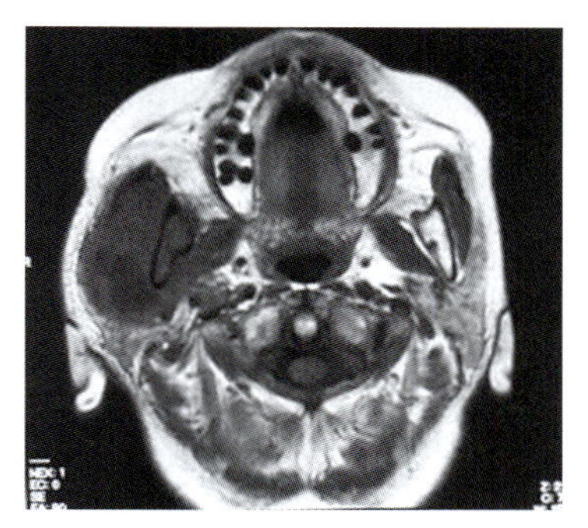

図８　CT 像：右側咬筋膿瘍．

治療は一般的な感染症に準じ，抗菌薬投与，切開排膿などを行う．消炎後も開口障害は残存し，軽度であれば次第に自然緩解するが，通常は開口訓練により改善する．また頻回に炎症を繰り返した症例では瘢痕切除術が必要となることもある[15]．

③外傷性筋炎

化骨性筋炎とは筋肉内に異所性骨化を伴う疾患である．外傷などで発症する限局的な外傷性化骨性筋炎に対して，先天的に全身の随意筋を進行性に侵す疾患を，以前は進行性化骨性筋炎と呼んでいた．しかし進行性化骨性筋炎の病態は筋炎ではなく結合組織の異常であることが明らかにされ，現在は進行性骨化性線維異形成症と呼ばれている．

進行性骨化性線維異形成症：FOP は，2007 年に難病指定された疾患で，小児期から全身の骨格筋や筋膜，腱，靭帯などの線維性組織が進行性に骨化（異所性骨化）し，四肢・体幹の可動性低下や変形を生じる．BMP type Ⅰ受容体である ACVR1（ALK2）遺伝子の R206H 変異に起因する[16]．咀嚼筋では側頭筋の筋突起停止部の骨化が著明に起こり，開口障害を呈する．Connor ほか[17] は 44 例中 34 例（77.3％）に開口障害を認めたと報告している．筋肉注射程度の外科的侵襲を加えただけでも筋組織が化骨するため手術は禁忌である．さらには強制的な開口訓練程度での外傷であっても化骨を促進させるので，開口訓練も禁忌である．

外傷性化骨性筋炎は受傷部隣接骨の骨膜の損傷により骨形成が起こる説や，外傷による出血や筋肉壊死後の線維性組織の化生により骨化するという説がある[18]．淵上ほか[18] の報告では 43 例の報告のうち 27 例は咬筋，６例は内側翼突筋に発生し，その他オトガイ部，側頭筋などに生じており，20 歳代に多く，男女比は２：１となっている．29 例で開口障害を認めている．触診による腫瘤の触知と画像診断で筋組織内の石灰化像を確認することで顎関節症とは鑑別できる．治療法は外科的な腫瘤の切除と開口訓練である．

（４）線維性筋拘縮

筋の収縮または伸展性の減少により，関節の可動域が制限された状態を筋拘縮という．整形外科領域では手でみられるフォルクマン拘縮などの阻血性拘縮，神経性拘縮，不動性筋拘縮（廃用性），先天性拘縮とならんで線維性筋拘縮が分類されている．線維性筋拘縮は，筋炎や外傷，手術，頻回の筋注などにより，筋線維が破壊され線維化や脂肪陥入が起こり，筋拘縮した状態であり[19]，大腿四頭筋拘縮症に代表される．

米国口腔顔面痛学会（AAOP）[20] では，顎関節症の咀嚼筋痛障害のなかに筋・筋膜痛障害や筋炎，筋スパズムなどとともに，線維化による無痛性の筋短縮として線維性筋拘縮を挙げている．

咀嚼筋の線維性筋拘縮の診断基準は，下顎運動範囲の減少，受動的な開口終期での堅固な抵抗感，筋の強制的な伸展をしなければ無痛性であることである[20]．顎関節症にみられるような静的筋拘縮

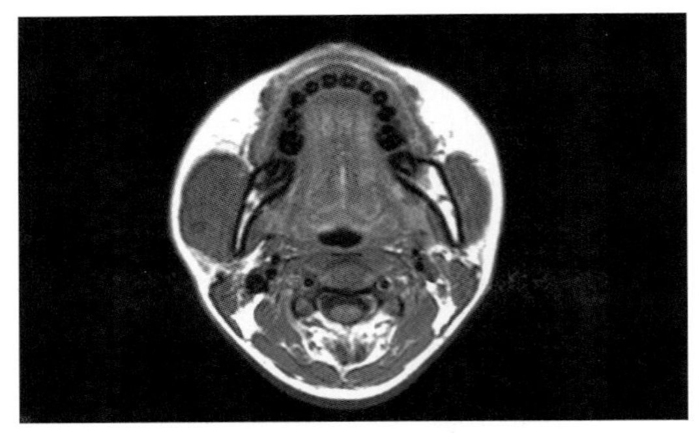

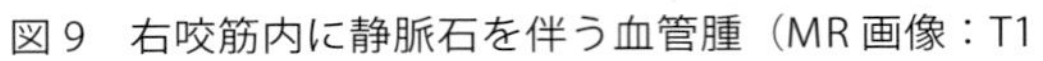

図 9　右咬筋内に静脈石を伴う血管腫（MR 画像：T1 強調）.

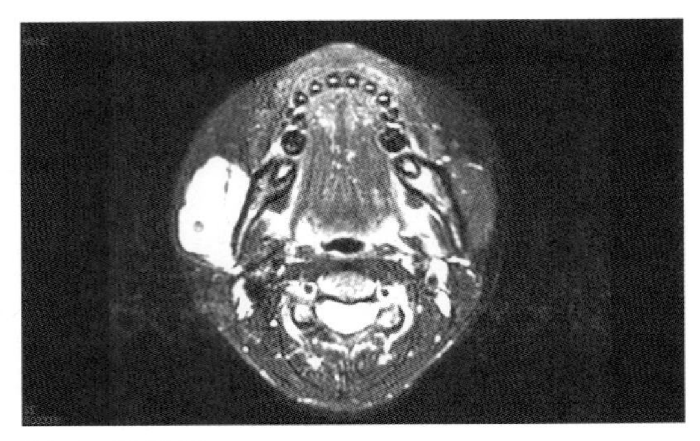

図 10　T2 強調.

図 9，10（広島大学大学院口腔外科学　重石英生先生，鎌田伸之教授提供）

は可逆的であるが，線維性筋拘縮は非可逆的な拘縮であり，また筋スパズムと異なり筋電図上での変化はない．運動療法では十分な回復が望めず，外科的切離が必要なこともある[21]．

（5）筋腫瘍

咀嚼筋に発生する腫瘍として，血管腫，粘液腫，脂肪腫，神経鞘腫，石灰化上皮腫などの良性腫瘍のほか，肉腫や他臓器からの転移癌が報告されている．良性腫瘍では無痛性腫瘤として触知され，通常開口障害はみられない．しかし圧痛を伴う症例や，顎運動時の違和感，咬筋内血管腫では開口障害を呈する症例も報告されている[22]．

顎関節症との鑑別には MR 画像などの画像検査が有用である．血管腫の MR 画像検査では T1 強調像で低信号，T2 強調像で高信号を呈する（図 9，10）．また咬筋部に発生した勃起性咬筋血管腫では，下顎安静時にはほとんど腫脹を示さず，咬みしめ時に頬部に明瞭な腫脹を現す場合があり，鑑別診断に有用である．

（6）咀嚼筋腱・腱膜過形成症

咀嚼筋腱・腱膜過形成症は「咀嚼筋（咬筋，側頭筋など）の腱および腱膜が過形成することにより筋の伸展を制限し，開口障害をきたす疾患」[23]である．有家ほか[24]の報告では，開口障害を自覚した年齢は 10 歳代が 30.6％，20 歳代が 36.4％であるが，本疾患の開口障害は緩徐に進行するため，開口障害の自覚がなく，歯科治療時などで初めて指摘されることがほとんどである．そのため発症年齢はさらに若年時であると推察される．

顔貌所見は，ゴニアルアングルが有意に鋭角な square mandible を特徴としている（図 11）．中本ほか[25]の報告によると 90％の症例では下顎下縁平面が平坦な short face を呈し，さらに 70％は咬合平面も有意に平坦である（図 12）．square mandible は咬筋の停止部である下顎角の過形成に起因しており，咬筋の腱・腱膜の過形成に 2 次的に生じたものと考えられる．同様に側頭筋腱の停止部である筋突起も，内外，前後的に肥厚するが，筋突起過形成症にみられるような開口時の頬骨弓との干渉はみられない．咬筋腱膜とともに筋組織も肥厚しているため，口腔内から下顎枝前縁を触診すると，下顎骨が触れずに，前方に突出した咬筋前縁が触れる．表層に腱膜があるため，硬い索状である（図 13）．

Minowa ほか[26]は，本疾患の咬筋前縁における腱膜が，筋の伸展方向の中間位からさらに下顎下縁方向に伸びており，正常よりも過形成であることを指摘している．千場[27]は腱組織の光学顕微鏡 HE 染色所見では，緻密結合組織としての基本的構造が保持されており，本疾患は正常な腱組織の過形成であるとしている（図 14）．しかし，Yoda ほか[28]は，手術中の腱組織切断においてザクッと音がするほど腱が硬化していると報告しており，全く正常な腱組織とするには疑問がある．Sato ほ

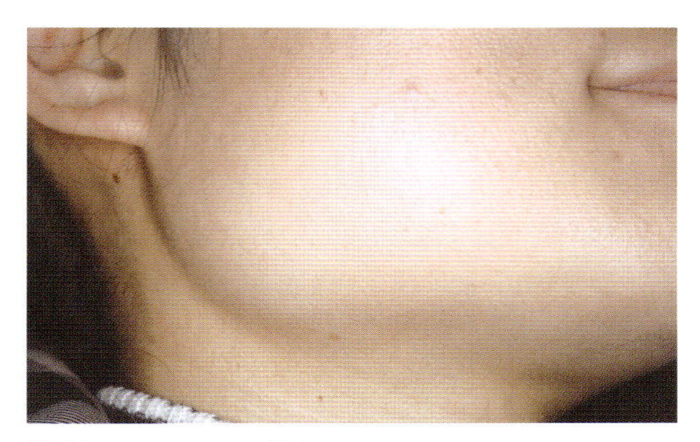
図 11 square mandible.

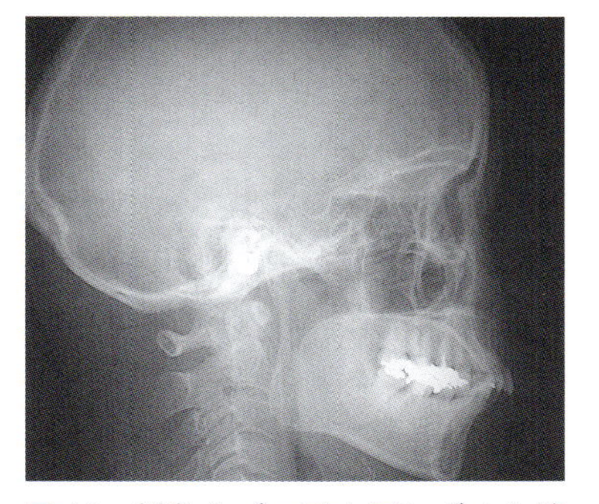
図 12 鋭角なゴニアルアングルと咬合平面，下顎下縁平面の平坦化.

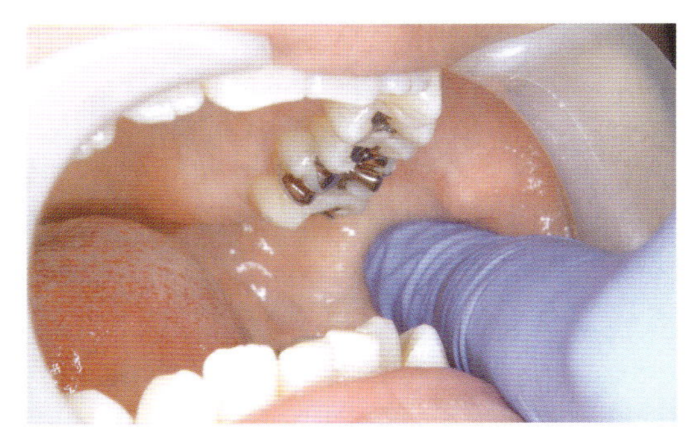
図 13 診断のための咬筋前縁の硬い索状物の触知.

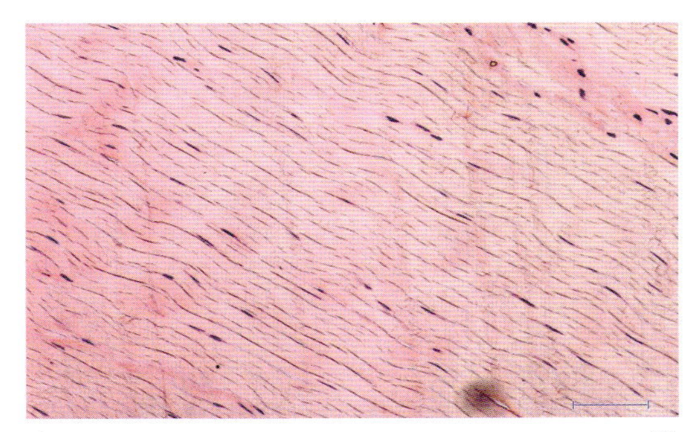
図 14 腱組織 H-E 染色. 正常な緻密結合組織である[27].

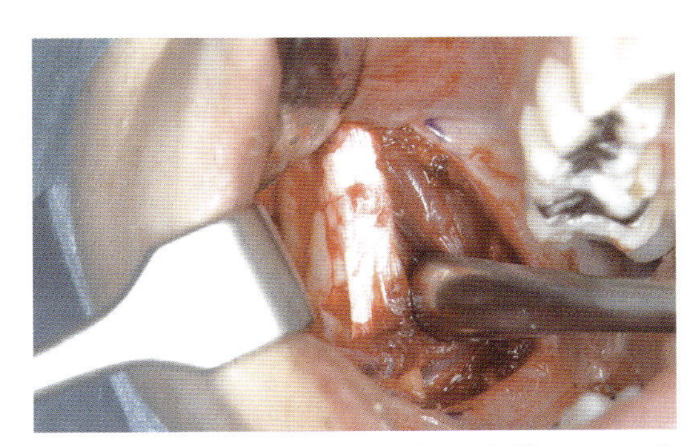
図 15 咬筋外側の腱膜を筋組織から剥離し，可及的広範囲に切除する.

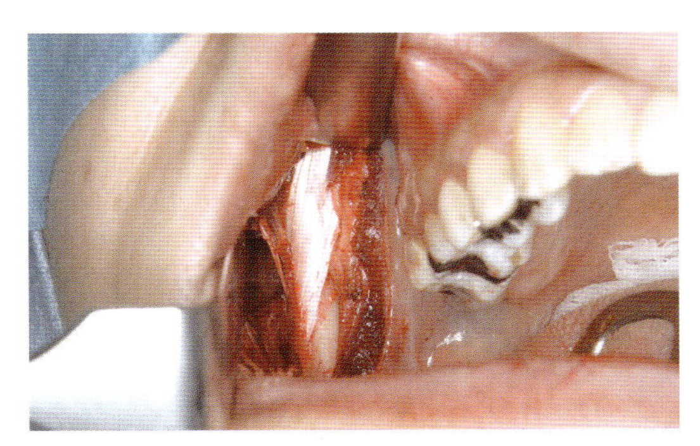
図 16 咬筋内側で下顎枝前縁に付着する側頭筋腱. 骨体部近くまで過形成している. 筋突起を切除し，筋突起後方の腱も切除する.

か[29]の腱細胞の発現するプロテオーム解析によれば，線維化に関与する fibrinogen flagment-D の増加，水晶体の透明性の維持機能をもつ β-crystallin A4 の増加，あるいは腱の収縮やコラーゲン線維の安定化に関与する myosin light chain 4 の減少がみられており，タンパクレベルでは腱組織での線維化亢進や腱細胞の機能低下による腱の変性が生じている可能性がある.

全症例が両側性に発症し，小学生時にも確認されることから，先天性の因子が考えられる. ただし，必ずしも家族性に発症しないことから単一遺伝子疾患ではない[23]. 外傷との関連は否定的であるが，下顎隆起やブラキシズムが高頻度にみられることから，作業肥大のような後天的な因子も挙げられている[24].

診断基準は，緩徐に進行した硬性開口障害と最大開口時に咬筋前縁の硬い突っ張りを触知することの 2 点である. さらには，square mandible を示す顔貌も補助となる[23]. MR 画像で腱・腱膜の描出は可能であるが，過形成の定量的基準は確立されていないので，今後の課題である．開口訓練などの保存療法は無効である．咬筋腱膜切除と側頭筋腱の完全剥離のための筋突起切除術が効果的である[28]（図 15，16）．下顎角切除や下顎骨からの咬筋剥離術のみでも術中は開口距離の増大がみられるが，長期的には良好な成績が得られていない[30]．また，術後の開口訓練によって成績は大きく左右される．万能開口器などを用いて毎日訓練するように指導する．きちんと開口訓練を施行すれば，長期的にも良好な開口距離を維持でき[28]，筋突起から切離された側頭筋は骨切除断端に再付着し，咬筋では断面積が減少することも報告されている[31]．

（依田哲也）

【IV：2. 2）-（1）～（6）】文献

1) 野間惟道編．医科学大事典．東京：講談社；1982．234.
2) Zanoteli E, Yamashita HK, Suzuki H, Oliveira AS, Gabbai AA. Temporomandibular joint and masticatory muscle involvement in myotonic dystrophy: a study by magnetic resonance imaging. Oral Surg Oral Med Oral Pathol Oral Radiol Endod 2002; 94: 262-271.
3) 津田尚美，山本清，福迫俊弘，森松光紀．半側舌，三叉神経支配領域の筋萎縮を認めた 1 症例 進行性顔面半側萎縮症との関連の検討．臨床神経学 1991; 31: 1007-1009.
4) Neumann DA. 嶋田智明，有馬慶美監訳．筋骨格系のキネシオロジー．東京：医歯薬出版；2012．76-78.
5) Song HS, Park CG. Masseter Muscle Atrophy after Osteotomy of the Mandibular Angle in Rabbit. Plast Reconstr Surg 1997; 99: 51-60.
6) Nichol AM, Smith SL, D'yachkova Y, Robar JL, Barrett LR, Rolleston JL, et al. Quantification of masticatory muscle atrophy after high-dose radiotherapy. Int J Radiat Oncol Biol Phys 2003; 56: 1170-1179.
7) Legg INV. Enlargement of the temporal and masseter muscles on both sides. Tr Patb Soc 1880; 31: 361-366.
8) Bloem JJAM, Van Hoof RF. Hypertropy of the masseter muscles. Plast Reconstr Surg 1971; 47: 138-144.
9) Duroux J. Hypertrophie musculaire bilaterale des masseters. Lyon Med 1905; 104: 1355-1356.
10) Riefkohl R, Georgiade GS, Georgiade NG. Masseter muscle hypertrophy. Ann Plast Surg 1984; 12: 528-532.
11) 石橋利文，萩原敏之，根本一一男．片側性咬筋肥大症患者にみられた咀嚙障害の 1 治験例．日口外誌 1987；33：325-330.
12) Gurney CE. Chronic bilateral benign hypertrophy of the masseter muscle. Am J Surg 1947; 73: 137-139.
13) Mandel L, Tharakan M. Treatment of Unilateral Masseteric Hypertrophy With Botulinurn Toxin: Case Report. J Oral Maxillofac Surg 1999; 57: 1017-1019.
14) 福永秀敏，納光弘，坂下泉，鮫島秀弥，井形勉．多発性筋炎 60 例の臨床的ならびに筋病理学的検討．脳神経 1987；39：657-661.
15) 寺田典子，周田和華恵，佐藤明，野谷健一，進藤正信，北川善政．下顎骨骨髄炎から継発した咬筋の瘢痕拘縮により長期に重度開口障害をきたした 1 例．日口外誌 2008；54：8-11.
16) Shore EM, Xu M, Feldman GJ, Fenstermacher DA, Cho TJ, Choi IH, et al. A recurrent mutation in the BMP type I receptor ACVR1 causes inherited and sporadic fibrodysplasia ossificans progressive. Nature Genetics 2006; 38: 525-527.
17) Connor JM, Evans DAP. Extraarticular ankylosis in fibrodysplasia ossificans progressiva. Brit J Surg 1982; 20: 117-121.
18) 淵上了介，竹信俊彦，大西正信，河合峰雄，古谷昌裕，田中義弘．両側の咬筋に生じた外傷性化骨性筋炎の 1 例．日口外誌 2003；49：551-554.
19) Oh I, Smith JA, Spencer GE Jr, Frankel VH, Mack RP. Fibrous contracture of muscles following intramuscular injections in adults. Clin Orthop Relat Res 1977; 127: 214-219.
20) de Leeuw R. Orofacial pain: guidelines for assessment, diagnosis and management. 4th ed. Chicago: Quintessence Publishing, 2008.
21) Fricton JR, Goss SG. 桜井薫訳．筋障害．Petres RA, Gross SG. TMD と口腔顔面痛の臨床管理．東京：クインテッセンス出版；1997．112-113.
22) 泉由里子，水谷英樹，服部宇，安江一紀，千賀勝広，上田実. 開口障害の原因となった咬筋内血管腫の 1 例. 口科誌 1996；45：194-197.
23) 覚道健治，依田哲也．Square mandible を伴う新概念の開口障害：咀嚼筋腱・腱膜過形成症の病態と治療．日顎誌 2009；21：28-30.
24) 有家巧，覚道健治．咀嚼筋腱・腱膜過形成症の臨床所見．日顎誌 2009；21：31-34.
25) 中本紀道，佐藤毅，榎木祐一郎，中本文，堀直子，福島洋介ほか．側面頭部 X 線規格撮影を用いた咀嚼筋腱・腱膜過形成症の顎顔面形態計測．日顎誌 2011；23：149-154.
26) Minowa K, Inoue N, Ashkaga Y, Yoshida S, Totsuka Y, Nakamura M. Comparison of magnetic resonance imaging and gross findings regarding masseter muscle aponeuroses in cadavers. Oral Surg Oral Med Oral Pathol Oral Radiol Endod 1998; 86: 275-279.
27) 千場良治．咀嚼筋腱・腱膜過形成症の病理組織学的検索．日顎誌 2009；21：51-54.
28) Yoda T, Sato T, Abe T, Sakamoto I, Sato T, Abe T, et al. Long-term results of surgical therapy for masticatory muscle tendon-aponeurosis hyperplasia accompanied by limited mouth opening. Int J Oral Maxillofac Surg 2009; 38: 1143-1147.
29) Sato T, Nakamoto A, Hori N, Enoki Y, Fukushima Y, Nakamoto N, et al. Proteomic analysis of masticatory muscle tendon–aponeurosis hyperplasia:A preliminary study using a 2D-DIGE system. J Oral Maxillofac Surg Med Patho 2012; 24 : 185–188.
30) 井上農夫男，山口泰彦，佐藤淳，佐藤千春，箕輪和行，飯塚正．咬筋腱膜の過形成により開口障害をきたした 1 例．日口外誌 2000；46：307-309.
31 中本紀道，佐藤毅，榎木祐一郎，中本文，堀直子，福島洋介ほか．咀嚼筋腱・腱膜過形成症の 1 例―手術後の咬筋腱膜と側頭筋腱の変化について―．日顎誌 2010；22：158-161.

3）全身疾患に起因する顎関節・咀嚼筋の疾患あるいは障害

（1）顎関節リウマチ[1,2,3]

関節リウマチ（RA）は，多因性の全身性自己免疫疾患と考えられている．RAの主な臨床病態は，慢性的に持続する（６週間以上）多発性関節炎であるが，関節以外の臓器（皮膚，眼，肺，心臓，腎臓，末梢神経，血管）が冒されることもある．本邦における罹患率は人口の約１％とされ，女性に多く，30～40歳代で発症することが多い．関節炎の好発部位は手指，手，手首，肘，膝，頸椎環軸，足関節で，対称性にほぼ同時期に発症する．RAの活動期には，罹患関節の痛み，腫脹，発赤などの炎症所見を認め，関節およびその周囲に“起床時（朝）のこわばり”を感じることもRAの特徴のひとつである．

RAの診断には，米国リウマチ学会のRA診断基準（表１）がよく用いられ，７項目のうち４項目を満たせばRAと診断される．しかしながら，この診断基準は早期RAの診断には不向きとされている．また，診断基準のひとつであるリウマトイド因子は，RAに特異的な検査ではなく，感度・特異性が低い．RAの特異的自己抗体として抗環状シトルリン化ペプチド（CCP）抗体が，関節MR画像やエコー検査と合わせて早期RAの診断に有用とされている．早期RAに対してメトトレキサートに代表される疾患修飾性抗リウマチ薬（DMARDs）を中心とした寛解導入療法や，抗サイトカイン療法が注目されている．一方，RAによる関節痛や腫脹に対する対症療法としては，従来どおりステロイド剤や非ステロイド系抗炎症薬が用いられる．RA患者における顎関節症状の発現頻度は，報告者によってさまざまである．顎関節RAの症状はRAの罹病期間と重症度に相関するといわれている[1)]が，まれに，RA症状が顎関節に初発することがある．一般的にRAによる顎関節症状が他の関節に比べて軽微なうえに進行も緩慢で，病初期には顎関節症との鑑別が困難なためと考えられる．しかしながら，顎関節RAによる顎関節強直症や気道閉塞を伴うような著しい下顎頭の破壊吸収など重篤な病態（図17，18）に至ることもあり，可及的早期にRAの確定診断に導くことが肝要である．

鑑別の要点としては，未治療RAの顎関節症状は，通常の顎関節症に対する治療には抵抗性を示し経時的に悪化していくこと，ときに顎関節部の自発痛や圧痛を自覚すること，片側性の症状がやがて反対側にも発現してくること，急性期における朝のこわばり感などが挙げられる．顎関節RAの典型的な画像所見に特徴的なものはない．特に未治療RAの場合に，臨床症状に連動して下顎頭の破壊吸収が急速に進むことがあるので，顎関節症との鑑別の要点として注意を要する．また，関節鏡検査において，想定外に重度の滑膜炎所見（図19）が観察された場合にもRAの可能性を検討するべきである．RAによる顎関節障害に対する治療は，基本的に顎関節症と同じで，臨床症状や病態に応じて対応す

表１　米国リウマチ学会によるRA診断基準．以下の７項目のうち，４項目が該当している場合にはRAとみなす．なお，項目１～４については，少なくとも６週間継続していなければならない．

1. 朝のこわばり：関節とその周囲の朝のこわばりが少なくとも１時間以上続くこと．
2. ３か所以上の関節炎：少なくとも３か所以上の関節における軟部組織の腫脹または関節液の貯留が医師によって確認されること．
3. 手関節炎：手関節，MPCまたはPIP関節の少なくとも１か所に腫脹が確認されること．
4. 対称性関節炎：左右同じ関節部位がほぼ同時に罹患していること．ただし，PIP，MCP，MTPの両側性罹患については対称性が完全でなくてもよい．
5. リウマトイド結節：骨突起部，伸側筋表面，傍関節部位の皮下結節が医師によって確認されること．
6. 血清リウマトイド因子：血清リウマトイド因子が異常高値を示すこと．
7. Ｘ線異常所見：手指または手関節の前後方向撮影によるＸ線像において，慢性関節リウマチの典型的な所見が認められること．

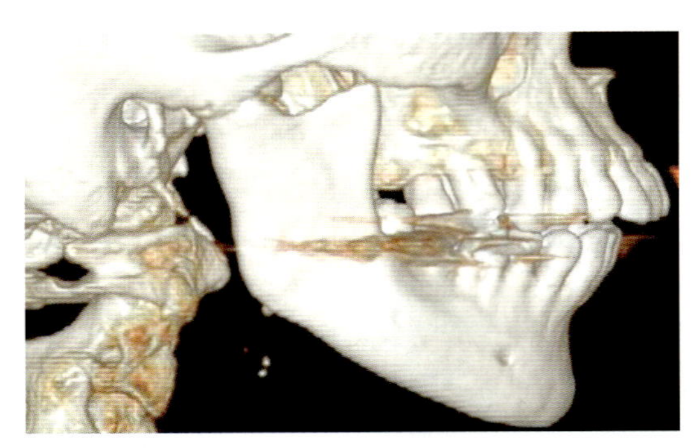

図 17　RA による骨性顎関節強直症.

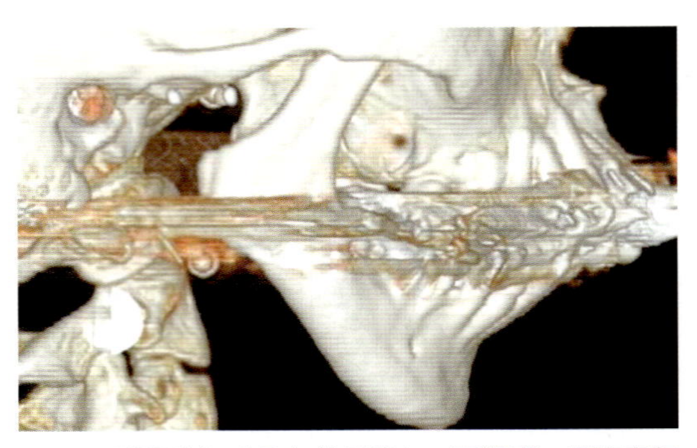

図 18　睡眠時無呼吸を伴う著しい下顎頭・関節突起吸収.

る．前述したような顎関節強直症や著しい下顎頭吸収による下顎後退位を伴う開咬症を来たした症例においては，観血的顎関節授動術や顎矯正手術，関節突起再建術あるいは人工顎関節による置換術などが適用される．

（2）若年性特発性関節炎 [4,5,6]

若年性特発性関節炎（JIA）は，16 歳未満の小児に発症する慢性関節炎の総称で，国際リウマチ学会において，7 つのサブタイプ（1．全身型関節炎，2．少関節発症型関節炎，3．リウマトイド因子陰性多関節発症型関節炎，4．リウマトイド因子陽性多関節発症型関節炎，5．乾癬性関節炎，6．付着部炎関連関節炎，7．その他）に分類されている．特に，リウマトイド因子陽性多関節発症型関節炎は，成人の RA が小児期に発症したもので浸潤性の骨破壊へと進展していくため，的確な診断に基づいた病初期からの治療が求められる．

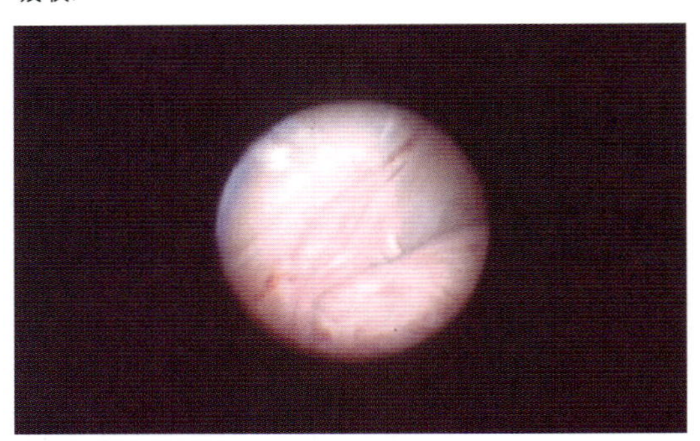

図 19　両側顎関節に RA 症状が初発した症例の右顎関節の上関節腔鏡視像．後方滑膜間腔に著しい滑膜炎を認める．後日，足関節にも発症し，RA の確定診断に至った.

JIA による顎関節障害の発症頻度は 25 ～ 75％とされているが [5]，他の関節に比べて症状が軽微であるため，顎関節に初発した JIA の早期診断は容易ではない．病初期には画像診断学的にも目立った変化がみられないことが多いが，MR 画像においては，比較的早い段階で滑膜の肥厚，joint effusion の発現，骨びらんなどの骨変化を示唆する所見を認めることがある．

顎関節 JIA の長期経過と対応策についても，基本的に顎関節 RA と同様である．しかしながら，JIA は小児期に発症するため，疾患そのものによる影響と治療目的に長期投与されたステロイド剤による骨成長の抑制が問題となる．具体的には，成長期における下顎頭の成長抑制や破壊，あるいは咬筋の発育不全による顔面非対称や下顎後退位を伴う前歯部開咬をきたすことがある．

（3）乾癬性関節炎 [1,7,8,9]

乾癬性関節炎（PA）は，原因不明の慢性炎症性皮膚疾患である乾癬に伴うもので，乾癬の 4 ～ 30％に合併する．関節症状と皮膚症状の関連性をみると，約 85％で皮膚症状が先行する（10 年以上先行することが多い）が，5 ～ 10％は関節症状が先行する．また，皮膚症状が重篤な患者群ほど，関節症状の発症頻度が高くなる傾向はあるが，皮膚症状の重症度と関節症状の重症度に有意な相関性はないとされている．男女比に差はなく，発症年齢のピークは 30 ～ 50 歳代である．臨床的には，95％に末梢性関節炎を認め，関節炎の発現パターンによって以下の 5 つ（① DIP 関節炎［RA では少なく，鑑別の要点となる］，②非対称性少関節炎［5 か所以下］，③破壊性関節炎［ムチランス型関節炎］，

④対称性多関節炎［RAに類似している］，⑤脊椎関節炎）に分類される．しかしながら，これらの症型は一定ではなく，病初期には非対称性少関節炎が多く，経時的に対称性多関節炎の割合が増大してくる．

PAにおいても，RAと同様に最終的に骨破壊による著しい変形に至るが，骨破壊の様式がRAとは異なり，骨の辺縁部のみならず中心部からも侵食され，同時に反応性の骨増殖をきたす．また，PAの長期経過はRAとは異なり，活動性炎症を伴う関節数はほぼ一定に推移するが，関節破壊は緩やかながら罹患期間に伴って着実に進行し，変形した関節数は経年的に増加する．したがって，基本的な治療はRAと同様であるが，将来的な関節破壊の防止と患者のQOLを長期的に維持するという観点から，近年では病初期からのサイトカイン療法の適用も含めた積極的な治療計画が推奨されている．

PA患者における顎関節症状の発現率は高いとされているが，顎関節PAの臨床症状や画像所見に，変形性顎関節症あるいは顎関節RAと容易に鑑別できるような特徴的なものはない．したがって，皮膚症状の先行がなく，顎関節にPA症状が初発した場合の早期診断はきわめて困難である．

（4）痛風関節炎[10,11,12,13]

痛風関節炎の日本人成人男性における有病率は１％で，その背景にある高尿酸血症は30％近いといわれている．痛風関節炎は，発症後半日程度で関節炎のピークに達するため痛風発作と呼ばれる．初回発作の50～70％は第一中足趾節関節に生じ，90％以上が中足趾節関節や足関節，足首などよりも末梢に生じる．痛風発作は，関節滑膜に沈着していた尿酸ナトリウム結晶が滑液中に遊離析出したものを白血球が貪食することで発症するが，発作が生じると罹患関節周囲は赤く腫脹し，足をつくこともできない鋭痛を伴う．当初は単関節炎として発症し，発作の頻度は１～２年に１回程度で間欠期には全く無症状であるが，未治療のまま長期間経過すると痛風結節を伴う多発性関節炎（慢性結節性痛風）へと進展し，発作も頻発するようになる．痛風性関節炎の確定診断は，滑液中や関節組織内に尿酸ナトリウム結晶を検出することによる．

痛風発作治療の基本はNSAIDsの投与であるが，発作当日は通常量で制御不能なため，初日に限りNSAIDsパルス療法が推奨されている．なお，痛風関節炎の基礎疾患である高尿酸血症については尿酸降下療法にて対応し，最終的に血清尿酸値を6.0mg/dL以下を目指すが，発作時には尿酸降下薬の投与を開始したり，投与量の変更はしない．なぜなら，尿酸降下薬による急激な血清尿酸値の降下は，関節滑膜に沈着している結晶の不安定化を招き滑液中への遊離を促進し急性発作を助長することになるからである．また，発作の予防薬としてはコルヒチンが有用である．痛風関節炎が顎関節に発症することはきわめてまれで，これまで10数例報告されているにすぎず，本邦での報告例は結節性痛風の１例のみである．しかしながら，顎関節が単独で罹患し，骨破壊を伴ったとする報告もあり[11]注意を要する．臨床経過から痛風顎関節炎が疑わしい場合には，血清尿酸値の測定を定期的に施行し，診断は，顎関節鏡検査で滑液中や関節組織内に尿酸ナトリウム結晶を確認することで行う．

（5）ピロリン酸カルシウム結晶沈着症[13,14,15,16]（偽痛風）

ピロリン酸カルシウム結晶沈着症は，ピロリン酸カルシウム（CPPD）結晶が関節軟骨や関節周囲組織に沈着する疾患で，臨床的には痛風発作様の急性炎症（偽痛風）や変形性顎関節症様の慢性炎症の様相を呈するが，ときにRA様の関節破壊を認めることもある．CPPD結晶沈着症は，副甲状腺機能亢進症やヘモクロマトーシスなどの全身疾患と関連して発症することもあるが，高齢者に特発性に発症することがほとんどである．診断には，滑液中あるいは関節組織中におけるCPPD結晶の存在をＸ線回析あるいは化学的解析によって証明することが必要であったが，最近の改訂された診断基準では，①補正偏光顕微鏡で正の複屈折性または非複屈折性を示す単斜あるいは三斜晶系結晶の同定，②Ｘ線像にて関節軟骨部に典型的な点状・線状の石灰化を認めること，の２項目を満たせ

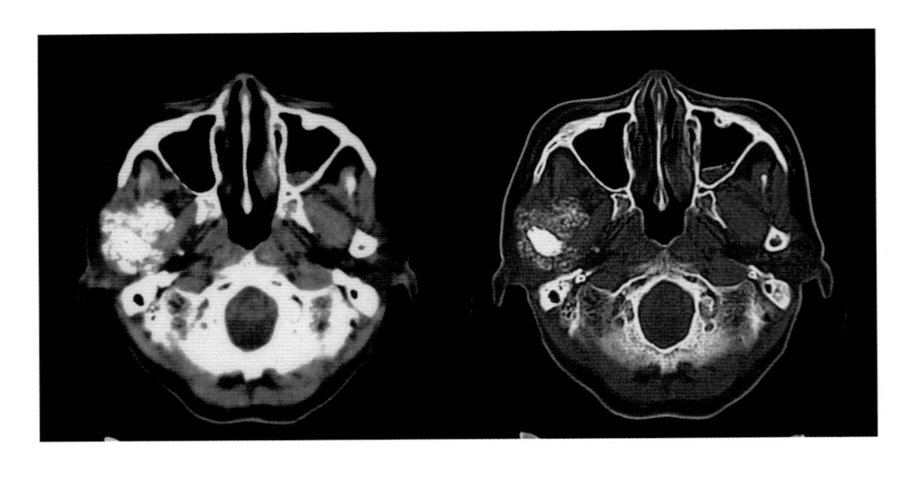

図 20　右側顎関節の偽痛風.（鶴見大学歯学部 小林　馨先生提供）

ば確定で，いずれか一方であれば可能性ありとされている．

顎関節における偽痛風発作時の特徴的な臨床所見としては，顎関節部の急激な腫脹，痛みに引き続いて生じる患側臼歯部の開咬が挙げられる．これは，関節腔内の急性炎症による滑液の貯留によるもので，MR 画像にて顕著な joint effusion 像が観察される．急性発作時の治療は，一般的に NSAIDs 投与であるが，必要に応じてステロイド剤の経口投与や関節内注射，顎関節洗浄療法を適用することもある．一方，腫瘤形成型では，関節の退行性変化を伴うものや無症状に経過するものもあるが，顎関節症様の症状を主訴に受診し，画像検査にて石灰化物を含む腫瘍性病変（図 20）として検出されることが多い．一般的に，画像所見から滑膜性骨軟骨腫症や他の良性腫瘍が疑われ，摘出標本の検索によって CPPD 結晶沈着症の確定診断を得ることになる．

（濱田良樹）

【Ⅳ：2．3)】文献

1) Sidebottom AJ, Salha R. Management of the temporomandibular joint in rheumatoid disorders. Br J Oral Maxillofac Surg 2013 51:191-198. doi: 10.1016/j.bjoms.2012.04.271. Epub 2012 Jun 1.
2) 大田俊行．第 2 章 疾患編 免疫・リウマチ，19. 関節リウマチおよび他の多発性関節炎．日本臨床検査医学会包括医療検討委員会・厚生労働省編．臨床検査のガイドライン 2005/2006 症候編・疾患編・検査編．東京：日本臨床検査医学会；2005．194-197.
3) 河野雅俊，藤澤政紀，工藤亜希子，塩山司，石橋寛二，深川聖彦ほか．慢性関節リウマチ症状が顎関節に初発したと考えられる症例．日顎誌 2003；15：24-28.
4) 横田俊平，森雅亮，今川智之，武井修治，村田卓司，冨板美奈子ほか．若年性特発性関節炎 初期治療の手引き（2007 年）．日児誌 2007；111：1103-1112.
5) Carvalho RT, Braga FS, Brito F, Capelli Jr J, Figueredo CM, Sztajnbok FR. Temporomandibular joint alterations and their orofacial complications in patients with juvenile idiopathic arthritis. Rev Bras Reumatol 2012; 52: 903-911.
6) 谷章子，大橋祐生，星秀樹，杉山芳樹．顎関節症状から明らかになった若年性特発性関節炎の 1 例．日口診誌 2010；23：133-138.
7) 上地英司，岡田正人．特集 骨・関節疾患の抗体療法．II. 骨・関節疾患に対する抗体療法．2. 乾癬性関節炎．The Bone 2011；25：141-145.
8) 内田和雄，鯉江正人，中村友保，神野洋輔，加納欣徳，村田晴彦．乾癬性関節炎による顎関節強直症に対して人工下顎頭置換術を応用した 1 例．日口外誌 1999；45：293-295.
9) 森迫靖宏，竹之下靖治，宮谷英樹，岡増一郎．乾癬性顎関節炎と考えられた 1 例．日口外誌 1990；36：1738-1742.
10) 寺井千尋．特集 痛風をめぐる諸問題．6. 痛風関節炎治療の実際．The Bone 2012；26: 297-299.
11) Bhattacharyya I, Chehal H, Gremillion H, Nair M. Gout of the temporomandibular joint: A review of the literature. J Am Dent Assoc 2010; 141: 979-985.
12) 宮島久，本柳智樹，大野敬，大野朝也，斎藤武郎．開口障害をきたした顎関節部痛風結節の 1 例．日口外誌 1993；39：1002-1004.
13) 中川洋一，下田信治，石井久子，川崎堅三，石橋克禮．顎関節結晶沈着症の診断とそのプロセス．日顎誌 2001；13：282-290.
14) 益田郁子．痛風とその関連疾患・治療／実地医家のための治療の実際．偽痛風とその治療．Medical Practice 2006；23：2131-2135.
15) 片山良子，栗田賢一，福田幸太，近藤倫弘，杉田好彦，前田初彦．滑膜性骨軟骨腫症と関節円板の石灰化を併発した顎関節部ピロリン酸カルシウム結晶沈着症の 1 例．日口外誌 2012；58：366-370.
16) 山本哲彰，宮本郁也，石川文隆，山下善弘，山内健介，高橋哲．顎関節下関節腔に生じた偽痛風の 1 例．日口外誌 2012；57：601-605.

3．顎関節症と鑑別を要する疾患あるいは障害

1）頭蓋内疾患[1,2)]

（1）鑑別のポイント

顎関節症が頭痛に分類されるからには，頭蓋内疾患についても鑑別ができるようにしなくてはならない．頭蓋内疾患は，鑑別を急がないと，生命に危険が及ぶ場合や，重篤な後遺症を残す場合があり，見過ごしてはならない項目のひとつである．

頭蓋内疾患を疑う頭痛の特徴を表1に示す．痛みの部位，程度，経過を聴取することは，鑑別の第一歩として当然であるが，このほか頭蓋内疾患の診断，鑑別の重要なポイントとして，頭蓋内圧亢進症状と神経学的異常所見，髄膜刺激症候がある．頭蓋内は基本的には閉鎖的な空間である．このため頭蓋内に病変ができると，圧力を逃がす機構が小さいため，頭蓋内圧が高くなりやすい．頭蓋内圧が高くなると，脳組織全体が圧迫され，主として下部に向かって脳ヘルニアが起こり，脳の中心部である大脳辺縁系や橋延髄などといった生命の維持を司る部位に圧迫のダメージが加わる．このような機構で生じる症状を，頭蓋内圧亢進症状と呼んでいる．実際の症状としては，頭痛のほか，悪心，嘔吐，眼底のうっ血乳頭がみられ，重篤な場合は，麻痺，硬直（除脳硬直），呼吸困難，意識障害が生じ，進行すると死に至る．頭蓋内圧亢進症状が顕著でなくても，頭蓋内の占拠性病変の場所によっては神経学的異常所見がみられる．四肢体幹の運動や全身感覚，視覚，聴覚などの麻痺症状のほか，失見当識や失語，意識障害が生じる．

髄膜刺激症候も重要な所見である．髄膜炎やくも膜下出血などで髄膜が刺激された際に，羞明，眼球圧痛，項部硬直，Kernig 徴候などがみられることをいう．顎関節症と頭蓋内疾患における頭痛とは，今までに経験したことのない激しい痛み，持続性，進行性，頭位変換などで増悪，意識障害，髄膜刺激症状，神経学的異常所見，眼底のうっ血乳頭，硝子体出血などの症状で，鑑別をする．

（2）頭痛をきたす頭蓋内疾患

頭痛をきたす頭蓋内疾患を表2に示す．血管性病変，炎症性病変，腫瘍性病変などの場合は，症状の経過，血液検査，頭部MRIやCTなどの画像検査，髄液検査などで，多くは鑑別が可能である．ただし，症状や疾患の程度が軽度であったり，脳脊髄液減少症のように，特異的な症状が少ない疾患については，その疾患を疑わないと，検査，診断に至らないということも少なくない．

表1　頭蓋内疾患を疑う頭痛の特徴．

●突然発症で，今までに経験したことのない激しい痛み
●持続性で，数日から数か月にわたって進行，増悪する
●数か月以内に頭部外傷の既往がある
●悪心，嘔吐や，説明のつかない発熱を伴う
●咳，くしゃみ，りきみ，頭位変換などで増悪する
●夜間あるいは早朝に起こる
●意識障害，髄膜刺激症状や神経学的異常所見を伴う
●眼底のうっ血乳頭や硝子体出血を伴う

表2　頭痛をきたす頭蓋内疾患．

血管性病変	脳出血，くも膜下出血など
	脳梗塞
	血腫：硬膜外血腫，硬膜下血腫
	動静脈奇形
炎症性病変	脳炎，髄膜炎
腫瘍性病変	脳腫瘍
その他	脳膿瘍，脳浮腫，脳脊髄液減少症

（宮地英雄，宮岡　等）

【Ⅳ：3．1)】文献
1)　水野美邦編．神経内科ハンドブック　鑑別診断と治療．東京：医学書院；2003．185-202．
2)　和気裕之，天笠光雄，渋谷鑛，中久木康一編．有病者歯科ポケットブック　全身疾患 vs 歯科治療．東京：デンタルダイヤモンド；2009．120-121，126-127．

2）隣接臓器の疾患

一般に臨床においては，いかなる疾患における診断と同様，顎関節症の診断においても，顎関節という一器官としてのみ捉えるのではなく，全身との関わりから総合的に診断すべきであり，各関連専門診療科との協力を含め，慎重に対応しなければならない．初診時あるいは発症時の鑑別診断としては，パノラマＸ線像から得られる画像診断の情報は多く，きわめて有効であるとされている．

（1）歯および歯周疾患：歯髄炎，根尖性歯周組織疾患，歯周病，智歯周囲炎など

臨床において歯髄炎，根尖性歯周組織炎，歯周炎，智歯周囲炎などは，最も一般的な異所性疼痛，あるいは関連痛の原因となる疾患である．

顔面，口腔の痛みは三叉神経により感じられ，この神経の一次神経は橋から中枢に入り，侵害受容性線維は三叉神経脊髄路核を下行して尾側亜核に至り，二次神経に伝達される．その際，末梢の３本の枝の神経線維が収束して共通の二次神経に伝達される．異常，すなわち二次神経が感作をきたすと３枝からの感覚伝達が交錯し，三叉神経３枝のどれかで生じた痛みが残りの２つの枝の何処かで痛みとして誤認識されることが知られている．詳しくは，『第Ⅱ章４．５）異所性疼痛　関連痛とそのメカニズム』を参照されたい．

なお，智歯周囲炎では，急性炎症による痛みばかりでなく，慢性炎症の持続により惹起される開口障害も顎関節症との鑑別の対象となる．

（2）耳疾患：外耳炎，中耳炎，鼓膜炎，腫瘍など

耳痛に関与する神経は，耳介側頭神経，鼓室神経（内頸動脈の交感神経叢と交通），迷走神経の枝の耳介枝（顔面神経の中の感覚線維と交通），そのほか頸神経叢よりの大耳介神経と小後頭神経などがある．耳に分布する神経が強い刺激を受けると，これら感覚枝と交通する，あるいは神経節を同じくする耳介側頭神経が興奮し，顎関節の痛みとして感じることになる．

外耳炎：外耳道炎は，耳介や耳珠の牽引や圧迫で痛みが増悪し，外耳道の発赤や腫脹をみる．

中耳炎：急性中耳炎は小児に多い．上気道炎に引き続いて起こり，鼓膜の発赤や，激しくなると拍動性の耳漏を認める．

中耳真珠腫：中耳炎を繰り返し，鼓膜の一部が内陥し，鼓膜皮膚層の上皮が連続して中耳腔，乳突腔に進展し，なかに皮膚の剝脱物を蓄積している病態であり腫瘍ではない．比較的高頻度に発症する．耳痛はなく，耳漏（ときに悪臭），難聴などが初期の症状であり，進展すれば，顔面神経麻痺，めまいなどを伴う例もあるが，鼓膜所見より容易に診断はつく．鼓膜の上部や後部，後上部に陥凹や癒着があり，痂皮の付着や膿汁の排泄，皮膚剝脱物の蓄積，ポリープなどの肉芽の存在，骨壁の欠損など特有の鼓膜所見を呈する．

外耳道真珠腫：外耳道深部の皮膚における自浄作用の障害により，皮膚の剝脱物が蓄積し，感染を伴い外耳道深部の骨壁の破壊をきたし，骨部外耳道の骨吸収と破壊が進み，顔面神経，顎関節，頸静脈球が露出する場合もある[2)]．耳漏を主な症状とするが，鼓膜に穿孔などは認めず，中耳腔にも病変はない．

鼓膜炎：水疱性鼓膜炎と肉芽腫性鼓膜炎に大別される．

腫瘍：中耳における良性腫瘍は，傍神経節腫瘍，腺腫，多形腺腫，奇形腫，神経鞘腫，血管腫，乳頭腫，骨腫などが，内耳では聴神経腫瘍として，神経鞘腫と神経線維腫，腺腫，脂肪腫，髄膜腫，巨細胞腫，骨形成血管腫，骨腫などの報告がある．

傍神経節腫瘍：鼓室や頸静脈球から発生し腫瘍化したもので，日本人には少なく，頸静脈球腫瘍とも呼ばれ，組織学的には副腎髄質の細胞に似たクローム非親和性細胞からなる．

中耳の周辺では，頸静脈球型と鼓室型があり，良性腫瘍であるが，側頭骨から頭蓋内に進展するため，臨床的には悪性として扱う．腫瘍は血管に富んでいて非常に易出血性である．鼓室型では耳閉塞感を症状とし，鼓膜を通して鼓室の下方に，暗青色の腫瘍が透けてみえることがある．また，頸静脈球型では舌咽，迷走，副神経などの麻痺をきたすことがある．拍動性の耳鳴や難治性の出血性の肉芽（耳茸）などがあれば，この疾患が疑える．

悪性腫瘍では扁平上皮癌が多く，まれに腺癌，腺様嚢胞癌，悪性黒色腫，胎児性横紋筋肉腫，そのほかに転移性側頭骨腫瘍が報告されている．

（3）鼻・副鼻腔の疾患：副鼻腔炎，腫瘍など

副鼻腔炎：副鼻腔炎は，急性副鼻腔炎と慢性副鼻腔炎とに大別され，前者における罹患副鼻腔と痛みの関係では，前頭洞では頬部痛，篩骨洞では眼痛，前頭洞では前頭部痛との関係が明らかであり，頬部痛・こめかみ痛・頭部全体および歯痛は上顎洞が関与している傾向がある．一方，慢性副鼻腔炎における炎症に伴う痛みでは，炎症の程度と頭痛の関係が明らかではなく，他の因子の影響が大きくなる傾向がみられている．

腫瘍：副鼻腔の良性腫瘍として，乳頭腫，平滑筋腫，血管線維腫，髄膜腫，エナメル上皮腫，骨形成性線維腫，軟骨線維腫，骨腫，軟骨腫，脊索腫，巨細胞腫，粘液腫，血管腫，血管外皮細胞腫などが，腫瘍類似疾患として線維性骨異形成症などがある．

悪性腫瘍では扁平上皮癌，腺癌，嗅神経芽細胞腫，悪性黒色腫，平滑筋肉腫，悪性線維性組織球腫，線維肉腫，血管肉腫，軟骨肉腫，悪性リンパ腫などが報告されている．

（4）咽頭の疾患：咽頭炎，腫瘍，術後瘢痕など

咽頭炎：急性咽頭炎と慢性咽頭炎に大別される．前者の大部分がウイルス感染症である，かぜ症候群・急性上気道炎の部分症として発症することが多く，急性扁桃炎・急性喉頭炎・急性鼻炎・急性副鼻腔炎など，周辺臓器の炎症を合併することが多い．小児では急性中耳炎や急性結膜炎なども合併することがある．自覚症状には，咽頭痛あるいは咽頭異常感，発熱，全身倦怠感あるいは違和感，咳，耳痛，頭痛などがある．治療は対症療法を行う．

一方，慢性咽頭炎は咽頭粘膜が持続的に刺激を受けたため，もしくは慢性の他疾患が咽頭に症状を現す原発性の慢性咽頭炎が主体である．他の慢性疾患に関連したものとしては，慢性副鼻腔炎に起因する後鼻漏の慢性的刺激によるものや，慢性扁桃炎に合併してものが多い．病変の局在部位と病態より，慢性単純性（カタル性）咽頭炎，慢性顆粒性（濾胞性）咽頭炎，慢性側索性咽頭炎，慢性萎縮性（乾燥性）咽頭炎に分類される．病変の程度と症状とは必ずしも一致せず，咽頭異常感，咳嗽，分泌障害，痛みを呈し，特に側索性咽頭炎ではしばしば嚥下痛とともに，ときに痛みが耳に放散する．慢性側索性咽頭炎で罹患側の頸部に痛み，灼熱感などが現れる．萎縮性咽頭炎では頭重感や頭痛を訴えることがある．

咽頭腫瘍：良性腫瘍として，上咽頭に線維腫（血管線維腫），乳頭腫，軟骨腫，血管腫，平滑筋腫，多形腺腫，脊索腫などが，中咽頭には乳頭腫，多形腺腫，神経鞘腫，傍神経節細胞腫，脂肪腫，血管腫，軟骨腫，線維性組織球腫など（図１）が，下咽頭には乳頭腫，脂肪腫，血管腫，リンパ管腫，神経鞘腫などが報告されている．上咽頭の悪性腫瘍には，扁平上皮癌，悪性リンパ腫，肉腫が，中咽頭には扁平上皮癌，悪性リンパ腫，腺癌などが，下咽頭では扁平上皮癌，腺癌，腺様嚢胞癌，粘表皮癌などが報告されている．

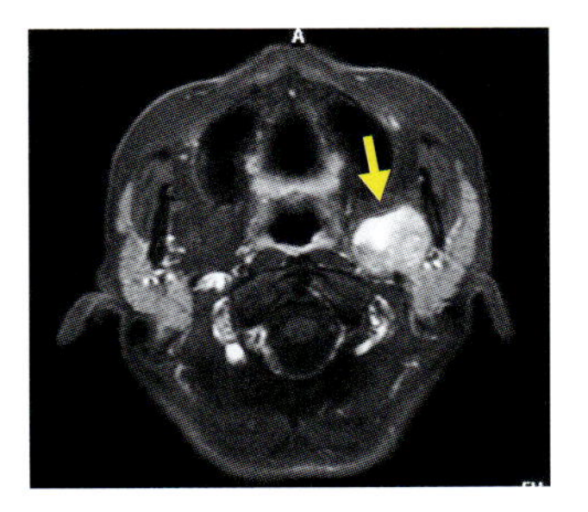

図１　中咽頭良性腫瘍
左側顎関節部の顎運動時痛を訴えた唾液腺腫瘍（Warthin tumor）の症例．
（佐賀大学医学部　久保田英朗先生提供）

術後瘢痕：咽頭部は，切除手術あるいは放射線照射により，著しい開口障害を呈することがある．

（5）顎骨の疾患：顎・骨炎，筋突起過長症（肥大），腫瘍，線維性骨疾患など

顎・骨炎：顎骨腫瘍：下顎骨の悪性腫瘍，骨髄炎，骨折などは，ときとして痛み，開口障害を併発する．診断におけるパノラマX線撮影が有効である．また，上顎骨周囲の悪性腫瘍は腫瘍性病変による運動時痛や開口障害を生じることがあり，鑑別診断の対象となる（図2，3，4）．

筋突起過長症（肥大）：類義語として筋突起過形成が用いられている．先天的な過成長による発育障害で，過大な筋突起をいう．開口時に下顎の前方滑走にともなって大きすぎる筋突起が頬骨弓内面に接触し，無痛性開口障害をきたして判明する．開口障害の5％を占めるといわれており，Waters X線像やCT像により診断できる．両側性と片側性のものがある．片側性のものでは，筋突起の肥厚や過長のものと，先端部が腫瘤状となる腫瘍に類似した発育を示すものがある．

線維性骨疾患：線維骨性病変とは，骨様硬組織を伴った線維性結合組織が正常骨組織を置換して増生する良性の病変群を指す．顎骨には，線維性骨異形成症，骨形成線維腫，骨性異形成症の3病変が知られており，臨床的には，共通して顎顔面の非対称性変形や咬合異常，さらには顎運動機能障害ないし無痛性開口障害を引き起こすことから，顎関節症の鑑別診断の対象となる．ただし，病態経過が各々異なる，すなわち，線維性骨異形成症の多くは骨格成長後に病変の増大が静止する傾向にあるのに対して，骨形成線維腫は放置すると継続的に腫瘍性増殖する．骨性異形成症は基本的には顎骨膨隆を引き起こさず，二次感染を起こしやすい．したがって，正確な鑑別診断が必要となるが，生検による組織学的所見が類似するため鑑別診断は容易ではない．

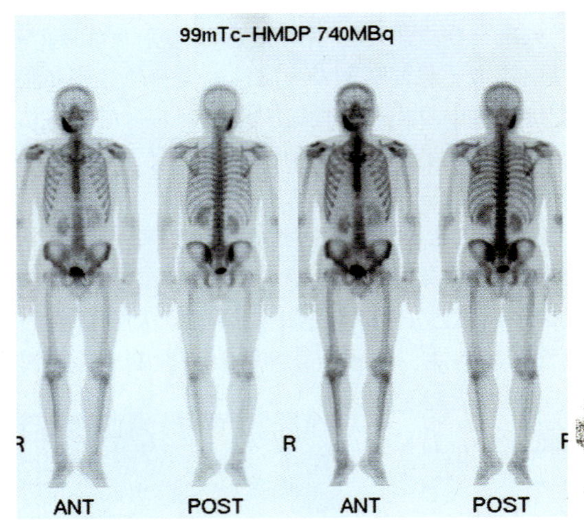

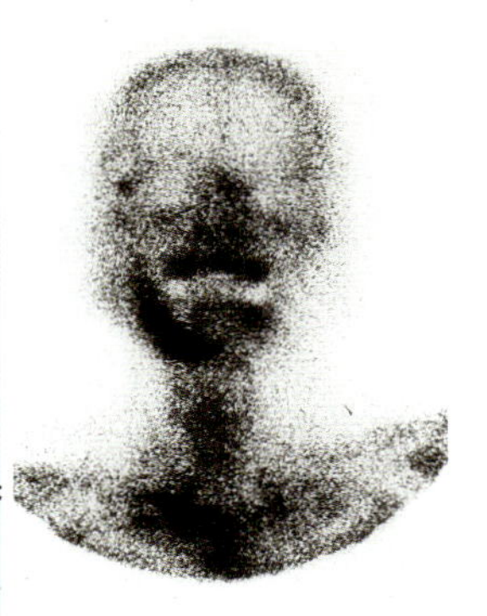

図2　右側下顎骨骨髄炎の症例　顎関節周囲の炎症では開口障害が出現する．
（佐賀大学医学部　久保田英朗先生提供）

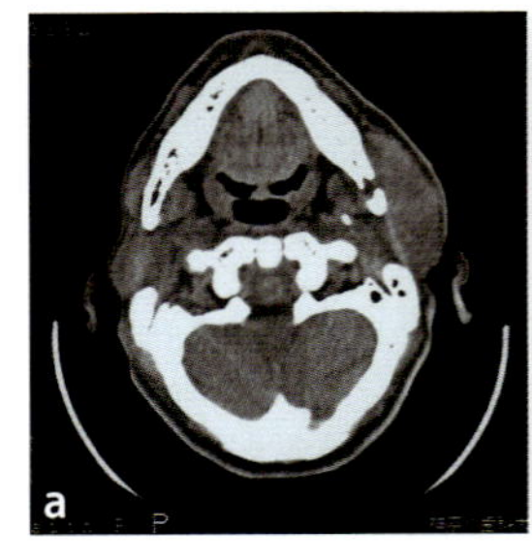

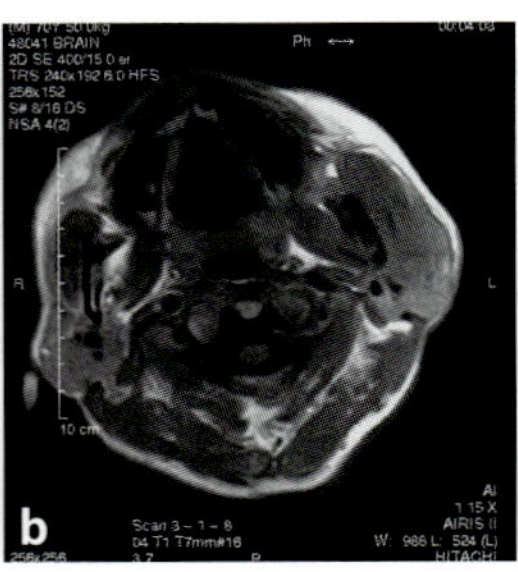

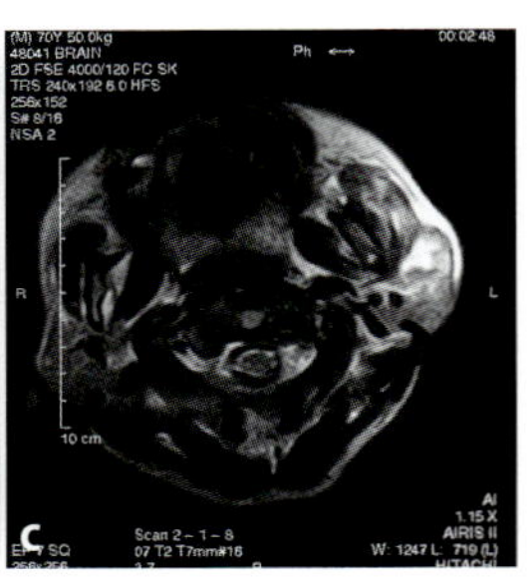

図3　左側顎放線菌症　開口障害と咀嚼筋の硬結を認める．
a．CT像
b．MRI T1強調像
c．MRI T2強調像
（佐賀大学医学部　久保田英朗先生提供）

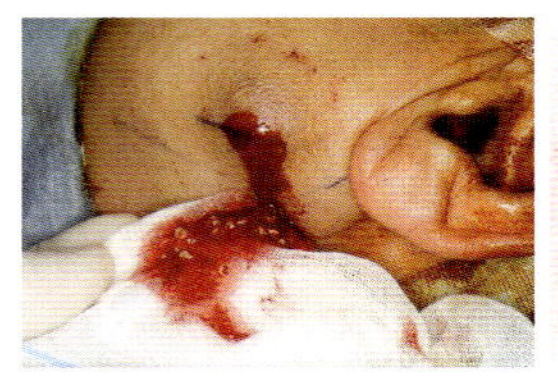

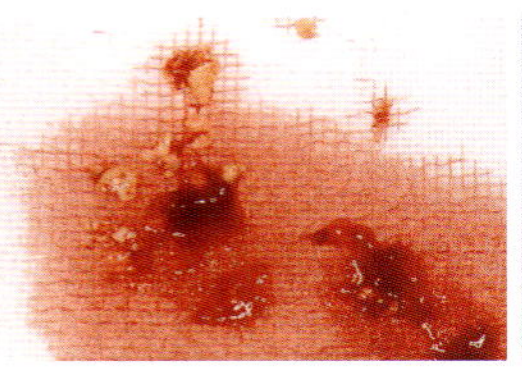

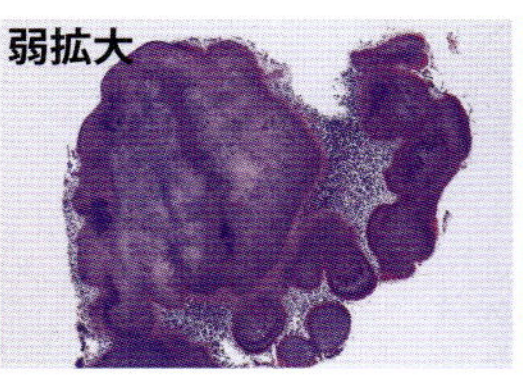

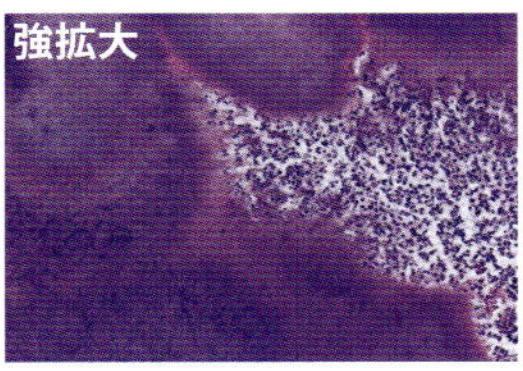

図４　顎放線菌症の膿瘍切開および菌塊の病理組織検査所見（佐賀大学医学部　久保田英朗先生提供）

（６）その他の疾患：茎状突起過長症（Eagle 症候群），非定型顔面痛など

茎状突起過長症（Eagle 症候群，図５）： 茎状突起靭帯が過密線維化，石灰化，また茎状突起全長が長過ぎたときやその骨折のケースでは，顎関節症に類似した不快感や痛みを訴える場合がある（Eagle 症候群）[1]．扁桃窩に限局する鈍痛や不快感，異物感，ときに神経痛様の電撃痛など多彩な痛みがあり，耳に放散する．痛みは嚥下時に増強する．茎状突起の先端を扁桃窩に触れることができ，圧迫すると症状が強くなる．治療は，茎状突起を切除する．口腔内より突出する茎状突起を露出して切除する方法と頸部外切開を行って茎状突起を切除する方法の２つがあり，前者が多用される．

非定型顔面痛： 非定型顔面痛は，原因となる器質疾患が見出せず，神経痛や血管性の痛みとしては非定型的な顎，顔面，口腔の痛みに対して使用される．持続性の灼熱感・深部痛で発作性・電撃性の痛みではない．長時間の痛みではあるが強くはなく，日常生活を妨げない程度である．若年者から中年者で女性に多い傾向がある．臨床心理検査ではしばしば心気傾向，ヒステリー傾向，抑うつ傾向がみられる．NSAIDs は無効な場合が多い．

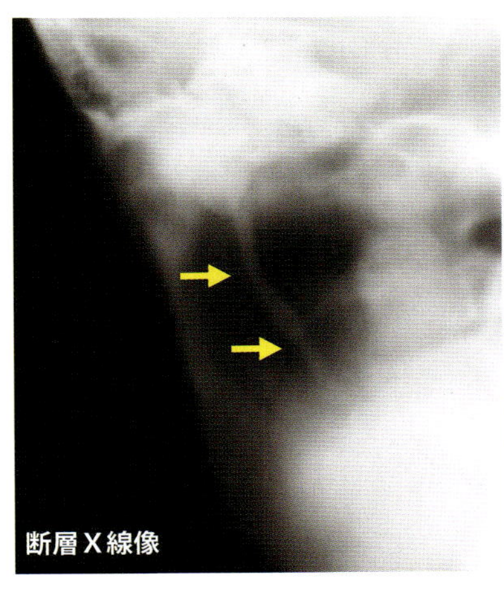

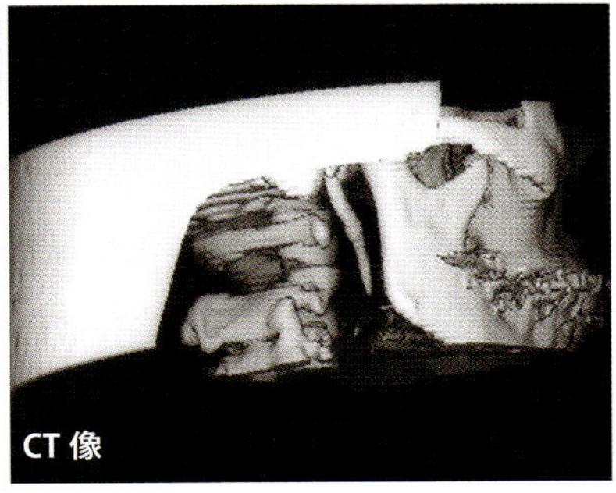

図５　茎状突起過長症．舌咽神経痛と似た症状を示す場合がある．
（佐賀大学医学部　久保田英朗先生提供）

（柴田考典）

【Ⅳ：3．2)】文献

1)　日本顎関節学会編．新編顎関節症．京都：永末書店；2013．119.
2)　Wright EF. Pulpalgia contributing to temporomandibular disorder-like pain: a literature review and case report. J Am Dent Assoc 2008; 139: 436-440.
3)　Costantinides F, Vidoni G, Bodin C, Di Lenarda R. Eagle's syndrome: signs and symptoms. Cranio 2013; 31: 56-60.
4)　Shah RK, Blevins NH. Otalgia. Otolaryngol Clin North Am 2003; 36: 1137-1151.
5)　Mardinger O, Rosen D, Minkow B, Tulzinsky Z, Ophir D, Hirshberg A. Temporomandibular joint involvement in malignant external otitis. Oral Surg Oral Med Oral Pathol Oral Radiol Endod 2003; 96: 398-403.

3）筋骨格系の疾患

（1）ジストニア

ジストニアとは「捻転性・反複性のパターンをもった異常な筋収縮により，姿勢や動作が障害される病態」と定義される筋の異常収縮を生じる中枢性疾患である[1)]．ほとんどのジストニアは特発性のもので，頻度としては局所性のものが多く，全身性のものよりも10倍の発生率である．咬筋や外側翼突筋，顎二腹筋前腹，舌筋，口輪筋，頬筋，広頸筋などに生じた局所性のジストニアは口顎部ジストニアと呼称される．また，眼輪筋の局所性ジストニアで眼瞼痙攣を伴うものを特にMeige症候群という[2)]．

口顎部ジストニアの臨床症状として，咬筋のジストニアの場合，患者自身の意思に反してくいしばってしまい，咬筋の収縮が肉眼で確認できる（閉口ジストニア）．外側翼突筋のジストニアの場合，片側のみが罹患した場合には顎が罹患側へ偏位したままになり，両側が罹患した場合には開口したままになってしまい，自分の意志では閉口できない（開口ジストニア），あるいは下顎が前突してしまう（顎前突ジストニア）．さらに，舌筋（オトガイ舌筋）の異常収縮により舌が前に出てしまう症例もある（舌前突ジストニア）[3,4)]．このように開口障害や下顎の偏位などが主訴である場合には，顎関節症と誤認されることが多く，注意が必要である．ほとんどの局所性ジストニアは日中に発症し，睡眠中は発現しない．一般的にジストニアの治療は神経内科医が担当するが薬剤性のものは精神科医へ対診される．

原因の有無により一次性（原発性）ジストニアと，二次性（続発性）ジストニアとに大別される[5)]．一次性ジストニアは大脳基底核や中枢神経系の障害で生じると考えられているが，詳細はよくわかっていない．二次性ジストニアの原因としては外傷（中枢，末梢），脳幹損傷，全身性疾患（多発性硬化症，パーキンソン病），血管系疾患，薬剤性によるものが挙げられる[6)]．

ジストニアの診断は，典型例では比較的容易である[7)]．病歴を聴取しこれらの特徴や症状を確認し，筋の触診，筋電図検査，場合によりX線やCT像，MR画像，血液検査などを行い，顎関節症やブラキシズム，筋突起過長症，咀嚼筋腱・腱膜過形成症などとの鑑別診断を行う．

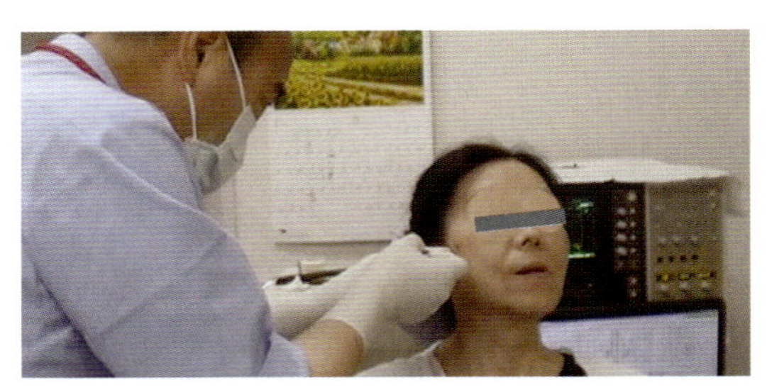

図6　口顎ジストニアに対するボツリヌス毒素治療（なお，日本では口顎ジストニアは保険適用疾患に含まれていない）．
（成田紀之．口顎ジストニアの治療．日本顎関節学会雑誌　2014；29：85-90より p89 図3C を転載）

（2）ジスキネジア

『Ⅱ章2-３．２）-（６）ジスキネジア』を参照．

（3）筋ジストロフィー

筋ジストロフィーとは，筋線維の破壊・変性（筋壊死）と再生を繰り返しながら，筋萎縮と進行性の筋力低下を示す遺伝性疾患の総称である．発症年齢や遺伝形式，臨床的経過などからさまざまな病型に分類される．小児に最も多いのは男児のみに発症するデュシェンヌ型で，成人では筋強直性ジストロフィーが最も多く，多彩な症状を呈す[8)]．

筋ジストロフィーの診断は，筋力低下，歩行開始の遅れ，転倒が多いなどの臨床所見と，採血（CPK-MMが高値），筋電図（神経でなく筋に異常），DNAテスト（遺伝子を診断），筋生検（筋ジストロフィーに特徴的な病理所見）などによって行われる．顎関節脱臼・拘縮・開口障害をきたすことがあり，顎関節症との鑑別が必要である[9]．

（馬場一美，小野康寛）

【IV：3．3)】文献
1) Fahn S. Concept and classification of dystonia. Adv Neurol 1988; 50: 1-8.
2) Tolosa E, Marti MJ. Blepharospasm-oromandibular dystonia syndrome (Meige's syndrome): clinical aspects. Adv Neurol 1988; 49: 73-84.
3) 吉田和也．顎関節症と睡眠．飯塚忠彦，井上宏編，顎関節症診断・治療マニュアル 第1版．京都：永末書店；2004．186-193.
4) 宮脇正一，吉田和也．顎顔面領域の不随意運動．高戸毅，天笠光男ほか編．口と歯の事典．東京：朝倉書店；2008．282-296.
5) 目先高広，梶龍兒．ジストニアとボツリヌス治療 改訂 第2版．東京：診断と治療社；2005．103.
6) Korczyn AD, Inzelberg R. Dystonia. Curr Opin Neurol Neurosurg 1993; 6: 350-357.
7) 目崎高広．ジストニアの病態と治療．臨床神経学 2011；51：465-470.
8) 上山秀嗣．らくらく理解神経難病 筋ジストロフィー（解説／特集）．Brain Nursing 2011；27：281-282.
9) 松村剛．筋ジストロフィーの臨床現場における歯科学的問題（解説／特集）．医療 2007；61：781-785.

4）心臓・血管系の疾患

（1）側頭動脈炎（巨細胞動脈炎）

側頭動脈炎は全身疾患であり，中～大動脈の炎症，特に外頸動脈の分枝を障害することが多く，頭蓋動脈炎ないし巨細胞動脈炎とも呼ばれる（図7）．本症の発生率は女性が高く，リウマチと同様の人種差があり，家族内発症例やHLA-DR4との関連が報告されている．側頭動脈に最も高頻度にみられ，病理組織学的には動脈壁内への炎症性単核球浸潤を伴う汎動脈炎であり，内膜の増殖と内弾性板の破壊がみられ，巨細胞形成を伴うことが多い．最近では，Tリンパ球が動脈壁に存在する抗原に対して受容体を発現させていることから，本症の発症には免疫学的機序が関与していると考えられている．

臨床症状として，一般に，頭痛，発熱，貧血などがあり，特に側頭動脈炎では側頭部痛，痛みによる顎運動障害[1]，硬性の開口障害[1]を伴うことから顎関節症との鑑別を要する．

臨床的にはACR[2]の分類基準があり（表3），5項目中3項目以上が認められれば本疾患と診断される．なお，この基準の感度93.5%，特異度91.2%であるとされている[2]．また，IHS（国際頭痛学会）は2004年に巨細胞動脈炎の診断基準[3]を公表しているが，頭痛の鑑別の一環として位置づけられるものであり，紙数の関係からここでは紹介しない．確定診断は動脈の生検によるが，それに先立ち超音波検査が有用とされている[4]．治療は副腎皮質ステロイド薬が第一選択薬で有用性が高い．

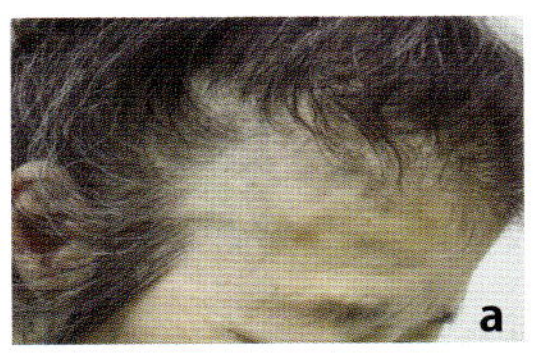

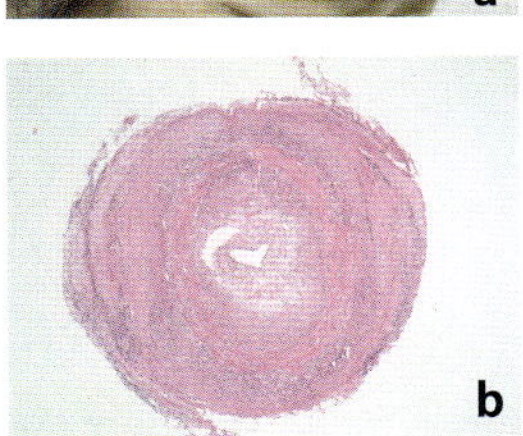

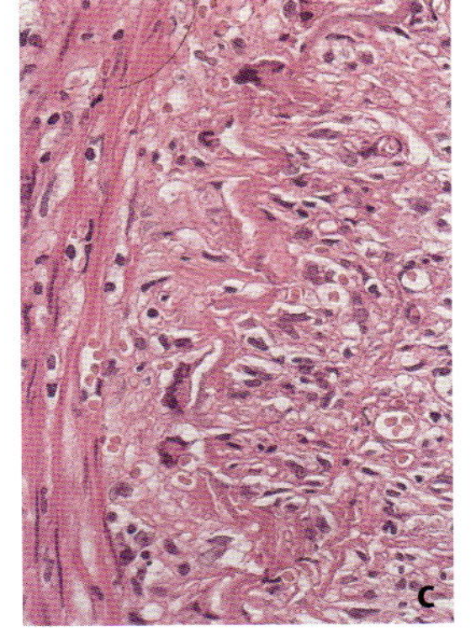

図7　側頭動脈炎（Temporal Arteritis）（慶應義塾大学医学部　和嶋浩一先生提供）
右側側頭動脈炎．a：浅側頭動脈の怒張を認める．b：血管内膜の増殖により血管腔の狭小化を認める．c：動脈壁内への炎症細胞浸潤と巨細胞の出現を認める．

表3　側頭動脈炎の分類基準（ACR[2]）．

分類基準
1. 50歳以上の発症，あるいは発症の既往．
2. 頭痛の発症ないし新たなタイプの頭痛の発現．
3. 頸動脈の動脈硬化と関連しない側頭動脈の圧痛あるいは拍動低下．
4. 赤血球沈降速度（Westergren法）が50mm/時間以上に亢進している．
5. 動脈生検で通常多核巨細胞を伴う肉芽腫性炎，あるいは単球浸潤が優勢な血管炎が特徴である．

（2）虚血性心疾患

心筋虚血の最も頻度が高い原因は，アテローム性動脈硬化症による冠動脈の閉塞であり，一過性に生じる狭心症と永久的な心筋障害をきたす心筋梗塞に大別される．前者の痛みの部位は通常胸骨裏面であるが，ときには頸部，顎，歯，腕．肩部に放散することが知られている．一方，急性心筋梗塞の痛みは，胸部または上腹部の中心部に感じられ，狭心症よりもより強く，より長く続く，また，まれには腹部，背部，下顎，頸部に放散する．

各種心筋虚血の既往患者 186 名について，心筋虚血発作と顎顔面痛との関連の前向き多施設研究を実施したところ，心筋虚血発作の際，顎顔面痛のみを自覚した者は 11 名 6％で，そのうち 3 名は急性心筋梗塞であった．他の 60 名の患者は，心筋虚血発作の際に他の部位の痛みとともに顎顔面痛を感じていた．顎顔面痛の部位は喉，左右側の下顎，左側顎関節あるいは耳部，歯であったと報告している[5]．

以上より，顎関節部の痛みについて，まれではあるが虚血性心疾患との鑑別を要するものといえる．

（柴田考典）

【IV：3．4)】文献

1) Reiter S, Winocur E, Goldsmith C, Emodi-Perlman A, Gorsky M. Giant cell arteritis misdiagnosed as temporomandibular disorder: a case report and review of the literature. J Orofac Pain 2009; 23: 360-365.
2) Hunder GG, Bloch DA, Michel BA, Stevens MB, Arend WP, Calabrese LH, et al. The American College of Rheumatology 1990 criteria for the classification of giant cell arteritis. Arthritis Rheum 1990; 33: 1122-1128.
3) Headahe Classification Subcommittee of the International Headache Society. The International Classification of Head ache Disorders : 2nd ed. Cephalalgia 2004; 24: 9-160.
4) Ball EL, Walsh SR, Tang TY, Gohil R, Clarke JM. Role of ultrasonography in the diagnosis of temporal arteritis. Br J Surg 2010; 97: 1765-1771.
5) Kreiner M, Okeson JP, Michelis V, Lujambio M, Isberg A. Craniofacial pain as the sole symptom of cardiac ischemia: a prospective multicenter study. J Am Dent Assoc 2007; 138: 74-79.

5）神経系の疾患

（1）神経障害性疼痛

顎関節症と鑑別を要する神経系疾患の代表的なものに神経障害性疼痛がある．神経障害性疼痛にも多様な病態が含まれており，その病態の特徴を理解する必要がある．

①三叉神経痛・舌咽神経痛（典型的三叉神経痛・典型的舌咽神経痛）

特に顎関節痛および関節円板障害との鑑別が重要となる．典型的三叉神経痛および舌咽神経痛（以下三叉・舌咽神経痛）は，口腔顔面領域に発作性激痛を生じる最も代表的な疾患であり，三叉神経の第 1 枝から第 3 枝までのいずれの領域にも生じ，舌咽神経痛は喉から耳にかけて痛みを感じうる．特に，顎関節症と鑑別が重要になるのが，三叉神経第 3 枝領域ならびに舌咽神経に生じる神経痛で，顎運動や嚥下にあわせて疼痛発作が生じる場合である．

鑑別の要点は，顎関節症は侵害刺激に対して痛みを生じる侵害受容性疼痛であるのに対して，三叉神経痛は神経自体に痛みの原因がある神経障害性疼痛であることである．的確に鑑別を行うには，三叉神経痛と顎関節症の痛みの起こり方を理解する必要がある．

三叉・舌咽神経痛では安静時には無痛で，「会話や食事のときに突然痛みを感じる」と訴えることが多い．ただし，同じ動作で必ず毎回痛みが起こるわけではなく，会話や食事などの顎運動だけでなく，口唇や歯肉，頬などに触ると痛みを起こす「トリガーゾーン」を認めることが多い（必ず認められるわけではない）．また，三叉・舌咽神経痛の疼痛発作における持続時間は瞬時から数分程度であり，経過とともに頻度ならびに持続時間が増す傾向がある．

診察では，トリガーゾーンと疼痛部位は必ずしも一致しないことが多々あり，顎関節近隣の発作痛を訴える場合にも上下顎臼歯部歯肉，口唇，顔面皮膚の触診（指で押すのではなく，綿棒や筆で軽い刺激を加える）で入念に調べる必要がある．トリガーゾーンが認められる場合は，リドカインスプレーで疼痛発作が消失することがある．また，カルバマゼピン（通常，１日１回，100 ㎎１錠を眠前投与で十分）で痛み（頻度，程度）の軽減，消失をみることが多い．

なお，カルバマゼピンの副作用を考えると，カルバマゼピンの投与は鑑別方法として最初に行うべき方法ではない．

②帯状疱疹痛・ハント症候群・帯状疱疹後神経痛

水痘の治癒後，水痘帯状疱疹ウイルスが体性神経領域において再活性化したものが帯状疱疹であり，特に顔面神経（中間神経）領域に発症したものを（広義の）ハント症候群という．

帯状疱疹では多くの場合，痛みの発症に前後して罹患神経（三叉神経の場合罹患枝）領域に水疱や発赤，粘膜のびらんの出現を認めるが，まれにこれらの皮膚粘膜症状を欠くものがあり，無疹性帯状疱疹と呼ばれる．三叉神経第三枝の帯状疱疹，ハント症候群では痛みの部位は顎関節にきわめて近いので，顎関節症との鑑別が重要となる．顎関節周囲に痛みを訴える患者では，耳介と外耳道に水疱形成がないかを確かめる習慣をつけるべきである．三叉神経第三枝罹患の場合には下唇～咬筋耳下腺部～耳介前部～側頭に（図８a），ハント症候群では中間神経領域（耳介および外耳道）に水疱が生じる（図８b）．帯状疱疹による急性期の痛みは，やけるようで，ズキズキうずく痛みであり，持続痛に重複して電気が走るような発作痛を生じる．また，帯状疱疹では，感覚の障害が生じる．この場合罹患枝領域を軽く触れ，反対側の感覚と比較してみるとよい．神経の傷害が強いほど感覚の障害が生じている．なお，初期の帯状疱疹痛は，交感神経ブロックで寛解することが多い（交感神経依存性疼痛）．

一方，ハント症候群では，耳介の水疱形成以外に顔面神経麻痺（顔面半側の緊張低下），耳症状（難聴，めまい）を訴えることが多い．

帯状疱疹後神経痛は，帯状疱疹の水疱が治癒後，３か月ないし６か月経過したのちに痛みが持続するもので，罹患神経が傷害を受け，変性を起こすことによる．帯状疱疹後神経痛を起こす症例では，皮膚・粘膜症状が強かったものが多く，また局所の感覚障害が強いものが多い．帯状疱疹後神経痛を呈して受診する患者では，皮膚・粘膜面の病変は治癒しているので，過去に水疱形成があったかどうかを確かめることが最も重要になる．前述の感覚検査を行うと，感覚低下，痛覚過敏，アロディニアなどの感覚異常を呈する．

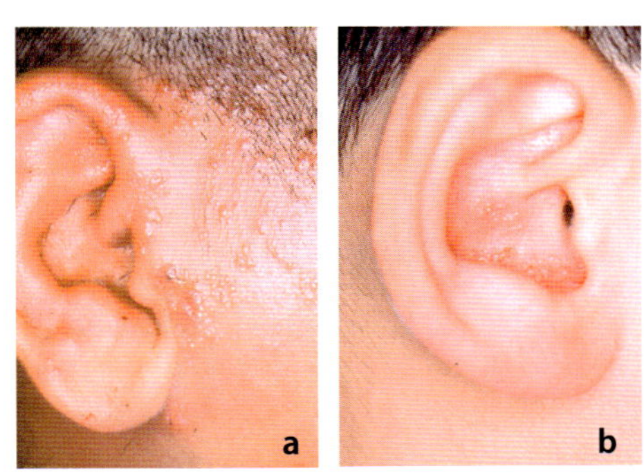

図８　a：帯状疱疹（三叉神経第三枝）．b：ラムゼーハント症候群．

（2）中枢神経疾患

中枢神経疾患で顎関節症と鑑別を要する顔面痛を生じる疾患には，多発性硬化症，脳髄膜疾患，脳神経の圧迫によるもの，脳圧の変化によるもの，中枢痛などがある．

多発性硬化症は，脳の脱髄疾患で，10 歳代から 40 歳代の若齢層に好発する．原因は明らかでない．日本では，欧米に比べ発症頻度は低い．自己免疫疾患，アレルギー，ウイルス感染などの説がある．脱髄が生じる部位によって障害される機能が異なる．三叉神経痛様の痛みを起こすこともある．脳髄膜疾患では，混合性結合組織炎で脳髄膜の肥厚が生じることが知られており，この場合に三叉神経痛様の顔面痛を呈することがある[1]．空間占拠性病変が三叉神経や舌咽神経などの感覚神経を圧迫して傷害すると，痛みが生じる．これには，神経鞘腫（聴神経，三叉神経），髄膜腫，嚢胞，悪性腫瘍などがある．

中枢痛は，脳出血や脳梗塞の後に生じる痛みであり，通常，これらの障害からしばらくたって（数週から数か月）安静時痛や刺激による誘発痛を生じる．感覚神経の神経核より中枢側で生じた障害か，末梢側で生じた障害かによって，核上障害あるいは核下障害と呼び，核上障害では障害側と反対側の口腔顔面に感覚障害，運動障害，痛みが生じ，核下障害では同側に症状がみられる[2)].

（3）破傷風

破傷風菌に感染することで発症する．破傷風菌は，神経毒と溶血毒を産生し，感染から数日から１～２週で発症する．破傷風は，初期症状のうちに治療を行わなければ，現在でも死に至る疾患である．顎関節症と鑑別を要するのは，開口障害が初発症状であることによる．破傷風の初期頭頸部症状における鑑別点は次のとおりである．

開口障害の既往のない者が１，２日のうちに筋緊張が強くなるとともに，口が開きにくくなり，症状が進行に従い牙関緊急（開口不能）を呈する．あわせて，滑舌が悪い，あるいは嚥下障害の症状を訴えるようになる．ミオクローヌス（筋のぴくつき）や頸部や肩の筋肉の痙縮，より進行すると背筋の痙攣により後弓反張や歩行障害（四肢の突っ張り）を呈し，終末期には受傷側の腱反射亢進，バビンスキー反射陽性を示す．

破傷風については３種混合ワクチンの接種を受けていれば，免疫力が備わっていると考えられるが，抗体は10年でその効力を失うとされており，この接種を受けていない者や高齢者では発症の危険が高くなる．

（今村佳樹，岡田明子）

【Ⅳ：3．5)】文献

1) Varga E, Field EA, Tyldesley WR. Orofacial manifestations of mixed connective tissue disease. British dental journal 1990; 168: 330-331.
2) de Leeuw R 編．杉﨑正志，今村佳樹監訳．口腔顔面痛の最新ガイドライン改訂第４版―米国 AAOP 学会による評価，診断，管理の指針―．東京：クインテッセンス出版；2009.

6）自己免疫疾患

（1）顎関節リウマチ

顎関節リウマチについては，『本章２．3)-(１)顎関節リウマチ』参照．

（2）多発性筋炎／皮膚筋炎[1,2)]

多発性筋炎（PM）は，四肢近位筋，頸筋における対称性の筋力低下を主症状とする原因不明の炎症性筋疾患で，自己免疫疾患と考えられている．皮膚筋炎（DM）では，PMの筋症状に加えて，ヘリオトロープ疹（上眼瞼に生じる浮腫を伴う赤紫色の紅斑）やGottron徴候（手背と手指の関節伸側を中心に現れる紅斑）といった特徴的な皮疹が認められる．診断には，Bohanの診断基準（①四肢近位筋や頸部屈筋の筋力低下，②筋生検による筋炎の証明，③血清中の筋原性酵素の上昇，④筋電図の筋原性変化，⑤典型的な皮膚症状）や1992年の厚生省自己免疫疾患調査研究班による診断基準が用いられている．また，MR画像は生検部位の確定や経過観察に有用とされ，T2強調画像や脂肪抑制画像で筋炎の発症部位が高信号領域として検出される．

臨床症状としては，対称性で進行性の四肢近位筋の筋力低下が特徴で，起立や上肢の挙上が困難となる．また，頸部屈筋の障害により仰臥位での頭部挙上が困難となり，進行すると咽頭筋障害も現れ，嚥下・構音障害も生じるようになる．一方，PMあるいはDM患者の最大咬合力は，健常者に比べると明らかに低下しているとの報告がある[2)]．PMに対する治療の目標は，筋力を回復させ患者のADL，QOLを維持改善することにあり，第一選択はステロイド療法である．しかしながら，効果が不十分な場合にはメトトレキサート，アザチオプリン，シクロスポリンなどの免疫抑制薬が適用される．さらに，免疫調整療法としての大量ガンマグロブリン静注療法も適用されることがある．

（濱田良樹）

【Ⅳ：3．6)】文献
1) 川合眞一．特集 膠原病：診断と治療の進歩．Ⅱ.診断と治療の実際．3．多発性筋炎．日内誌 2007；96：2171-2176.
2) Márton K, Hermann P, Dankó K, Fejérdy P, Madléna M, Nagy G. Evaluation of oral manifestations and masticatory force in patients with polymyositis and dermatomyositis. J Pathol Med 2005; 34: 164-169.

7）代謝性疾患

代謝性疾患については，『本章 2．3)-(４）痛風関節炎』参照.

8）頭痛

はじめに

頭痛は顎関節症の重要な鑑別診断となっている．21 世紀初頭までに重点的に行われた片頭痛や口腔顔面痛の研究から，両者の疼痛メカニズムには多くの共通点があることが明らかにされた．国際頭痛学会は，頭痛を「眼窩外耳孔線より上部にある痛み」，顔面痛を「眼窩外耳孔線以下，頸部以上，耳介前方の痛み」と定義している[1)]．言い換えれば，頭痛は三叉神経第一枝領域，また，顔面痛は第二, 三枝領域の痛みと理解できるが，いずれも眼窩外耳孔線を超えることが知られている[2,3)]．痛みの視点からとらえると，顎関節症は非歯原性（歯や歯周組織が原因でない）口腔顔面痛のうち最も代表的なものであり，古くより頭痛との関係が議論されてきた.

片頭痛や緊張型頭痛と顎関節症の関連性は三叉神経領域の疼痛メカニズムの理解と相まって，多くの臨床研究の結果から揺るぎのないものとなっている．また，「頭痛は顎関節症の症候か」という疑問に関しても，Diagnostic Criteria for Temporomandibular Disorders[4)]（顎関節症の診断基準；以下 DC/TMD）のなかに顎関節症による頭痛の診断基準が示されるとともに，国際頭痛分類第３版（以下 ICHD-3）ではそれに適合するよう診断基準が改訂され，「顎関節症の症候に頭痛がある」というのが国際的なエキスパートの一致した見解となった.

（1）頭痛

頭痛には“器質的疾患に起因しない”症候によって診断される一次性頭痛と，“器質的疾患に起因する”疾患の症候である二次性頭痛がある.

国際頭痛学会は頭痛や顔面痛を，一次性頭痛，二次性頭痛，そして，有痛性脳神経ニューロパチー，他の顔面痛およびその他の頭痛の３部, 14 グループに分類し診断基準を示している[1)](ICHD-3, 表 4)．そのうち一次性頭痛は片頭痛，緊張型頭痛，三叉神経・自律神経性頭痛，そしてその他の一次性頭痛の 4 グループに分類されている.

①片頭痛

片頭痛は神経血管性疼痛とされ，その病態生理は三叉神経血管系が関与した頭蓋内血管の神経原性炎症であると考えられている[2)]．日本人における片頭痛の有病率は 8.4%，女性の有病率は男性の 3.6 倍で 20 ～ 30 歳代にピークがあると報告されている[5)]．片頭痛様の痛みが三叉神経第二, 三枝領域に現れることは古くから知られており，顔面片頭痛あるいは下顔面片頭痛と呼ばれている．口腔と顔面において最もよく知られている神経血管性疼痛は片頭痛であり[6)]，その診断基準（表 5）を熟知しておくことは顎関節症と鑑別するうえで重要である.

片頭痛は片側性（60%）の前頭側頭部の拍動性で，中等度から重度の痛みが 4 ～ 72 時間持続し，体動により頭痛が増悪することが特徴的である．随伴症状として悪心または嘔吐(あるいはその両方)と，光過敏あるいは音過敏を伴う．片頭痛には前兆のない片頭痛（表 5）と前兆のある片頭痛のサ

表4　国際頭痛学会による大分類（国際頭痛分類第3版，2018）．

第1部　一次性頭痛
1. 片頭痛
2. 緊張型頭痛
3. 三叉神経・自律神経性頭痛
4. その他の一次性頭痛疾患
第2部　二次性頭痛
5. 頭頸部外傷・傷害による頭痛
6. 頭頸部血管障害による頭痛
7. 非血管性頭蓋内疾患による頭痛
8. 物質またはその離脱による頭痛
9. 感染症による頭痛
10. ホメオスターシス障害による頭痛
11. 頭蓋骨，頸，眼，耳，鼻，副鼻腔，歯，口あるいはその他の顔面・頸部の構成組織の障害による頭痛あるいは顔面痛
12. 精神疾患による頭痛
第3部　有痛性脳神経ニューロパチー，他の顔面痛およびその他の頭痛
13. 脳神経の有痛性病変および他の顔面痛
14. その他の頭痛性疾患

表5　1.1 前兆のない片頭痛の診断基準（国際頭痛分類第3版，2018）．

診断基準
A．B～Dを満たす頭痛発作が5回以上ある
B．頭痛の持続時間は4～72時間（未治療もしくは治療が無効の場合）
C．頭痛は以下の4つの特徴の少なくとも2項目を満たす 1. 片側性 2. 拍動性 3. 中等度～重度の頭痛 4. 日常的な動作（歩行や階段昇降などの）により頭痛が増悪する，あるいは頭痛のために日常的な動作を避ける
D．頭痛発作中に少なくとも以下の1項目を満たす 1. 悪心または嘔吐（あるいはその両方） 2. 光過敏および音過敏
E．ほかに最適なICHD-3の診断がない

表6　11.7 顎関節症（TMD）による頭痛（国際頭痛分類第3版，2018）．

診断基準
A．頭痛はCを満たす
B．片側または両側の顎関節，咀嚼筋および/または関連組織の要素に影響を及ぼす痛みを伴う病的な状況の臨床的証拠がある
C．以下のうち少なくとも2項目によって示される因果関係の証拠： 1．頭痛は顎関節症の発症と時期的に一致して増悪しているか，顎関節症の診断に繋がった 2．頭痛は顎運動，顎機能（例えば，咀嚼）および/またはパラファンクション（例えば，ブラキシズム）によって増悪する 3．頭痛は，身体診察時の側頭筋の触診および/または下顎の受動的運動により誘発される
D．ほかに最適なICHD-3の診断がない

ブタイプがある．また，片頭痛が月に15回以上の頻度で3か月を超えて続く場合，慢性片頭痛と診断されるが，片頭痛の発作性と反復性が薄れることがあり，緊張型頭痛との鑑別が必要となる[1]．

②緊張型頭痛（TTH）

TTHは一次性頭痛のなかで最も多い頭痛であるが，一次性頭痛のなかでも最も研究が進んでいない疾患であり病因は不明である[1]．一般集団における生涯有病率は30～78％とされ，日本人における過去1年間の有病率は22.4％と報告されている[5]．

TTHは発作頻度によって稀発反復性，頻発反復性，慢性に分類され，それぞれ触診により頭蓋周囲の圧痛の有無により頭蓋周囲の圧痛を伴うものと伴わないサブタイプがある．反復性TTHの痛みは一般に両側性で，性状は圧迫感または締め付け感，強さは軽度～中等度で，30分から7日間持続する．片頭痛とは対称的に日常的な動作により増悪しない．悪心はないが，光過敏または音過敏を呈することがある．

頭蓋周囲の圧痛の有無は，前頭筋，側頭筋，咬筋，翼突筋，胸鎖乳突筋，板状筋および僧帽筋の触診により確認するとされている．ICHD-3 では筋性顎関節症と TTH にはある程度のオーバーラップが存在し，鑑別で最も問題となるのは側頭筋，咬筋，翼突筋といった咀嚼筋に圧痛がある場合で，顎関節症の診断が不確実な場合は TTH（おそらく頭蓋周囲の圧痛を伴うもの）としてコード化するよう推奨している．また，二次性頭痛として「11. 頭蓋骨，頸，眼，耳，鼻，副鼻腔，歯，口あるいはその他の顔面・頭蓋の構成組織の障害に起因する頭痛あるいは顔面痛」のなかに分類される「11.7 顎関節症による頭痛あるいは顔面痛」の診断基準（表 6）が改訂され，顎関節症の診断には DC/TMD の診断基準を用いるよう推奨している[1]．

③三叉神経・自律神経性頭痛（TACs）

TACs はその名のとおり，厳密に一側性の三叉神経領域の痛みにしばしば同側の結膜充血，流涙，鼻閉，鼻漏，前額部および顔面の発汗，眼瞼浮腫といった頭部副交感神経系の自律神経症状を呈するという共通の臨床的特徴がみられる．TACs は群発頭痛（CH），発作性片側頭痛（PH），短時間持続性片側神経痛様頭痛発作（SUNHA）そして持続性片側頭痛（HC）の 4 つのタイプに分類され，さらに SUNHA は必ず結膜充血および流涙を伴うもの；SUNCT と 1 つ以上の頭部自律神経症状（ただし結膜充血あるいは流涙はあっても 1 つのみ）を伴うもの；SUNA のサブタイプに分類される[1,7]．CH，PH，SUNHA（SUNCT/SUNA）はいずれも重度からきわめて重度の頭痛で，鋭い，刺すようなあるいは脈を打つような性状で，持続時間と発作頻度はそれぞれ，15 ～ 180 分と 2 日に 1 回 / 2 日～ 8 回 / 日，2 ～ 30 分と 5 回 / 日以上，1 ～ 600 秒と 1 回 / 日以上である．HC はその名のとおり持続性で厳密に一側性の頭痛であり，強度は中等度から重度に変化し，頭痛増悪時に同側に頭部自律神経症状がみられると考えられている[1]．これらの頭痛もまた，眼窩外耳孔線を超えることが明らかにされており，ICHD-3 では新しいエビデンス[8]から SUNCT/SUNA の診断基準の疼痛部位に三叉神経第二, 三枝領域が追加されたことは注目に値する．

（2）顎関節症と頭痛とのかかわり合い

顎関節症と頭痛との関連は古くより論じられてきた．最近の研究は，顎関節症と片頭痛や TTH との併存が多いこと[9]，筋性顎関節症と TTH の病態生理に多くの重複がみられること[10]，また，顎関節症と片頭痛あるいは TTH は双方向に影響しあうことが明らかにされている[11,12]．さらに，他の研究は，顎関節症の症候としての二次性頭痛，すなわち，顎関節症に起因する頭痛を論証し，ICHD-3 での顎関節症による頭痛の診断基準改訂の基礎となった[13-15]（表 6）．

（3）頭痛の管理

包括的な口腔顔面痛の診察・検査により，一次性頭痛が疑われた場合には口腔顔面痛にも理解のある頭痛専門医に紹介する必要がある．また，頭痛が主訴の場合には，（他項で論じられている）生命の危険のある頭蓋内障害を常に念頭に置いておく必要がある．

一方，顎関節症に起因する頭痛に対してはもちろんであるが，一次性頭痛と顎関節症が併存する場合には，どちらか一方のみを治療してもよい結果は得られないという報告があり[12,16]，歯科医が積極的に管理に参加することが望まれる[17]．

（小出恭代，大久保昌和）

【IV：3．8)】文献

1) Headache Classification Committee of the International Headache Society（IHS）The International Classification of Headache Disorders, 3rd edition. Cephalalgia. 2018；38：1-211.

2) Nixdorf DR, Velly AM, Alonso AA. Neurovascular pains：implications of migraine for the oral and maxillofacial surgeon. Oral Maxillofac Surg Clin North Am. 2008；20：221-35.
3) 大久保昌和，成田紀之，松本敏彦，Merrill RL．歯痛や顔面痛を呈する一次性頭痛．ペインクリニック 2007；28：781-790.
4) Schiffman E, Ohrbach R, Truelove E, Look J, Anderson G, Goulet JP et al. Diagnostic Criteria for Temporomandibular Disorders（DC/TMD）for Clinical and Research Applications：recommendations of the International RDC/TMD Consortium Network and Orofacial Pain Special Interest Group. J Oral Facial Pain Headache. 2014；28：6-27.
5) Sakai F, Igarashi H. Prevalence of migraine in Japan：a nationwide survey. Cephalalgia. 1997；17：15-22.
6) Okeson JP. Vascular and Neurovascular Pains. In Bell' s Oral and facial Pain, Seventh Edition. Chicago：Quintessence Publishing Co, Inc；389-434, 2014.
7) Eller M, Goadsby PJ. Trigeminal autonomic cephalalgias. Oral Dis. 2016；22：1-8.
8) Cohen AS, Matharu MS, Goadsby PJ. Short-lasting unilateral neuralgiform headache attacks with conjunctival injection and tearing（SUNCT）or cranial autonomic features（SUNA）--a prospective clinical study of SUNCT and SUNA. Brain. 2006；129：2746-2760.
9) Gonçalves DA, Camparis CM, Speciali JG, Franco AL, Castanharo SM, Bigal ME. Temporomandibular disorders are differentially associated with headache diagnoses：a controlled study. Clin J Pain. 2011；27：611-615.
10) Svensson P. Muscle pain in the head：overlap between temporomandibular disorders and tension-type headaches. Curr Opin Neurol. 2007；20：320-325.
11) Ballegaard V, Thede-Schmidt-Hansen P, Svensson P, Jensen R. Are headache and temporomandibular disorders related? A blinded study. Cephalalgia. 2008；28：832-841.
12) Gonçalves DA, Camparis CM, Franco AL, Fernandes G, Speciali JG, Bigal ME. How to investigate and treat：migraine in patients with temporomandibular disorders. Curr Pain Headache Rep. 2012；16：359-364.
13) Anderson GC, John MT, Ohrbach R, Nixdorf DR, Schiffman EL, Truelove ES, List T. Influence of headache frequency on clinical signs and symptoms of TMD in subjects with temple headache and TMD pain. Pain. 2011；152：765-771.
14) List T, John MT, Ohrbach R, Schiffman EL, Truelove EL, Anderson GC. Influence of temple headache frequency on physical functioning and emotional functioning in subjects with temporomandibular disorder pain. J Orofac Pain. 2012；26：83-90.
15) Schiffman E, Ohrbach R, List T, Anderson G, Jensen R, John MT, Nixdorf D, Goulet JP, Kang W, Truelove E, Clavel A, Fricton J, Look J. Diagnostic criteria for headache attributed to temporomandibular disorders. Cephalalgia. 2012；32：683-692.
16) Mitrirattanakul S, Merrill RL. Headache impact in patients with orofacial pain. J Am Dent Assoc. 2006；137：1267-1274.
17) 日本神経学会・日本頭痛学会監修．慢性頭痛の診療ガイドライン作成委員会編．慢性頭痛の診療ガイドライン2013．東京：医学書院；2013，1-343.

9）精神神経学的疾患

（1）精神疾患やその他の心理社会的因子の影響

精神疾患の併存やその他の心理社会的因子（疾病利得，パーソナリティー障害（人格障害），誤った知識や先入観，破局的思考，患者－医療者関係の不良など）の存在は，既存の身体症状を複雑にする．痛みの感受性が増大し慢性化し，苦痛は増大し，疾患の難治化などが生じやすくなる．顎関節症（TMD）患者の 39.8％に中等度～重度のうつ症状が，47.6％に中等度～重度の身体化症状（心理的な葛藤や苦痛が身体症状として表出したもの）がみられたとする報告もある [1]．

身体表現性障害，気分障害，不安障害，妄想性障害，統合失調症などの精神疾患では身体化が生じやすい [2,3]．身体化が生じている場合，患者の訴えと診察・検査などで得られる客観的な臨床所見との間に乖離が生じやすい．

（2）顎関節症と鑑別を要する精神疾患およびその他の心理社会的因子 [4]

顎関節症と鑑別を要する精神疾患やその他の心理社会的因子を表 7 に示す [5]．なお，詳細については専門書 [2,6,7] を参照されたい．

① 身体表現性障害

この語はカテゴリーの名称であり，これだけでひとつの疾患を表す，いわゆる診断名ではない．この概念は，精神医学の歴史に鑑みれば比較的新しい概念である．既存の古典的な概念をそのまま引き継いでいるわけではなく，さらに改定を繰り返しているため，精神医学界のなかでも混乱が生じている．

表7　顎関節症と鑑別を要する精神疾患およびその他の心理社会的因子．

身体表現性障害
身体化障害，鑑別不能型身体表現性障害，転換性障害，疼痛性障害，心気症，身体醜形障害，特定不能の身体表現性障害
不安障害
全般性不安障害，パニック障害，外傷後ストレス障害
気分障害
大うつ病性障害，双極性障害
統合失調症
妄想性障害
虚偽性障害
パーソナリティ障害
物質関連障害
物質使用障害，物質誘発性障害
睡眠障害
詐病

※文献1より一部改変引用．診断名はDSM - Ⅳ - TR精神疾患の診断・統計マニュアル[3,4]に基づく．なお，2013年5月にDSM- Ⅳの改訂版であるDSM-5が発行されている．DSM-5では随所に大幅な改訂が行われており，たとえばDSM- Ⅳの身体表現性障害Somatoform Disordersに相当する項目は，DSM-5ではSomatic Symptom and Related Disordersとされており，下位分類も改訂されている．

表8　身体表現性障害カテゴリーの疾患の特徴[7]．

- 身体所見は陰性または身体的障害が存在したとしても，症状の性質や程度あるいは患者の苦悩やとらわれを説明しにくい症状が続く．
- 医師が身体的基盤がないと保証しているにもかかわらず，医学的検索を執拗に要求し，繰り返し身体症状を訴える．
- 通常，患者は，心理的原因の可能性について話し合おうとすることに抵抗する．
- しばしば患者は，検索や検査が必要であることを医師に説得できず憤慨したり，注意を引こうとしたりする．

表9　身体表現性障害カテゴリーに含まれる疾患（ICD-10）[7]．

F45.0	身体化障害
F45.1	鑑別不能型身体表現性障害
F45.2	心気障害
F45.3	身体表現性自律神経機能不全
F45.4	持続性身体表現性疼痛障害
F45.8	他の身体表現性障害
F45.9	身体表現性障害，特定不能のもの

現在の身体表現性障害カテゴリーの特徴を表8[8]に示す．ここで注意すべき点は2つある．

第1は，「身体所見が陰性，または所見があっても症状の説明がされない」という特徴があることである．すなわち身体所見の検索，身体疾患の有無，自覚症状との関係性・整合性を含めた診断が正式になされないと，精神科医はこのカテゴリーにある疾患の診断ができないことになる．

第2に，先に示した，「既存の古典的な概念をそのまま引き継いでいるわけではない」ということであるが，このカテゴリーの多くの疾患で，「心理的問題の関与」について，重要な要素としての記載がなされないことである．このことは，「症状に見合わない所見がある」という点があれば，安易にこのカテゴリー内の疾患の診断がなされてしまうという現象を生じさせてしまっている[9]．やはりこのカテゴリーの診断は，「所見が症状を説明できるか否か」という問題と「心理的問題の関与」の双方が考慮されるべきで，厳密な診断には，診察を何回か重ねないとできないこともあるということを，身体科医師，歯科医師は理解すべきと考える．

身体表現性障害カテゴリーに含まれる疾患名を表9[8]に示す．診断に際し，身体疾患に見合わない身体症状があるなどの特徴パターンは，表8に示したとおりで，示されている身体症状によって，診断が決まってくる．たとえば，所見に見合わない痛みを呈している場合は，「持続性身体表現性疼痛障害」[10]，所見に見合わない違和感が主たる症状である場合は，「心気障害」ということになる．

② 不安障害

この用語もカテゴリーの名称である．このカテゴリーには，パニック障害，恐怖症性不安障害，全

表10　うつ病の問診のポイント[11].

① 抑うつ気分（朝に悪く，夕方に軽快することが多い：morning depression）
② 興味・喜びの著しい減退
③ 体重減少（ときに増加）・食欲減退（ときに増加）
④ 不眠（早朝に覚醒しやすい）または睡眠過多
⑤ 極端な意欲の低下・動きが乏しい・焦燥感
⑥ 易疲労性・気力の減退
⑦ 無価値感・罪責感
⑧ 思考力・集中力の減退
⑨ 自殺念慮・自殺企図

般性不安障害などの疾患が含まれる．程度や持続性から通常の不安とは分けられる病的不安を，共通した主症状にもつ．自律神経系の活動亢進と関連する身体症状（筋緊張，易疲労性，異常感覚など）を伴う．

③ 気分障害

この用語も，厳密にはカテゴリーの名称である．このカテゴリーには，うつ病のほか，双極性障害（躁うつ病），気分変調症などの疾患が含まれる．うつ病では，身体症状がみられることが知られている．たとえば心身症の定義をみても，それが示唆されている．また，痛みの閾値も変化したり，うつ病に先行して身体症状が出現して経過することも知られている．

顎関節症との関連でいえば，開口時疼痛などの自覚症状の評価が，過大になったり過少になったりすることがあり得るという点で注意を要する．うつ病の問診のポイントを表10[11]に示す．

④ 統合失調症

幻覚，妄想，まとまりのない思考，感情の平板化など，多彩な症状を呈し，精神荒廃に進む．身体科の現場では患者が，症状そのものや，症状の原因経過に対して妄想状態を呈してしまうことはあり得るため，注意を要する．

⑤ 妄想性障害

前項の統合失調症類縁の疾患とされる．この疾患は，妄想が主症状であるほかは，他の症状は正常で，進行性もほとんどみられないという点で，統合失調症と鑑別される．身体症状に関連する妄想性障害の症状として，セネストパチーがある．これは体感異常といい，「体の感覚における妄想」と解釈される．一般的には奇妙な訴え方をするのでわかりやすい．顎関節症症状を思わせる訴え方としては，「顎の骨が，体の中でぐにゃぐにゃと動いている」「みしみしと音を立てて骨が壊れていく」などという．症状としてのセネストパチーのほか，疾患単位としてみる見方もある．

⑥ 虚偽性障害

虚偽性障害は，患者によってつくりだされて随意的にコントロールされている自覚症状（身体的および心理社会的な自覚症状）を特徴とするが，詐病とは異なり，明白な利益をもたらす目的で虚偽の自覚症状を意図的にねつ造しているものではない．

⑦ パーソナリティー障害

心理的な負荷がかかることで身体化を生じやすい．また，対人関係に問題を生じやすいため，しばしば診療上のトラブルを起こしやすい．特に，境界型パーソナリティー障害は「理想化とこき下ろし」に特徴づけられる不安定な対人関係様式を示し，治療はきわめて難渋することがある．

⑧ 物質関連障害

慢性の頭痛を訴えている患者では，NSAIDsなどの鎮痛薬やトリプタンなどの頭痛頓挫薬の乱用により薬物乱用頭痛が生じている可能性もある[12]．慢性疼痛を訴える患者において，薬物の依存，乱用，中毒，禁断などの薬物使用障害が関連する可能性がある．

⑨ 睡眠障害

睡眠障害が痛みの慢性化や悪化に関与することがわかっており，原発性不眠症や睡眠時無呼吸症候群などの呼吸関連睡眠障害[13]の有無を把握する必要がある．

⑩ 詐病

患者に明白な利益をもたらす目的で，虚偽の自覚症状（身体的および心理社会的な自覚症状）を意図的にねつ造しているものである．

（3）顎関節症と精神疾患およびその他の心理社会的因子の対応

ここまで本項や別項（『第Ⅱ章 5．心身医学・精神医学の基本』参照）で示しているように，顎関節症の診断，評価においては，身体面のみを評価するのではなく，身体的因子および心理社会的因子の2軸で評価する．対応の詳細は別項を参照されたい．

（築山能大，宮地英雄）

【Ⅳ：3. 9)】文献

1）Yap AU, Dworkin SF, Chua EK, List T, Tan KB, Tan HH. Prevalence of temporomandibular disorder subtypes, psychologic distress, and psychosocial dysfunction in Asian patients. J Orofac Pain 17：21-28, 2003.
2）World Health Organization. The ICD-10 Classification of Mental and Behavioral Disorders：Clinical description and diagnostic guidelines.1992（融道男，中根允文，小見山実監訳．ICD-10 精神および行動の障害－臨床記述と診断ガイドラインー．東京：医学書院；2005）.
3）山田和男．歯科・口腔外科領域における身体表現性障害の診断と治療．歯科学報 2009；109：79-84.
4）和気裕之, 天笠光雄, 渋谷鑛, 中久木康一編．有病者歯科ポケットブック　全身疾患 vs 歯科治療．東京：デンタルダイヤモンド社；2009. 196-217.
5）Reny de Leeuw 編．杉崎正志，今村佳樹監訳．口腔顔面痛の最新ガイドライン　改訂第４版　―米国 AAOP 学会による評価，診断，管理の指針―．東京：クインテッセンス出版；2009.
6）Sadock BJ, Sadock VA．融道男，岩脇淳監訳．カプラン臨床精神医学ハンドブック　第２版，DSM- Ⅳ -TR 診断基準による診療の手引き．東京：メディカル・サイエンス・インターナショナル；2003.
7）宮岡等，和気裕之監，宮地英雄，依田哲也編．こころの病気と歯科治療．東京：デンタルダイヤモンド社；2018.10-60.
8）World Health Organization. The ICD-10 Classification of Mental Disorders. Geneva：WHO；1992（融道男，中根允文，小宮山実．ICD-10 精神および行動の障害　臨床記述と診断ガイドライン．東京：医学書院；1993）.
9）宮岡等．身体表現性障害とは．こころの科学 2013；167：10-13.
10）宮地英雄．持続性身体表現性疼痛障害．こころの科学 2013；167：36-39.
11）Sheehan DV,Lecrubier Y.（大坪天平，宮岡等，上島国利訳）：M.I.N.I.- 精神疾患簡易構造化面接法．東京：星和書店；2000.
12）国際頭痛学会・頭痛分類委員会．国際頭痛分類第 3 版 beta 版．東京：医学書院；2014.
13）米国睡眠医学会．日本睡眠学会診断分類委員会　訳．睡眠障害国際分類　第２版　診断とコードの手引．東京：医学書院；2010.

10）その他の全身疾患

（1）線維筋痛症

線維筋痛症は，原因不明の全身の痛みを主症状とし，不眠，うつ病などの精神神経症状，過敏性腸症候群，逆流性食道炎，過活動性膀胱などの自律神経系の症状を随伴症状とする病気とされる．痛みは，腱付着部炎や筋肉，関節などに及び，四肢から身体全体に激しい痛みが拡散し，この疼痛発症機序のひとつには下行性痛覚制御経路の障害があると考えられている．患者は 40 ～ 50 歳代の女性に多いとされているが，詳細は不明である．

線維筋痛症の診断分類として代表的なものは，米国リウマチ学会（ACR）が 1990 年に作成した身体躯幹部位を中心とする 18 か所の圧痛点が広く用いられきた．しかし，2010 年に ACR は新たな線維筋痛症の予備診断基準を発表した．この診断基準では従来の圧痛点は廃止され，過去３か月の広範囲疼痛指数（WPI）の合計ポイントと，重症度のレベルと一般的な身体症候のポイントを合計した症候重症度（SS）のポイントの合計 13 ポイントを境界値としている [1]．

（2）血友病性関節症

血友病性関節症は膝，足，肘関節などの出血頻度の高い関節に発症し，手や肩関節には少なく，顎関節はきわめてまれである [3]．関節症の発症と血中凝固因子活性との関連性は高く，凝固因子活性が１％以下の重症血友病では高頻度であるとされている．関節出血の予防が最も必要であり，血液病学専門医への受診が不可欠である．

（3）Ehlers-Danlos 症候群

コラーゲン分子またはコラーゲン成熟過程に関与する酵素の遺伝子変異に基づき，皮膚，関節，血管など結合組織の脆弱性を特徴とする症候群で，その原因と症状から，９型分類されている．全病型を合わせた推定頻度は約 1/5,000 人とされている．このうちⅦ型（先天性多関節可伸展症）は，重症の関節接合部弛緩，低身長，先天性股関節脱臼などを示し，常染色体優性あるいは劣性遺伝をする．発育の悪い下顎骨，皮膚の出血および亀裂を特徴とする．報告例は少ないが，顎関節においても過剰運動域を示し，亜脱臼および進行に伴い退行性変化を呈する [4]．Ⅰ型コラーゲンのＮ末端プロコラーゲンの $\alpha1$（1），$\alpha2$（1）の６番目のエクソンの点変異あるいは欠失で，プロコラーゲンのスプライシング誤作動が惹起されることによることが明らかとなっている．

（柴田考典）

【Ⅳ：3．10)】文献

1) Wolfe F, Clauw DJ, Fitzcharles MA, Goldenberg DL, Katz RS, Mease P, et al. The American College of Rheumatology preliminary diagnostic criteria for fibromyalgia and measurement of symptom severity. Arthritis Care Res(Hoboken) 2010; 62: 600-610.
2) 日本線維筋痛症学会編：線維筋痛症診療ガイドライン 2013.
3) Nishioka GJ, Van Sickels JE, Tilson HB. Hemophilic arthropathy of the temporo—mandibular joint: review of the literature, a case report, and discussion. Oral Surg Oral Med Oral Pathol 1988; 65: 145-150.
4) Sacks H, Zelig D, Schabes G. Recurrent temporomandibular joint subluxation and facial ecchymosis leading to diagnosis of Ehlers-Danlos syndrome: report of surgical management and review of the literature. J Oral Maxillofac Surg 1990; 48: 641-647.

V．顎関節症の治療および管理

1．各病態に対する治療・管理目標

1）顎関節症の管理

顎関節症患者に対する管理目標（表１）は，痛みを減少させること，機能を回復させること，正常な日常活動を回復させること，および病因に対する曝露時間を減少させることである．すなわち，日常生活に困らないほどに，顎関節痛や咀嚼筋痛，開口障害などの顎関節症の症状を回復させることである．また，これらの管理目標を達成させるためには，身体的障害の治療を行い，リスク因子の影響を減少させる，または消失させるためのプログラムを実施することである．

表１　顎関節症患者に対する管理目標.

- 痛みを減少させること
- 機能を回復させること
- 正常な日常活動を回復させること
- 病因に対する曝露時間を減少させること

顎関節症患者の自然経過を調べた研究では，顎関節症は時間経過とともに改善し，治癒していく疾患であることが示されている．顎関節症の自覚症状は，保存的治療によって良好に緩和することがほとんどである[1]．顎関節症患者の長期追跡調査によると，保存的治療後の 50 ～ 90％以上の患者において，ほとんど，あるいは全く自覚症状がなくなったことが示されている．また，２～ 10 年間の縦断研究において，顎関節症患者の約 90％は保存的治療後に自覚症状が緩和し[2,3]，治療開始後６～ 12 か月間にほとんどの患者の症状が安定したことが報告されている[3]．つまり，多くの筋骨格系疾患の病態と同様に，顎関節症の他覚的徴候と自覚症状は一時的で，self-limiting である[4,5]．そのため，できるかぎり保存的で可逆的な治療を行うことが推奨されている．以上のことから現在，複雑な咬合治療や外科治療のような侵襲的で不可逆的治療を回避するとする指針が，American Association for Dental Research より顎関節症の診断と治療に関する基本声明として提示されている[6]．

顎関節症の治療に先だって，現病歴の聴取と臨床診査を行い，顎関節症に関連するリスク因子をできるだけ特定する必要がある．ブラキシズムや他の異常機能習癖，外傷，不利な解剖学的関係，病態生理学的，心理社会的病態などの因子が顎関節症に影響を与えているといわれている．しかし，このような因子の多くは，一般集団においても有病率が高く，患者によってはこれらの因子が顎関節症に寄与する場合と寄与しない場合とがあるため，それぞれの因子を注意深く評価することが必要である．治療にあたっては，症状の軽減に効果のある治療介入とともに，患者自身が日常生活においてリスク因子への曝露時間を短縮することが目標となる．そのためには，治療開始にあたって病態と病因の説明を十分に行い，患者自身が病態と病因について十分に理解し，自身で病態を管理するという意識をもつように仕向けることが目標となる．

咀嚼筋痛障害（Ⅰ型），顎関節痛障害（Ⅱ型），顎関節円板障害（Ⅲ型），変形性顎関節症（Ⅳ型）のいずれであっても，急性期の場合は，痛みの軽減と運動障害の改善が治療目標となる．咬合状態や解剖学的形態の改善の結果として二次的に症状の軽減を目指すのではなく，消炎鎮痛薬，理学療法などの初期治療により，直接的に症状を軽減することが目標となる．急性期の場合，初期治療により症状が完全に消失することも多く，病悩期間も短いため，治療に対する患者の満足度は高い[7]．

一方，慢性期の場合は，短期間で症状が軽減することや，症状が完全に消失することは期待しにくいため，日常生活に影響を及ぼすほど重篤な症状を軽減し，日常生活の障害をできるだけ減らすこと，また，日常生活を障害するような症状が出たときに，それを軽減することが治療の目標となる．また，病因への曝露時間を短縮することを患者自身で管理していくことも必要になる．さらに，慢性期の患者の場合，精神的問題を生じることもあることから，患者の精神状態についても気を配り，対応していくことが必要である．

関節円板が転位していても，多くの場合，保存療法などで，痛みなく下顎を動かすことができる[9-11]．関節円板障害（Ⅲ型）の患者でも，無痛性クリッキングのみを訴える患者には，病態を確認し，患者に病態の説明をする以外，一般的に治療の必要はない．すなわち顎関節雑音については，通常はそれを消失させることは治療目標とはならない．また，非復位性の関節円板障害でも，代償性に適応して自然経過することが多く，X線検査では顎関節のリモデリングが確認されることもあり[8]，保存療法が奏功する[9,10]．したがって，非復位性の関節円板障害の場合も，治療の目標は円板の位置や形状の改善ではなく，痛みや運動障害の改善とする．しかし，保存療法が奏効しない場合は，外科的治療についても考慮する必要があり，漠然と保存療法を続けるべきではない．

顎関節症の治療予後は，症例によって異なることが多い．急性期の咀嚼筋痛障害（Ⅰ型）や顎関節痛障害（Ⅱ型）の筋骨格系の痛みは，顎関節症に対するさまざまな保存的治療の効果が種々報告されているが，改善しない顎関節症症例が存在する．治療がうまく奏功しなかった原因はさまざまであるが，これらの患者は①不適当または不正確な診断を受けた患者，②不成功に終わった処置または認識されていないリスク因子がある患者，とする２つのグループにおおよそ分けることができる．多くのリスク因子が挙げられる場合，特に顎関節症の病態が慢性の場合には，個々のリスク因子に対する適切な専門家を考慮し，専門医を含めた臨床医チームによる疼痛管理プログラムを計画する必要がある．対応に苦慮する慢性疼痛患者のさまざまなリスク因子に対して，１人の臨床医で対応することは，非常に困難を伴うものである[11]．

以上のように患者の管理目標は，初期の問題点をリストアップし，それぞれに対する一連の治療のオプションを考え，適切に組み合わせることである．しかしながら，このような疼痛管理プログラムには期限を設定し，無制限に漫然と治療を行わないほうがよい．また，すべての顎関節症の管理において，Ⅱ軸（心理社会学的）因子を考慮する必要があることを忘れないようにしておく．

（古谷野潔，桑鶴利香）

【V：1.】文献

1） Skeppar J, Nilner M. Treatment of craniomandibular disorders in children and young adults. J Orofac Pain 1993; 7: 362-369.
2） Apfelberg DB, Lavey E, Janetos G, Maser MR, Lash H. Temporomandibular joint disease: results of a ten-year study. Postgrad Med 1979; 65: 167-172.
3） Garefis P, Grigoriadou E, Zarifi A, Koidis PT. Effectiveness of conservative treatment for craniomandibular disorders: a 2-year longitudinal study. J Orofac Pain 1994; 8: 309-314.
4） Magnusson T, Carlsson GE, Egermark I. Changes in subjective symptoms of craniomandibular disorders in children and adolescents during a 10-year period. J Orofac Pain 1993; 7: 76-82.
5） Yatani H, Kaneshima T, Kuboki T, Yoshimoto A, Matsuka Y, Yamashita A. Long-term follow-up study on drop-out TMD patients with self-administered questionnaires. J Orofac Pain 1997; 11: 258-269.
6） American Association for Dental Research TMD Policy Statement. For citation: http://www.aadronline.org/i4a/pages/index.cfm?pageid=3465
7） Linton SJ, Hellsing AL, Andersson D. A controlled study of the effects of an early intervention on acute musculoskeletal pain problems. Pain 1993; 54: 353-359.
8） Rasmussen OC. Clnical findings during the course of temporomandibular arthoropathy. Scand J Dent Res 1981; 89: 283-288.
9） Murakami K, Kaneshita S, Kanoh C, Yamamura I. Ten-year outcome of nonsurgical treatment for the internal derangement of the temporomandibular joint with closed lock. Oral Surg Oral Med Oral Pathol Oral Radiol Endod 2002; 94: 572-575.
10） Schmitter M, Zahran M, Duc JM, Henschel V, Rammelsberg P. Conservative therapy in patients with anterior disc displacement without reduction using 2 common splints: a randomized clinical trial. J Oral Maxillofac Surg 2005; 63: 1295-1303.
11） Flor H, Fydrich T, Turk DC. Efficacy of multidisciplinary pain treatment centers: a meta-analytic review. Pain 1992; 49: 221-230.

2．診療ガイドラインの概略

1）診療ガイドライン作成の背景と本書との関係

近年，多くの医療分野で診療ガイドラインの作成がすすめられているが，顎関節症の一般的な診療ガイドラインはほとんどないのが現状である．そのため，日本顎関節学会では，診療ガイドライン作成が社会に対する使命と考え，診療ガイドラインを作成してきた[1-3]．現在改訂中であるが，新しく推奨を変えるようなエビデンスが報告されていないことを2018年3月の時点で確認している．

それでは，診療ガイドラインがあれば，本書のような教科書は，古いものとなってしまうのであろうか．それはまったくの誤解であり，診療ガイドラインと本書では，読者も異なれば利用法も異なることに注意しなければならない．その違いを表1に示した．診療ガイドラインは，本書のような教科書を使って専門教育を受けていない一般医が利用しやすい参考資料を目指したものであり，本書の読者は，診療ガイドラインの内容をすべて理解し，それ以上の専門的な治療が要求されるものである．その違いを考えながら，診療ガイドラインの普及を顎関節症の専門医として考えることが重要である．

表1　診療ガイドラインと専門的教科書の違い．

診療ガイドライン
その疾患の治療のみでなく地域医療の担い手としての一般家庭医として多くの疾患の治療を行っている歯科医師・医師が，最新のエビデンスを利用しやすいようにまとめた資料．
新編　顎関節症
顎関節症を学ぶ者が，その歴史的背景から確定されたエビデンスまでを，体系的に勉強しやすいようにまとめた教科書．

2）日本顎関節学会の診療ガイドラインの特徴

日本顎関節学会が作成した診療ガイドラインは，世界で普及し始めているGRADEアプローチによる本邦初の診療ガイドラインである[4)]．このGRADEアプローチの特徴は，プロセスの透明化・複数の研究からエビデンスの質を総合的に判定・推奨の大きさ（推奨度）を簡便化した点などである．また，今回の顎関節症診療ガイドラインにおいては，診療ガイドラインパネル会議に医療消費者が加わって全体のエビデンスの質と推奨度を決定したのも，本邦で新しい試みであった．

3）診療ガイドラインで選ばれた臨床の疑問

本書に多くの治療法が記載されているが，2018年現在，診療ガイドラインでは3つの臨床上の疑問しか取り上げられていない．今後，臨床上の疑問を増やす予定ではあるが，今回の3つの疑問が取り上げられた理由は，日本顎関節学会会員・一般医・医療消費者への質問調査で多かった疑問が，オクルーザルアプライアンス（スプリント）治療と開口訓練であったことなどである．

4）診療ガイドラインを理解するために

近年，エビデンスの質（確実性）として利益とリスクの推定が正しいという確信の程度に影響する多くの因子（研究計画のバイアスのリスク・研究結果の非一貫性・エビデンスが直接臨床の改善を示しているかなど）が，より認識されるようになってきた．これらを考慮して，最初にアウトカムを主

表2　GRADE アプローチによるエビデンスの質と推奨度の意味.

推奨グレード	意味
強い推奨	ほぼ全員が推奨される行動を受けるべきである．ガイドラインに準じた推奨を遵守しているかどうかは，医療の質の基準やパフォーマンス指標としても利用できる．個人の価値観と意向に一致した意思決定を支援するためのフォーマルな意思決定支援は不要だろう.
弱い推奨	患者によって選択肢が異なることを認識し，各患者が自らの価値観と意向に一致したマネジメント決断を下せるよう支援しなくてはならない．個人の価値観と意向に一致した決断を下すための決断支援ツールが有効であると考えられる．臨床家は意思決定に向けて作業する際は患者と十分な時間をとると思っていなければならない.

表3　アプライアンス療法におけるインフォームド・コンセントに含めてほしい内容.

● アプライアンス療法の適応症を説明すること.
● 他の治療法（理学療法・認知行動療法・経過観察）ならびに他のアプライアンス療法についても説明すること.
● 今回用いるアプライアンスや他種類のアプライアンスを用いる治療によって，さまざまな慢性疾患（腰痛・アトピー性皮膚炎など）や体のバランスなども改善するという一部の意見があるが，これに関するランダム比較試験を用いた研究報告は存在しないこと.
● 治療目的（咀嚼筋痛の軽減）ならびに治療のゴールを示すこと（痛みの強さが「0（ゼロ）」となるエビデンスは得られなかった）.
● スタビリゼーションアプライアンスは，上顎型・薄型・全歯接触型・ハードアクリル型であり，実際のデモアプライアンスをみせること.
● スタビリゼーションアプライアンスによって，違和感・口の渇き・不眠・逆に朝の疼痛増強などの可能性があることを説明すること.
● 日中を含めた，長時間の使用を避けるように説明すること.

体としたエビデンスの質（確実性）を４段階に評価し，次にアウトカム全般にわたる全体的なエビデンスの質として，「高」・「中」・「低」・「非常に低」が決定されている．そして推奨の強さは，利益と不利益のバランス，エビデンスの質，価値観や意向，医療資源の４因子を考慮して，診療ガイドラインパネル会議にて「強い」・「弱い」として決定していることを理解することが重要である（表２）.

5）診療ガイドラインの概略

（1）アプライアンス療法

咀嚼筋痛を主訴とする顎関節症患者において，上顎型スタビリゼーションアプライアンス治療の有用性のエビデンスは，「低」の質のエビデンスであり，効果も小さかった．また，適切に使用すれば害は少ないことより，弱い推奨となった（GRADE 2C）（表３）.

（2）開口訓練

開口障害を主訴とする関節円板転位に起因すると考えられる顎関節症患者において，患者本人が徒手的に行う開口訓練の有用性のエビデンスは,「中」の質のエビデンスであり,効果も小さかった.また,害がほとんどないことより弱い推奨となった（GRADE 2B）（表４）.

表４　開口訓練で注意してほしい内容．

開口訓練について	１日数回，患者が本人の指を用いて著しい強制でないストレッチ的な開口を行うものとする．また，開口訓練によって，日常生活上で顎関節部の痛みが増大する場合は中止するものとするが，開口訓練時に若干の痛みが生じることを事前に説明することとする．
病悩期間について	初診数日前に生じた急性開口障害などで痛みが大きい場合は専門医に紹介，または２週間ほど治療開始を遅らせるなどの慎重な対応が必要である．
病態説明について	図を使って十分に説明すること．
コンプライアンスについて	訓練の意義や，リハビリテーションの一環としての重要性を説明して，患者の開口訓練に対するモチベーションを高める必要が指摘された．
鎮痛剤について	今回のエビデンスは，あくまでも鎮痛剤の服用を伴う開口訓練であったが，鎮痛剤の併用は必須としないこととした．

表５　咬合調整を推奨するにあたっての条件．

- 独自の理論に基づく咬合調整を行う場合には，その根拠と害を十分に説明し，文書による同意を得たのち，医療提供者の自己責任のもとに行うべきである．
- 初期治療後において，さらに咬合調整が必要となった場合は，その根拠と害を十分に説明し，患者の同意のもとに行うべきである．
- 顎関節症以外（歯周病・咬合性外傷・不良義歯など）の治療目的による咬合調整は，今回の診療ガイドラインの目的とするところではない．
- 明らかに歯科治療直後に発現した顎関節症の症状については，医学的にみてその治療の結果として生じた咬合関係の異常が症状発現の原因と考えられた場合，当該治療歯の咬合調整を妨げるものではない．

（3）咬合調整

顎関節症患者において，症状改善を目的とした咬合調整のエビデンスは，「非常に低」の質のエビデンスであり，症状の改善効果はなかった．論文としては数が少ないものの，重篤な害（因果関係はないとされるものの，説明もなく行われた咬合調整後にかみ合せの位置がわからなくなり，精神的に追い詰められてしまう）が報告されていることなどより，行わないことを推奨するという強い推奨となった（GRADE 1D）（表５）．

6）診療ガイドラインの誤解

ここまでの解説で，日本顎関節学会の診療ガイドラインを読んで「日本顎関節学会は咬合調整を禁止している」，と誤解することはないと考えるが，本書の理学療法・アプライアンス療法・咬合治療の各項目で記載されていることを前提に，診療ガイドラインは一般医が利用しやすい資料となっていることを理解してほしい．

（湯浅秀道）

【V：2.】文献
1) 日本顎関節学会診療ガイドライン作成委員会編．咀嚼筋痛を主訴とする顎関節症患者に対するスタビライゼーションスプリント治療について　一般歯科医師編．顎関節症患者のための初期治療診療ガイドライン　初版．2010．http://kokuhoken.net/jstmj/guideline.html　2013/2/8 アクセス
2) 日本顎関節学会診療ガイドライン作成委員会編．開口障害を主訴とする顎関節症患者に対する自己開口訓練について　一般歯科医師編．顎関節症患者のための初期治療診療ガイドライン２　初版．2011．http://kokuhoken.net/jstmj/guideline.html　2013/2/8 アクセス
3) 日本顎関節学会診療ガイドライン作成委員会編．顎関節症患者に対して，咬合調整は有効か　一般歯科医師編．顎関節症患者のための初期治療診療ガイドライン３　初版．2012．http://kokuhoken.net/jstmj/guideline.html　2013/2/8 アクセス
4) 相原守夫．診療ガイドラインのための GRADE システム 第２版．凸版メディア．2015.

3. 生活指導および習癖の指導

1）ホームケア

2010年アメリカ歯科医学会から出されたPolicy Statementには日本での「顎関節症」に相当するTemporomandibular Disorders：TMDに対する初期治療において，保存的および可逆的治療を優先すべきことと同時に，ホームケアの重要性が提案されている[1]．ホームケアといった場合，これを患者が自分自身で行う症状改善のための行動と言い換えると，そのひとつはリスク因子を見出しそれを排除することであり，もうひとつがそれぞれの病態を改善させるための行動をとることである．

リスク因子のなかでも『第Ⅰ章1-4．2)リスク因子』で述べたように，患者自身で改善させることが可能なものは，行動学的因子（精神的因子の一部も）であろう．しかし個々の患者におけるリスク因子の特定は難しく，これに関しては担当医が協力したとしても完全にリスト化することは不可能である．しかし既製のリストをリーフレットの形で患者に示すことは可能であり，それら因子があるかどうかを患者自身に判断させることはできる．もし患者自身が自らの行動や環境のなかに該当する因子があると判断したなら，その因子を減らすようにすることができよう（『第Ⅰ章1-4．2)リスク因子』表1参照)．これらのリーフレットを使用することで患者のもつ因子が明らかになったら，その対策を講じることが可能になる．

病態改善のためのセルフケアに関しては，これまでも各種方法が提案されている．罨法，薬物療法，アプライアンス，マッサージ，開口訓練とそれぞれの施設でさまざまな工夫を凝らして実施されているが，効果は実証されていない．しかし，復位なし関節円板前方転位例に対する患者自身が自らの手指で行う顎関節可動域訓練（いわゆる開口訓練．下顎可動化訓練と同義）の有効性に関しては，科学的裏づけが得られ，診療ガイドラインにおいて推奨されている[2]．ただ当然のことながら病態の種類，急性期か慢性期かによって実施すべきではない場合もある．したがって患者自身による実施にあたっては，担当医の指示が必要である．具体的な方法に関しては以下の項目を参照願いたい．

（木野孔司）

【Ⅴ：3.】文献

1) American Academy of Dental Research. AADR TMD Policy Statement Revision Approved by AADR Council3/3/2010. http://www.aadronline.org/i4a/pages/index.cfm?pageid=3465　2013/4/16アクセス
2) 日本顎関節学会．顎関節症患者のための初期治療診療ガイドライン2．http://www.kokuhoken.or.jp/exterior/jstmj/file/guideline_TMJ_patient_2.pdf　2013/4/16アクセス

4. 理学療法

理学療法は，薬物療法や外科療法とともに顎関節症の治療における大きな要素である．また，外科治療の後療法としてもきわめて重要である．

顎関節症における理学療法の目的は，生体に物理的刺激あるいは運動刺激を加えることにより，顎関節や咀嚼筋および頸部筋の疼痛緩和や，機能障害の改善をはかることである．理学療法の多くは，適切な指導を行うことで患者自身が家庭でも行えるものである．理学療法の実施や患者への指導にあたっては，顎関節症の病態と理学療法の目的について十分に説明し，病気や治療に対する不安を取り除くとともに，治療に対する理解を得ることが不可欠である．患者自身が疾患や治療法を十分に理解し，積極的に治療に参加することが症状の改善や再発防止につながる．理学療法は保存療法として適応が広いので，手技だけでなくその作用機序を理解しておくことが重要である．

1）理学療法の作用機序

生体は物理的刺激や運動刺激を受けると，恒常性維持のためにさまざまな生理学的作用が生じる．そのうち理学療法の効果に関連するものについて解説する[1,2]．

（1）鎮痛作用

さする，軽く叩く，あるいは温・冷刺激や経皮的電気刺激などが皮膚へ加えられたときの鎮痛作用の機序は，ゲイトコントロール理論に基づく，疼痛変調が考えられている．すなわち大径感覚神経は脊髄後角の膠様質の細胞を介して，小径侵害受容神経からの痛み信号を阻害する．この機構は同時に上位中枢からの下降性経路によっても抑制あるいは促通の支配を受けている．

（2）鎮痙作用

温熱刺激により遠心性に筋紡錘にいたる γ 線維の伝導が遮断され，筋紡錘の活動が低下することにより，筋緊張が軽減する．筋内の温度が上昇することによっても筋紡錘の活動は低下する．

冷刺激による痙性抑制は，おもに神経伝導の抑制や筋紡錘活動の抑制に基づく伸長反射のインパルス抑制の結果であるとされている．

（3）血流と代謝

熱による直接作用と間接的な血管平滑筋における反射作用によって細動脈と毛細血管が拡張し血流は増加する．また，局所の温度が上昇することにより代謝が亢進するとともに酸素の供給が必要になり，結果として血流量が増加する．また，発痛物質が除去され鎮痛効果が期待される．冷刺激によって局所の組織代謝が低下すれば外傷直後の組織損傷も抑制され，発痛物質の産生も抑制される．

（4）軟部組織の伸展性の増大

結合組織には可塑性があり，温熱や伸張によりその粘弾性は変化する．特に温熱と伸張を同時に組み合わせると可塑性が増し，伸展性は高まる．

2）理学療法の種類

理学療法は物理療法と運動療法に大別される（表１）．本項では専門家および患者自身が行う物理療法と，運動療法について解説する．

表１　理学療法の種類．

（１）物理療法
1．温熱療法（温罨法，超音波療法）
2．寒冷療法（冷罨法，コールドスプレー）
3．電気療法（TENS，マイオモニター）
4．マッサージ療法
5．レーザー療法
6．鍼治療
（２）運動療法
1．顎関節可動域訓練（下顎可動化訓練）
1）ストレッチング（伸張運動）
2）モビライゼーション
3）マニピュレーション
2．協調性訓練
3．筋力増強訓練

（1）物理療法

物理療法は熱，電気，光線，水，力など利用する物理的エネルギーによって分類される．本項では温熱療法，寒冷療法，電気療法，マッサージ療法，レーザー療法，鍼治療について述べる．

①温熱療法

温熱療法には表在性温熱療法と深在性温熱療法がある．温熱療法は，組織の温度を上昇させることにより，血管の拡張，血行の増大，関節周囲組織や筋の伸展性の増加，痛みの緩和，筋緊張の緩和などの効果があるとされている[1-3]．マッサージや運動療法と併用される[1]．

適応症：温熱療法は，急性期には禁忌であるが，急性期を過ぎた外傷や炎症，顎関節や筋の慢性疼痛，さらに筋の収縮やスパズム，拘縮などに適応される[1-3]．しかし，顎関節症に対するランダム化比較試験はなく，温熱療法の有効性は立証されていない．急性期の関節炎や筋炎，ならびにレイノー現象，感覚麻痺，出血性疾患，悪性腫瘍，神経疾患性疼痛（三叉神経痛，帯状疱疹）などは禁忌である．

i）温罨法：ホットパックによる表在性温熱は皮膚表面から1cm以上の深さには到達しづらく，厚い脂肪組織に覆われた深部にある筋組織にはあまり効果を期待できない[1]．しかし，被覆する軟骨，軟組織があまり厚くない顎関節や咀嚼筋，頸部の筋などには，ある程度の効果が得られると考えられている[1,3]．ホットパックで湿熱を与えた場合，正常な循環状態では，皮膚温度は6～8分で最高温度に達する．深さが1～2cmにある筋組織では，最高温度に到達するのに15～30分を要する[1]．

温罨法の方法：ホットパックを適温に加熱したものを湿ったタオルで包み湿熱として用いることもできるし，そのまま専用の布袋に入れ乾熱として用いることもできる．一般に温度43～45℃で20～30分が至適な条件とされる．

温罨法の留意点：治療前に患部の血流障害，温・冷感覚や痛覚の障害，皮膚疾患の有無を調べておく．熱傷を起こさないよう，熱すぎたり，ヒリヒリしたり，皮膚面が赤くなっていないかチェックする．皮膚温が45℃を超えると熱傷を起こす危険性があるので，温度を高くしすぎないように注意する[1]．

ii）超音波療法：超音波は1～5cmの深さまで到達するので，関節周囲の深部組織や筋組織の温熱療法に効果的である[1,2]．超音波エネルギーは，コラーゲンを多量に含む組織に吸収されやすい．皮膚や皮下脂肪はあまり吸収されないが，筋や関節包などはコラーゲンを多く含むので，より多くのエネルギーが吸収される[1,2]．

適応症：超音波療法は関節や筋の拘縮，慢性疼痛などに適応される[1,2]．しかし，システマティック・レビューでは，顎関節症に対する超音波療法の有効性は認められてない[4]．

超音波装置の使用法：治療に用いられる周波数は1MHzと3MHzである．到達深度は1MHzで3～5cm，3MHzで1～3cmである．1.0～1.5W/cm^{2}の出力で，3MHzを3～5分間照射すると関節組織温度は40～45℃に上昇する[1]．

超音波療法の留意点：実際には，温かく感じたり，チクチク感じたりするようなら過量であるとされている．施行中は何も感じず，終わってからも何も感じないか，あるいは何か気持ちよい感じが残る程度が適量とされている．

②寒冷療法

寒冷療法は，組織の温度を下げることにより，毛細血管透過性の低下，新陳代謝の低下，疼痛閾値の上昇，筋紡錘活動の抑制などの効果があるとされる[1,2]．

適応症：関節円板転位，過開口あるいは脱臼などに関連して，関節包や靭帯の急な伸展や捻挫をきたすことがある．これらの外傷直後や手術直後における痛みや腫脹などの急性症状の軽減，あるいは筋スパズムや筋・筋膜痛などの緩和に寒冷療法が適応される[1]．咀嚼筋の筋・筋膜痛に対して，寒冷ストレッチ法として運動療法と併用される[5]．しかし，顎関節症に対する寒冷療法単独のランダム化比較試験はなく，その有効性は立証されていない[4]．寒冷過敏症（寒冷アレルギー），寒冷不耐症，レイノー現象，知覚麻痺，クリオグロブリン血症，および重度の高血圧症や心疾患は禁忌である．

寒冷療法の方法：冷却には，コールドパック，コールドスプレー，クライオスティムプローベなどが用いられる[1]．コールドパックの皮膚面の温度は10～15℃が治療に適している．

寒冷療法の留意点：治療前に寒冷過敏症，患部の知覚異常や皮膚の血流障害の有無をチェックする．温度を低くしすぎたり，一定時間以上行うと，感覚の脱失をきたしたり，関節や筋の可動性を悪化させる．

③電気療法

電気療法は電気刺激によって生じる生体の生理的変化を治療に利用する．疼痛修飾，筋収縮，筋スパズムの軽減，組織修復の促進などを目的に臨床応用される[2)]．電気刺激は，電圧，電流（刺激波形：直流，パルス．電流，交流，干渉電流），周波数など種々のパラメーターが治療目的に応じて設定される．顎関節症の治療では，経皮的電気神経刺激（transcutaneous electrical nerve stimulation：TENS），ガルバニック電気刺激（electrogalvanic stimulation：EGS），および微小電流刺激（microcurrent electrical nerve stimulation：MENS），その他イオン導入法にも応用されている[2)]．

ｉ）**TENS：**TENSは電気刺激による除痛法である[1,2)]．TENSの除痛効果にはゲイトコントロール理論や，神経過分極性および脱分極性ブロック，内因性疼痛抑制機構などが考えられている[1,2)]．

適応症：筋・筋膜痛や，防御的筋収縮（防御的筋スプリンティング）による筋痛に適応される．しかし，システマティック・レビューでは，顎関節症に対するTENSの有効性は立証されていない[4)]．デマンド型心臓ペースメーカーをつけている人は禁忌である．心因性疼痛や中枢性疼痛に鎮痛効果は期待できない．

TENSの方法：10～100Hzで刺激する高頻度刺激法と，0.5～10Hzで刺激する低頻度刺激法がある[1)]．一般的に，不快感の少ない高頻度刺激法からはじめ，効果のないときに低頻度刺激を試みる．TENSは刺激強度と刺激部位が重要である．TENSの効果は患者の判断によるので，刺激条件は画一的なものではない．筋収縮の程度を目安に，わずかな筋収縮が生じる程度の閾値刺激かあるいはその２倍程度の強さで，患者の不快感が少ない刺激で始める．痛みを訴えている部位を刺激するか，あるいは原因となる末梢神経に沿った部位で刺激する．または，症状に対応した経穴を選択して刺激する．

ⅱ）**マイオモニター：**マイオモニター®（マイオトロニクス・ノロメド社製）は，経皮的に神経筋を電気刺激することにより筋収縮を誘発する装置である[6)]．筋に電流を流し，一過性に収縮，弛緩を繰り返すことにより筋緊張亢進を緩和するとされている[1,6)]．また，筋の血流改善効果が考えられているが，その効果は明らかではない．

適応症：筋痛，筋の収縮，筋スパズム，筋・筋膜痛，遅発性筋痛，筋拘縮，防御的筋収縮に適応される．顎関節症に対するランダム化比較試験はなく，マイオモニターの有効性は立証されていない．急性期の炎症，出血性疾患，悪性腫瘍などは禁忌である．

④マッサージ療法

マッサージは手指にて，さする，こする，なでる，もむ，押す，叩くなどの方法で，身体に機械的刺激を与え，それにより疼痛緩和，局所の血流量の増加，トリガーポイントの消去，組織の可動化をはかるものである[1)]．

適応症：筋痛，筋の収縮（いわゆる“こり”），筋スパズム，筋・筋膜痛，筋拘縮などがマッサージの適応となる．顎関節症に対する質の高いランダム化比較試験はなく，マッサージの有効性は立証されていない[7)]．急性期の炎症，出血性疾患，悪性腫瘍などは禁忌である．

⑤レーザー療法

物理療法には100mW以下の低出力エネルギーレーザーが用いられる．低出力エネルギーレーザーには低エネルギーレーザー，ソフトレーザーなどの呼称もある．臨床的な効果としては鎮痛効果，創傷治癒促進効果が挙げられる[1,2)]．

適応症：顎関節痛，咀嚼筋痛などに適応される．疼痛緩和を目的に顎関節部やトリガーポイントあるいは鍼灸のツボに低出力エネルギーザー照射が行われる[1)]．システマティック・レビューでは，顎関節症に対するレーザーの有効性は立証されていない[4,8)]．心臓疾患（ペースメーカー使用者），出血性疾患，新生児・乳児，衰弱の著しい高齢者への照射は禁忌とされる．

⑥鍼治療

鍼の作用機序は明らかでないが，鍼は筋骨格痛の治療に有用な方法とされてきた[9]．身体のツボを刺激することにより，放出されたエンドルフィンが上行性介在ニューロンに働き，侵害インパルスの伝達を遮断し，痛覚を減少させると考えられている[9]．システマティック・レビューでは，顎関節症における顎関節痛と咬筋痛に対する除痛効果があるとされているが，エビデンスは低く，鍼治療を推奨するには，厳密な臨床研究が必要であるとされている[4,10]．

（2）運動療法

運動療法の運動様式は自動運動と他動運動に大別される．自動運動は筋力に応じ介助自動運動，自由自動運動，抵抗自動運動に分類される．他動運動は関節包外運動と関節包内運動に分類され，専門家の徒手的あるいは器械的な力源により関節運動を引き起こす[1,11]．運動療法は大きく分けて関節可動域訓練，協調性訓練，筋力増強訓練に分けられる．

①顎関節可動域訓練（下顎可動化訓練）

顎関節可動域訓練はしばしば開口訓練と呼ばれる．訓練には下顎の上下方向の開閉口運動，および前後方向，左右側方向への運動が行われる．顎関節可動域訓練には患者自身が随意運動によって行う自動運動，これを他者や自己が手指や器具で介助する自動介助（自他）運動，他者が下顎を動かす他動運動がある．顎関節可動域訓練には，筋・筋膜，腱および靱帯などの軟部組織の柔軟性，伸張性を改善するストレッチング（伸張運動）と関節の動き自体に着目し，関節へ直接アプローチするモビライゼーションやマニピュレーションなどの徒手的手技がある[11,12]．

i ）**ストレッチング（伸張運動）**[11]：徒手的ストレッチング，器械的ストレッチング，自己的ストレッチングがある．

a. 徒手的ストレッチングには専門家が行う筋・筋膜痛の治療手技としてトリガーポイントの消失に用いられるスプレー＆ストレッチテクニックがある[2,5]．

b. 器械的ストレッチングには，開口練習器が用いられる[1,11]．

c. 自己的ストレッチングには随意運動による自動ストレッチングと自己の手指や器具を用いる自己介助ストレッチングがある[1]．

ii ）**モビライゼーション**：下顎窩に対する下顎頭の動きを重視した手技である．関節包内の運動障害に対し，徒手的に緩徐に外力を施し関節の離開や回転，滑走運動を行い，関節の可動域を改善する[11-13]．

iii ）**マニピュレーション**：マニピュレーションは，しばしばモビライゼーションと同義語で用いられる[12]．患者が抑止できる緩徐な他動運動，すなわちモビライゼーションに対し，抑止し得ない瞬間的な速さと強い力で行われる他動運動をマニピュレーションと呼ぶことがある[11,12]．顎関節症の治療におけるマニピュレーションには，急性クローズドロックの解除を目的に瞬時に強い力を加える徒手的関節受動術[14]として適応される．

②協調性訓練と筋力増強訓練[1,11]

筋の運動には等張性運動と等尺性運動がある．等張性運動はリズミカルな運動で可動域の増大，および筋の協調性を回復する協調性訓練に適している．等尺性運動は筋力の増強訓練に適している．自己の拳をオトガイ部に置き下顎下制筋群に抵抗を加え，筋を強化する．また，この抵抗に対して下顎下制筋群が活動すると，反射的に挙上筋群が弛緩し，結果的に開口域を増大させることにもなる．

適応症：筋炎，筋スパズム，筋・筋膜痛，防御的筋収縮などの筋障害や関節円板障害，関節炎，関節包内の線維性癒着，関節包線維症などに適応される[1]．一般社団法人日本顎関節学会は『顎関節症患者のための初期治療診療ガイドライン２』[15]のなかで『開口障害を主訴とする関節円板に起因すると考えられる顎関節症患者（Ⅲ型ｂタイプ）において，関節円板の位置など病態の説明を十分に行ったうえで，患者本人が徒手的に行う開口訓練（鎮痛薬の併用は可）を行うことを提案する．（GRADE 2B：弱い推奨／“中”の質のエビデンス）』としている．この患者自身が行う開口訓練は，1日数セット，患者自身の指を用いて行う著しい強制でないストレッチ的な開口を行うものである．運動療法は顎関節症の痛み，運動障害の改善に有効とされるが，評価を確定するにはさらなる研究が必要である[16,17]．

運動療法の方法：正常な関節可動域や下顎の限界運動域を回復することを目標に，1日に数回，開口運動や前方・側方運動などの顎関節可動域訓練を繰り返す．あわせて協調性訓練，筋増強訓練を行う．運動は痛みや拮抗筋の反射的収縮を引き起こすことがないようにできるだけゆっくりそしてスムーズに行う．関節や筋の協調性を回復するために，両側の下顎頭が同時に滑走するように開口練習を行う．患者と歯科医師が練習の成果を把握できるように，患者自身が練習量や開口域などを記録する．成果が現れると，患者の練習の励みになり，より積極的になる．患者自身が行う自動訓練には，手指や補助器具を用いると効果的である[1]．補助器具には，患者自身が開口域を評価しながら運動療法を行えるように考案されたHU-OS II（ケイセイ医科工業）[1]やテラバイト（テラバイト・コーポレーション）などの開口練習器もある．

運動療法の留意点：下顎の運動制限の原因が関節にある場合と筋にある場合，および両者が混在している場合があり，運動療法の効果も異なるので十分に診察・検査し正しい診断をする．原因が筋炎あるいは筋スパズム，筋・筋膜痛，防御的筋収縮などに起因しているときは，予後は良好である．

しかし，運動制限が筋線維症あるいは関節内の線維性癒着や関節包の拘縮に起因するときは，治療期間も長くなり，また本来の可動域を回復できるとはかぎらない[5]．苦痛なく耐えられる範囲で，継続できる練習プログラムにする．また，すべてプログラムに沿って行う必要はなく，ステップの順番や各ステップの練習量なども患者に任せる．症状の改善の程度に応じ，練習プログラムを変更する．練習中あるいは練習後に持続性の自発痛が出現したら，練習を中止する．一過性の痛みであれば，練習中の開口域を小さくするか，練習量を減らす．

3）理学療法適応の留意点

顎関節症に対する理学療法の適応にあたっては以下の点に留意する．

理学療法は正しい診断をもとに適切な治療が行われてはじめて生体のもつ自然回復力を賦活し，その効果を期待できる．同一の治療法であっても，その刺激の程度によっては逆の効果が現れる．また，適応となる症状であっても，個々の反応が異なり禁忌となることがある．強すぎる刺激は生体の反応を停止したり，組織を破壊したりするので注意する．

さらに，適応となる治療法であっても，効果が得られない場合は他の治療法を適応することが必要である．患者には理学療法の適応と限界を十分に説明し，過度の期待をもたせてはならない．近年，顎関節症における理学療法の治療効果に関するエビデンスのレベルは改善されてきているが，今後さらなる研究が必要である．

（井上農夫男）

【V：4.】文献

1) 井上農夫男，山口泰彦，戸塚靖則．理学療法．日本顎関節学会編．顎関節症．京都：永末書店；2003．216-222.

2) 渡辺一郎，生駒一憲，中馬孝容，長谷川潤，松尾雄一郎，堀享一ほか訳．渡辺一郎監訳（Cameron MH 編著）．普及版 EBM 物理療法．第2版．東京：医歯薬出版；2006.

3) Nelson SJ, Ash MM. An evaluation of a moist heat pad for the treatment of TMJ/muscle pain dysfunction. J Craniomand Pract 1988; 6: 355-359.

4) List T, Axelsson S. Management of TMD: evidence from systematic reviews and meta-analyses. Journal of Oral Rehabilitation 2010; 37; 430-451.

5) Burgess JA, Sommers EE, Truelove EL, Dworkin SF. Short-term effect of two therapeutic methods on myofascial pain and dysfunction of the masticatory system. J Prosthet Dent 1988; 60: 606–610.

6) Wessberg GA, Carroll WL, Dinham R, Wolford LM. Transcutaneous electrical stimulation as an adjunct in the management of

myofascial pain-dysfunction syndrome. J Prosthet Dent 1981; 45: 307-314.
7) Calixtre LB, Moreira RF, Franchini GH, Alburquerque-Sendín F, Oliveira AB. Manual therapy for the management of pain and limited range of motion in subjects with signs and symptoms of temporomandibular disorder：a systematic review of randomised controlled trials. J Oral Rehabil 2015；42：847-861.
8) Chen J, Huang Z, Ge M, Gao M. Efficacy of lowlevel laser therapy in the treatment of TMDs：a meta-analysis of 14 randomised controlled trials. J Oral Rehabil 2015；42：291-299.
9) Rosted P. Introduction to acupuncture in dentistry. Br Dent J 2000; 189: 136-140.
10) Jung A, Shin BC, Lee MS, Sim H, Ernst E. Acupuncture for treating temporomandibular joint disorders: a systematic review and meta-analysis of randomized, sham-controlled trials. J Dent 2011; 39: 341-350.
11) 弓削類．運動の種類．吉尾雅春編．標準理学療法学　運動療法学 総論．第３版．東京：医学書院；2010．166-173.
12) Maitland GD. Vertebral Manipulation 7th ed. London: Butterworths; 2005.
13) Carmeli E, Sheklow SL, Bloomenfeld I. Comparative study of repositioning splint therapy and passive manual range of motion techniques for anterior displaced temporomandibular discs with unstable excursive reduction. Physiotherapy 2001; 87: 26-37.
14) Farrar WB, McCarty WL. A clinical outline of temporomandibular joint diagnosis and treatment. In: 7th ed. Montgomery, Alabama: Walker Printing; 1983. 129-130.
15) 一般社団法人日本顎関節学会 初期治療ガイドライン作成委員会編．顎関節症患者のための初期治療診療ガイドライン２　開口障害を主訴とする顎関節症患者に対する自己開口訓練について．一般歯科医師編（初版 2011 年７月）http://www.kokuhoken.or.jp/exterior/jstmj/file/guideline_TMJ_patient_2.pdf
16) Armijo-Olivo S, Pitance L, Singh V, Neto F, Thie N, Michelotti A. Effectiveness of Manual Therapy and Therapeutic Exercise for Temporomandibular Disorders：Systematic Review and Meta-Analysis. Phys Ther 2016；96：9-25.
17) Butts R, Dunning J, Pavkovich R, Mettille J, Mourad F. Conservative management of temporomandibular dysfunction：A literature review Marwith implications for clinical practice guidelines (Narrative review part 2). J Bodyw Mov Ther 2017；21：541-548.

5. 薬物療法

顎関節症による痛みに対する薬物療法は，ランダム化比較試験が施行され比較検討されているものも認められるが，研究によっては，ランダム化されていない，患者背景（年齢，性別）の記載がない，ベースラインの比較検討がない，コントロールの設定がない，危険率やパワーの考慮がなくサンプル・サイズが計算されていないといったことがあり，エビデンスとしては不十分な状態にある[1]．

顎関節症による痛みを和らげるための薬物療法の効果に関するエビデンスを得るために，今後，十分な科学的根拠があり，強く推奨できるような質の高いランダム化比較試験が必要となる[1]．

1）消炎鎮痛薬

日本歯科薬物療法学会で，顎関節症の関節痛に対する消炎鎮痛薬診療ガイドラインが策定され，「顎関節症の関節痛に対して，消炎鎮痛薬は有効か？」というクリニカルクエスチョンに対し，有効であるという要約を得て，推奨の程度は弱いが推奨するとされた[2]．

消炎鎮痛薬で顎関節症の適応があるのはアンフェナクとインドメタシンの２剤であったが，社会保険診療報酬支払基金の「審査情報提供検討委員会」で，ジクロフェナクナトリウム，ナプロキセン，ロキソプロフェンナトリウム水和物の顎関節症の，顎関節痛に対する適応外使用について検討され，検討結果が妥当適切であることから 2011 年９月 28 日に事務連絡（保医発 0928 第１号）が関係する団体に行われ，周知されている．

（1）痛みを有する顎関節円板障害（復位性：Ⅲ型 a）

Ta ほか[3] は，痛みのある復位性関節円板転位がある顎関節症に対し，COX-1 と COX-2 の阻害薬であるナプロキセンを６週間投与し，投与開始３週間後から治療効果が明確に現れはじめ，６週間，持続した効果が得られたとしている．ナプロキセンは COX-2 の選択的阻害薬であるセレコキシブやコントロールと比較して，有意に顎関節症の痛みを減少し，治療効果が認められた．６週の治療期間中にいずれも開口域の増加はあったが，セレコキシブではコントロールと比較して有意な開口域の改善を示さず，プラセボとの間に有意な治療効果の差が認められなかったと報告している．

（２）痛みを有する顎関節円板障害（非復位性：Ⅲ型ｂ）

Minakuchi ほか[4] によると，MR 画像で非復位性関節円板障害と確認された顎関節症患者に対するランダム化比較試験では，ジクロフェナクの内服とセルフケアによる治療で，治療開始２週と４週の時点で，ジクロフェナクの内服とセルフケアに口腔内装置や顎運動練習を加えたものよりも有意に日常生活上での支障が少ないという結果が得られている．

Yuasa ほか[5] は，アンピロキシカムを MR 画像で確認のできた，骨変形のない非復位性関節円板前方転位症例に対し，開口練習とともに４週間投与したところ，60％の患者に改善がみられ，治療を行わず経過観察した患者では 33％の改善であったことから，アンピロキシカムの内服で一次治療として有意な効果が得られたと報告している．

（３）痛みを有する変形性顎関節症（Ⅳ型）

Mejersjö ほか[6] がジクロフェナクを変形性顎関節症に対して投与しアプライアンス治療と比較検討した研究では，ジクロフェナクは，アプライアンス治療よりも早期の症状改善が望めるが，いずれの治療においても３か月以内には症状の改善がみられ，１年後でも維持されていると報告している．

（４）局所塗布

Di Rienzo Businco ほか[7] は，顎関節症による耳前部の痛みに対し，ジクロフェナクを２週間，局所塗布し，ジクロフェナクの２週間の経口投与と比較したところ，有意な差はみられなかったと結論づけている．Senye ほか[8]は，変形性顎関節症を対象に行われた 12 週間のジクロフェナクの塗布では，偽薬との間で痛みの改善率で有意な差がなく，NSAIDs の局所塗布を支持するエビデンスはないとしている．

（５）副作用

生命を脅かす可能性のあるアスピリン喘息，アスピリン不耐症（NSAIDs 不耐症）は最も危険な副作用であり，その臨床的な特徴や発症時の管理を熟知しておかなければならない．アスピリン喘息，アスピリン不耐症（NSAIDs 不耐症）は，後天性で，いったん発症すると治癒することはなく一生続くため，既往歴の確認は重要である[9,10]．

Ta ほか[3] は，消炎鎮痛薬の副作用について検討し，セレコキシブやコントロールと比較するとナプロキセンによる胃腸障害の発現率は高いが，６週間の内服に耐えうるものであると報告している．

NSAIDs の長期投与による副作用には，消化管出血，腎機能障害，肝機能障害がある．このほか，患者には消化不良，喘息や高血圧などの既往を確認しておく必要がある[11]．特に ACE 阻害薬，アンジオテンシン受容体拮抗薬，β ブロッカーを内服している高血圧症の患者では，NSAIDs による腎毒性が問題となる[11]．スルホニルウレア系血糖降下薬を内服中の糖尿病患者では，併用で低血糖の可能性がある[11]．NSAIDs は，ワルファリンカリウムの作用を増強したり，メトトレキサートの毒性を増強したり，炭酸リチウム製剤の中毒を起こす可能性があるため注意が必要である[11]．

2）抗痙攣薬

抗痙攣薬は，過去の報告では筋・筋膜性の痛みを対象に投与され，効果があるとされている．

Kimosほか[12]は，6か月以上続く慢性の咀嚼筋痛で側頭筋や咬筋に圧痛のある症例に対しガバペンチンを12週間投与するRCTをプラセボを対照に行った．ガバペンチンはプラセボと比較して患者による痛みの訴え，咀嚼筋の痛覚過敏，および慢性の咀嚼筋痛による日常の機能に対する影響を有意に減少させると報告している．

Harkinsほか[13]による，慢性で難治性の顎関節症や筋・筋膜性疼痛に対するクロナゼパムの60日間投与のRCTがあるが，Mujakperuoほか[1]は，咬筋の圧痛と顎関節痛の改善においてコントロールに対して有意な差がないとレビューのなかで記述している．Harkinsほか[13]は，長期投与ではベンゾジアゼピン系薬剤による副作用に注意すべきであり，無差別に投与することは有害であるとしている．

Hermanほか[14]は，筋・筋膜性疼痛のある顎関節症患者に対して病状説明とセルフケアの指導をしたうえで，クロナゼパム，シクロベンザプリン（本邦未承認），プラセボの群に割つけてRCTを行った．クロナゼパムはプラセボに比較して効果がなく，筋弛緩薬であるシクロベンザプリン（本邦未承認）による効果に対しても，有意に劣ると結論づけている．

3）抗うつ薬・抗不安薬

（1）抗うつ薬

慢性疼痛とうつとの関連が明らかであるため，慢性疼痛に対して抗うつ薬が使用されてきた．ただし，すべての抗うつ薬に鎮痛効果があるわけではないことも明らかで，鎮痛効果と抗うつ効果は別と考えられている[11]．顎関節症の痛みに対する薬物治療に関する研究は，これまでに三環系抗うつ薬や抗不安薬も含め行われてきたが，対象患者が多様であるために処方の有効性の結論が出ていない．三環系抗うつ薬の顎関節症に対する投与に関するシステマティックレビューが行われ，strength of recommendation taxonomy:SORTで不整合，または限定された患者志向のエビデンスに基づきグレードBの推奨となっている[15]．筋・筋膜痛の患者に三環系抗うつ薬をファーストチョイスで用いるべきではないが，精神科専門医と包括的に学際的な検討がなされたうえであれば，三環系抗うつ薬はよい選択になる可能性がある[16]．

4）ヒアルロン酸・ステロイド

（1）ヒアルロン酸

顎関節症に対するヒアルロン酸の使用については，肯定と否定のいずれにも十分なエビデンスがなく，今後，ヒアルロン酸の効果に関する質の高いRCTが施行されることが必要である[17]．

（2）ステロイド

顎関節症に対して炎症を緩和するためにステロイドを関節腔内に注入したという記述はみられるが，ステロイドの効果について十分なエビデンスがない．Huddleston Slaterほか[18]は，顎関節痛に対して顎関節腔洗浄後に関節腔内にデキサメタゾン投与し24週間の臨床経過をみるRCTを生理食塩水をプラセボとして行ったが，改善はみられなかったと報告している．

（小木信美，栗田賢一）

【V：5.】文献

1） Mujakperuo HR, Watson M, Morrison R, Macfarlane TV. Pharmacological interventions for pain in patients with temporomandibular disorders. Cochrane Database Syst Rev. 2010 Issue 10.

2） 日本歯科薬物療法学会編．顎関節症の関節痛に対する消炎鎮痛薬診療ガイドライン．

3） Ta LE, Dionne RA. Treatment of painful temporomandibular joints with cyclooxygenase-2 inhibitor: a randomized placebo-controlled comparison of celecoxib to naproxen. Pain 2004; 111: 13-21.

4） Minakuchi H, Kuboki T, Matsuka Y, Maekawa K, Yatani H, Yamashita A. Randomized controlled evaluation of non-surgical

treatments for temporomandibular joint anterior disk displacement without reduction. J Dent Res 2001; 80: 924-928.
5) Yuasa H, Kurita K. Treatment Group on Temporomandibular Disorders. Randomized clinical trial of primary treatment for temporomandibular joint disk displacement without reduction and without osseous changes: a combination of NSAIDs and mouth-opening exercise versus no treatment. Oral Surg Oral Med Oral Pathol Oral Radiol Endod 2001; 91: 671-675.
6) Mejersjö C, Wenneberg B. Diclofenac sodium and occlusal splint therapy in TMJ osteoarthritis: a randomized controlled trial. J Oral Rehabil 2008; 35; 729-738.
7) Di Rienzo Businco L, Di Rienzo Businco A, D'Emilia M, Lauriello M, Coen Tirelli G. Topical versus systemic diclofenac in the treatment of temporo-mandibular joint dysfunction symptoms. Acta Otorhinolaryngol Ital 2004; 24: 279-283.
8) Senye M, Mir CF, Morton S, Thie NMR. Topical nonsteroidal anti-inflammatory medications for treatment of temporomandibular joint degenerative pain: a systematic review. J Orofac Pain 2012; 26: 26-32.
9) Morwood K, Gillis D, Smith W, Kette F. Aspirin-sensitive asthma. Intern Med J 2005; 35: 240-246.
10) Szczeklik A, Nizankowska E, Duplaga M. Natural history of aspirin-induced asthma. AIANE Investigators. European Network on Aspirin-Induced Asthma. Eur Respir J 2000; 16: 432-436.
11) Ganzberg S. Pain management Part II: Pharmacologic management of chronic orofacial pain. Anesth Prog 2010; 57: 114-119.
12) Kimos P, Biggs C, Mah J, Heo G, Rashiq S, Thie NM, et al. Analgesic action of gabapentin on chronic pain in the masticatory muscles; a randomized controlled trial. Pain 2007; 127: 151-160.
13) Harkins S, Linford J, Cohen J, Kramer T, Cueva L. Administration of clonazepam in the treatment of TMD and associated myofascial pain: a double-blind pilot study. J Craniomandib Disord. 1991; 5: 179-186.
14) Herman CR, Schiffman EL, Look JO, Rindal DB. The effectiveness of adding pharmacologic treatment with clonazepam or cyclobenzaprine to patient education and self-care for the treatment of jaw pain upon awakening: a randomized clinical trial. J Orofac Pain 2002; 16: 64-70.
15) Cascos-Romero J, Vásquez-Delgado E, Vásquez-Rodríguez E, Gay-Escoda C. The use of tricyclic antidepressants in the treatment of temporomandibular joint disorders: systematic review of the literature of the last 20 years. Med Oral Patol Oral Cir Bucal 2009; 14: E3-7.
16) Zonnenberg AJ. Inconsistent evidence for the use of tricyclic antidepressants in the treatment of temporomandibular joint disorders. Evid Based Dent 2009; 10: 56.
17) Shi Z, Guo C, Awad M. Hyaluronate for temporomandibular joint disorders. Cochrane Database Syst Rev 2003 Issue 1.
18) Huddleston Slater JJR, Vos LM, Stroy LPP, Stegenga B. Randomized trial on the effectiveness of dexamethasone in TMJ arthrocentesis. J Dent Res 2012; 91: 173-178.

6．アプライアンス療法

1）アプライアンス療法とは

顎関節症の治療に用いられるアプライアンスはオクルーザルアプライアンスの略であり，整形外科的装置として使用される．アプライアンス，スプリント，バイトプレート，バイトプレーン，咬合挙上副子などさまざまな呼称があるが，具体的には歯列全体あるいは一部を硬性あるいは軟性プラスティック材料で被覆し，歯の早期接触や咬頭干渉の除去，咀嚼筋の緊張緩和，下顎頭位の変更などを目的として装着される[1]．アプライアンス療法は顎関節症の治療法として最も一般的なものであるが，すべての顎関節症に有効というわけではない．文献的には 70 ～ 90％の有効度といわれているが[2]，RCT により有効度が実証されたものはきわめて少ない[3]．したがって，行動療法，理学療法，薬物療法などの他の療法を考慮したうえで，単独あるいは併用療法を行うことが望ましい．

2）アプライアンスの種類と特徴

（1）スタビリゼーションアプライアンス

アプライアンス療法において最も代表的なアプライアンスであり，全歯列接触アプライアンスとも呼ばれる．

①使用目的

上顎あるいは下顎の歯列全体を被覆し，左右均等な咬合接触を付与することにより，歯の早期接触や咬頭干渉の除去，咀嚼筋の緊張緩和，および顎関節部への過重負荷を軽減することを目的とする．

②**作用機序**

左右均等な咬合接触を付与することにより，歯の早期接触や咬頭干渉によって歯根膜の固有感覚受容器から中枢へ伝達される誤った情報を遮断し，歯根膜から中枢へ均等な情報が伝達されるように咬合状態を改善し，中枢から咀嚼筋への feed back を均等化することにより，咀嚼筋の緊張を緩和したり顎関節部への過重負荷を軽減する．

③**適応症**

顎関節症のほとんどの病態に対して使用することができるが，咀嚼筋や関節包または滑膜の炎症性疼痛を有する患者で，薬物療法や理学療法による著効が認められない場合に有効である．

④**製作法**

種々の材料による製作法が紹介されており，熱可塑性プラスティック板を用いた加熱吸引法，常温重合レジンや光重合レジンを築盛し成形・重合する方法，ワックスパターンを埋没・重合する方法などがあるが，ここではワックスパターンを用いた加熱重合レジンによる製作法を紹介する[4]．

1．既製トレー＋アルジネート印象材による上下顎の印象採得を行う．精密印象材を使用してもかまわないが，印象精度が優れているため，完成したアプライアンスの装着時にかなりの調整が必要となる．

2．咬合採得は，一般的には咬頭嵌合位で行うが，筋痛や咬合干渉により本来の閉口時の下顎位から偏位するような場合にはアンテリアジグなどを用いて咬合採得の下顎位を規制する必要がある．咬合採得後，咬合器に模型を装着する．

3．大臼歯部でパラフィンワックス 1 枚分のスペースが確保できるよう咬合器の咬合高径を挙上する．

4．サベイイングおよび不必要なアンダーカットのブロックアウトの後，外形線を描記する（図 1 ）．

5．製作する側にパラフィンワックスを圧接した後，咬合面が平坦となるようワックスを築盛する（図 2 ）．製作する側については，通常は上顎タイプを用いる．これは咬合接触点の付与が容易で，かつ咬合の安定を得やすいからである．ただし，極端にスピーカーブが強い症例や反対咬合の症例に対しては，咬合平面をできるだけフラットして顎運動をスムーズにさせる目的から下顎タイプを用いる．また，将来再補綴処置が必要であろうと推測された場合には，再製が必

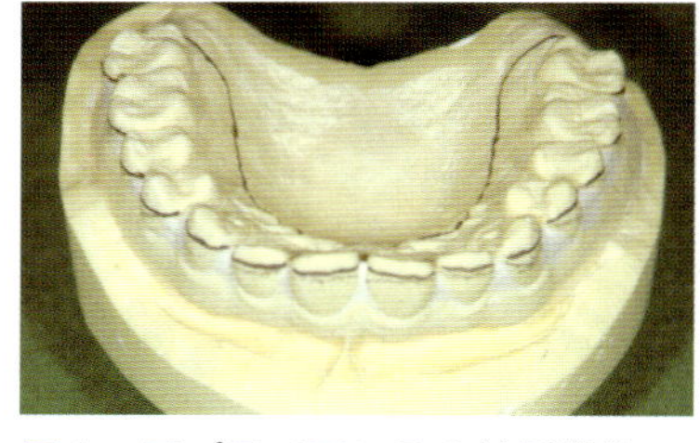
図 1　アプライアンスの外形線描記．

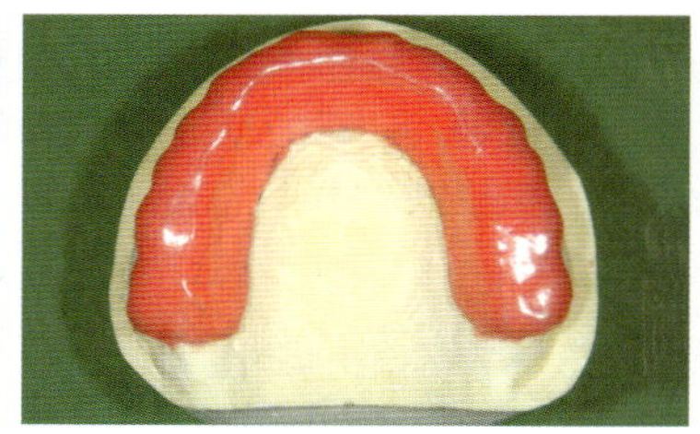
図 2　ワックスアップ．

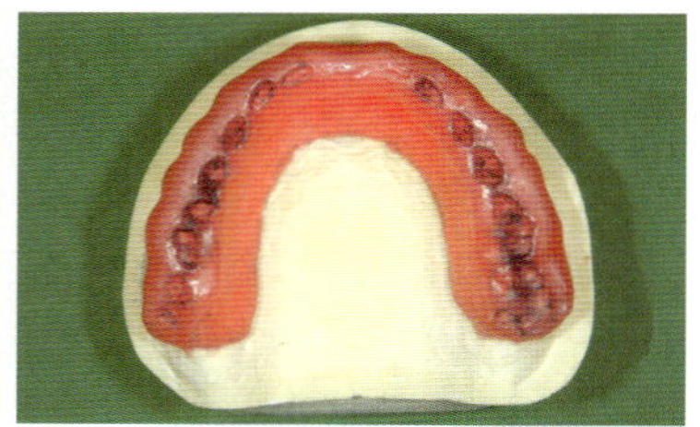
図 3　対合歯の圧痕をつける．

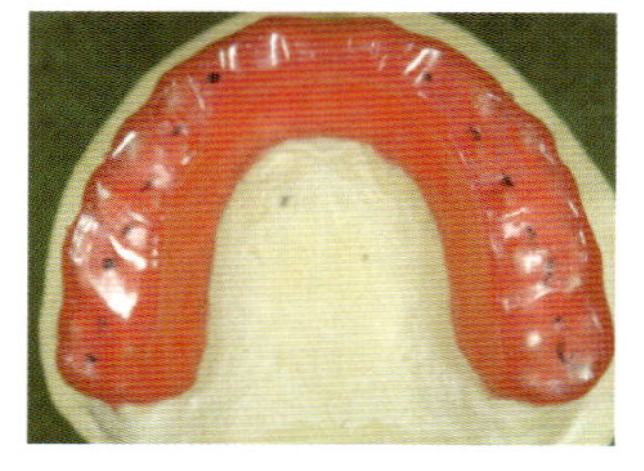
図 4　対合機能咬頭のみの点状接触が得られるようカービングする．

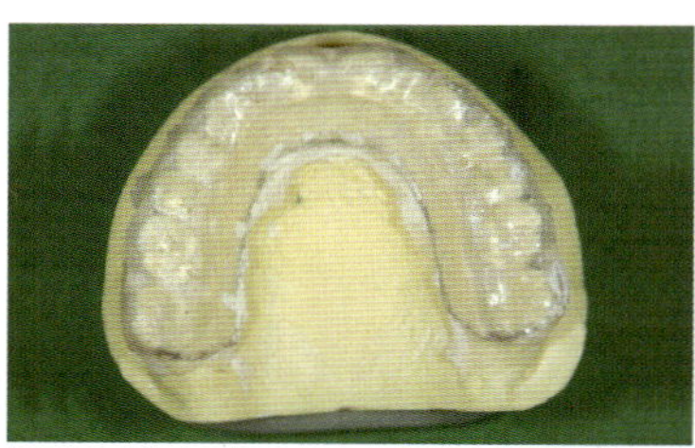
図 5　埋没重合後アプライアンスを割り出す（スプリットキャスト法使用）．

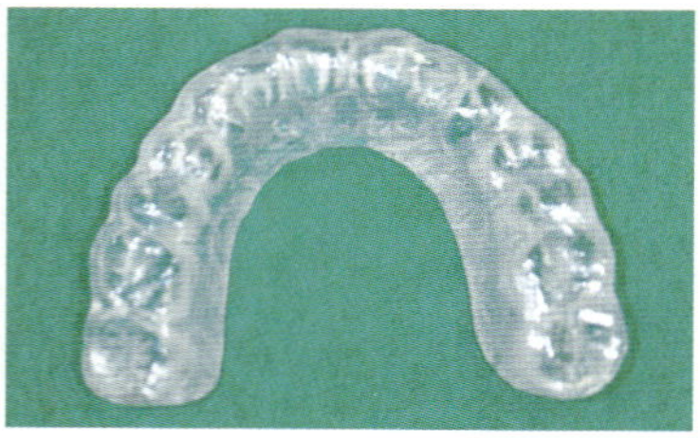

図 6　完成したスタビリゼーションアプライアンス．

要であると考えられる側に製作すると便利である．

6．対合模型の咬合面にワックス分離材を塗布後，ワックスの咬合面を軟化し，咬合器を閉じる（図３）．

7．対合歯の機能咬頭が点状接触となるようワックスをカービングする（図４）．

8．機能咬頭の点状接触を咬合紙で確認後，フラスク埋没する．

9．流蠟後，加熱重合型アクリリックレジンを塡入して重合，取り出しを行う（図５）．

10．咬合器にリマウントし，咬合調整を行った後，研磨完成する（図６）．

⑤調整法

・初回装着時

1．患者の口腔内に装着し，アプライアンス内面の必要以上に歯を圧迫する部位を削合調整する．

2．咬合面は，両側同時に咬合紙を噛ませ，患者が自然にタッピングした際に対合機能咬頭の点状接触が得られるまで慎重に調整する．

3．左右側方運動および前方滑走運動を行わせ，スムーズな運動の妨げとなる部位を削除する．

4．研磨後，再装着し，問題がなければ取り扱いの説明を行い終了する．基本的に装着は夜間のみとし，非装着時には水をいれた容器に浸漬保存するよう指示する．また，定期的に義歯洗浄剤を用いて化学的清掃を行うよう指示する．

・２回目以降

1．１～２週間に１回ごとのリコールを原則とする．

2．来院ごとの調整は，変化した対合機能咬頭の点状接触の修正を主体とする．

3．前回来院時から変化が認められなくなった際，臨床的に水平的顎位の安定が得られたと判断し，効果判定を行う．効果判定は３か月を目安とし，効果が認められない場合には他の療法に変更あるいは両者の併用法を考慮する．

⑥治療成績

臨床では，筋痛患者，関節痛患者，復位性ならびに非復位性関節円板前方転位患者などさまざまな病態に対して使用され，良好な臨床成績が報告されているが[5)]，その治療効果は自然消退によるものである疑いを払拭できていない[3)]．

（2）前方整位アプライアンス

転位した関節円板が整位できる位置まで下顎を前方に誘導し，その位置で咬合位を付与したアプライアンスである．

①使用目的

関節円板を整位することおよび下顎の後方偏位に起因する円板後部組織への負担過重を軽減することを目的とする．

②作用機序

下顎頭が前方移動することにより，円板後部組織への負担過重が軽減される．また，整位した関節円板の保持が容易となり，異常な下顎運動が是正される．

③適応症

復位性関節円板前方転位やさらに進行した間欠性ロックを呈する症例に適用される．また，非復位性関節円板前方転位でマニピュレーション処置によってロックが解除された症例にも適用される．

④治療顎位の決定法

具体的な治療学位の決定法は図７に示すとおりである．

⑤製作法[6)]

1．既製トレー＋アルジネート印象材による上下顎の印象採得を行う．

2．治療顎位における咬合採得を行う（図８）．

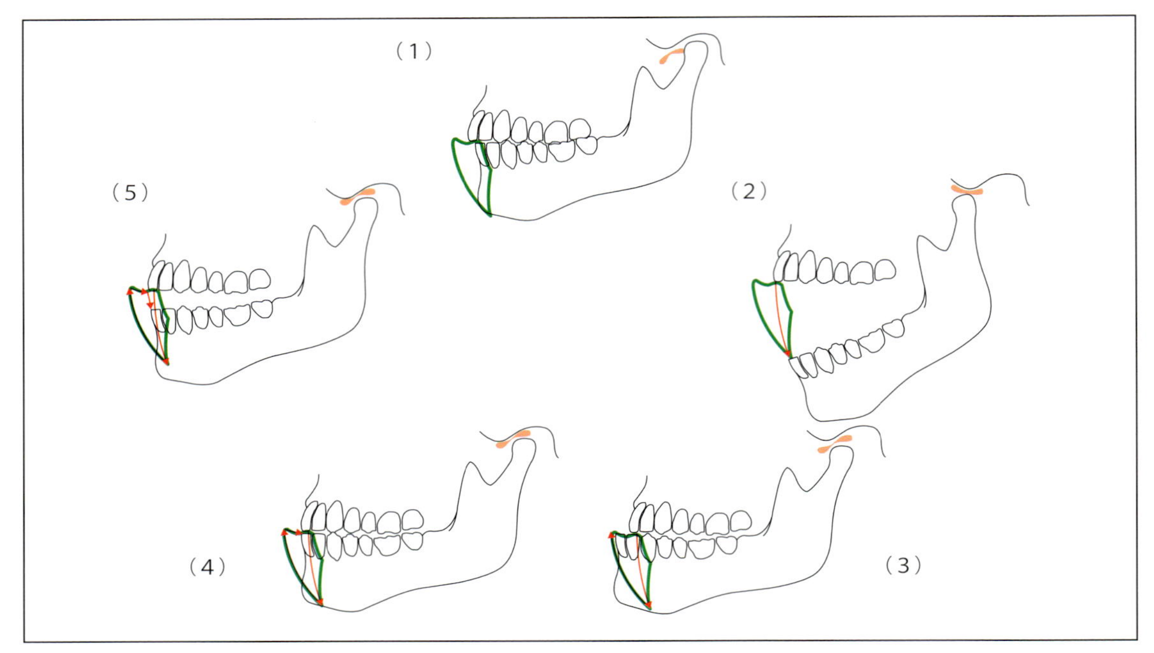

図7　前方整位アプライアンスに付与する咬合位の探し方．閉口位（1）から開口させて関節円板の復位をはかり（2），運動範囲の前方限界路を上行させ（3），最前方咬合位から閉口位に向かって後退させ（4），その途中で開口させ（5），円板の整位を確認する．整位する咬合位のうち，閉口位（1）に最も近い下顎位を選ぶ．

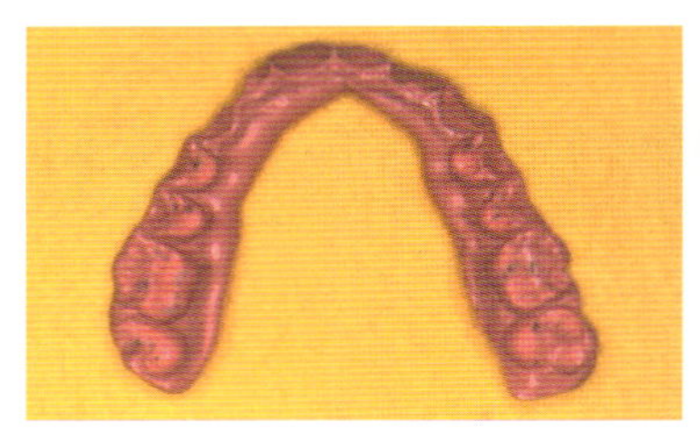

図8　治療顎位における咬合採得．

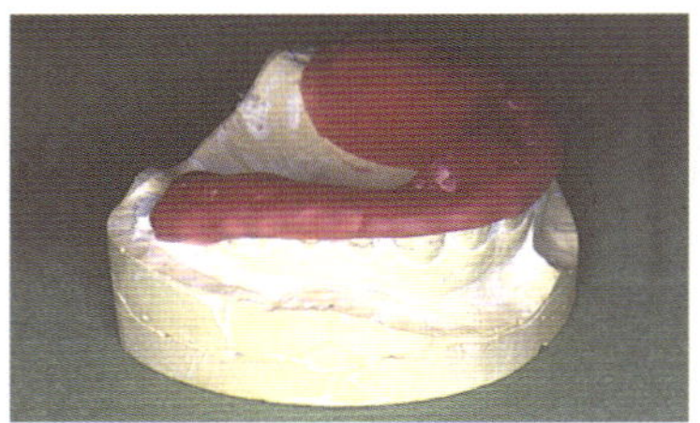

図9　前方整位アプライアンスのワックスアップ．

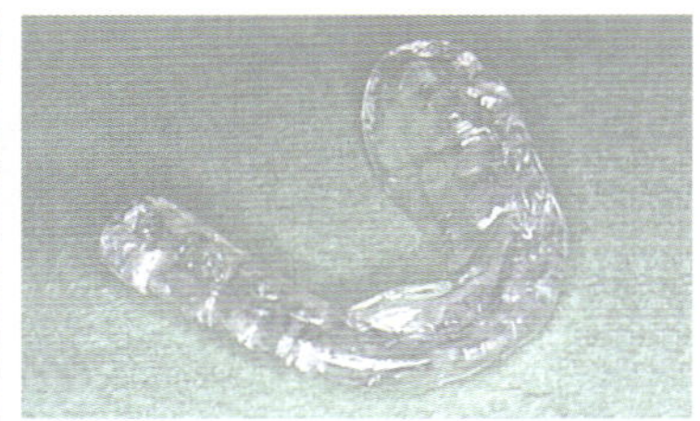

図10　完成した前方整位アプライアンス．

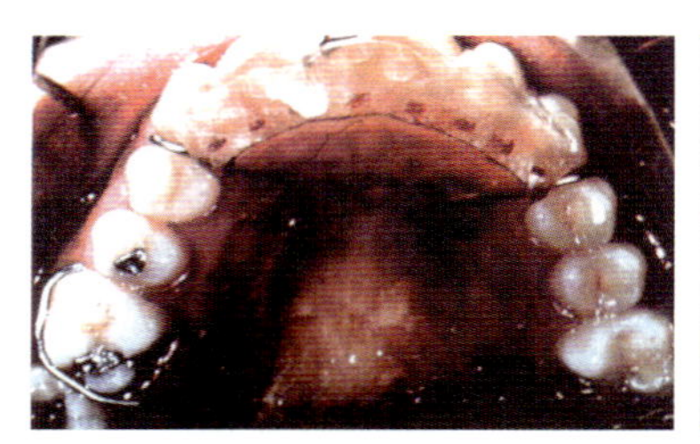

図11　リラクセーションアプライアンス（文献8より引用）．

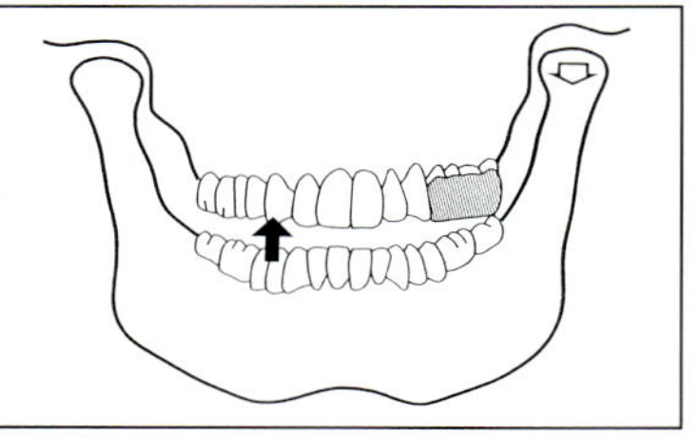

図12　ピボットアプライアンスの作用機序．患側にピボットを付与し，健側で噛ませることによって患側の下顎頭を下方に牽引する（文献1より引用）．

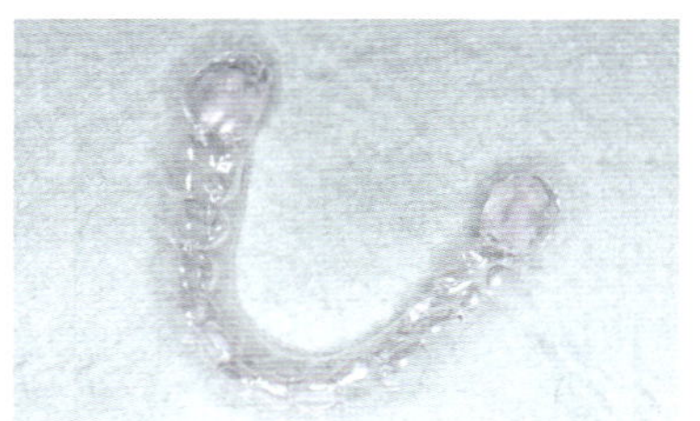

図13　ピボットアプライアンス．

3．咬合器に模型を装着後，サベイイングおよび極端なアンダーカットのブロックアウトを行う．
4．製作する側にパラフィンワックスを圧接し，対合歯がスムーズに誘導されるよう咬合面のワックスをカービングする．
5．上顎の場合は，前歯部舌面に舌側フラップをワックスアップし焼きつける（図9）．
6．フラスク埋没後，加熱重合型アクリリックレジンを填入し，通法にしたがって完成する（図10）．

⑥調整法[6]

・初回装着時

1．患者の口腔内に装着し，アプライアンス内面の必要以上に歯を圧迫する部位を削合調整する．
2．患者が閉口する際にスムーズに誘導されるよう調整する．
3．開閉口運動を行わせ，クリックの消失を確認する．
4．研磨後，再装着し，問題がなければ取り扱いの説明を行い終了する．

・2回目以降

1．1〜2週間に1回ごとのリコールを原則とし，クリックの消失する範囲内で，できるかぎりもとの下顎位に戻していくことを考えながら調整していく．
2．アプライアンス非装着時にクリックの消失が確立した場合，ただちにスタビリゼーションアプライアンスへ移行する．
3．一定期間を経てもアプライアンス非装着時にクリックが再発する場合には，患者とのカウンセリングにより，治療顎位における咬合再構成を検討する．

⑦治療成績

装着直後に転位円板は96％の関節で下顎頭上に整位することが確認され，復位性関節円板前方転位に対して有効であるとされている[7]．ただし，同様の効果はスタビリゼーションアプライアンスでも得られることから，症状消退後に必要となる下顎位変更に伴う補綴処置や矯正処置などの不可逆的治療を考慮すると，前方整位アプライアンスの優先順位は低くなった．

（3）リラクセーションアプライアンス

前歯部のみに咬合接触を付与し，臼歯部は離開させたアプライアンスである（図11）[8]．前歯接触アプライアンスとも呼ばれる．長期に使用すると，臼歯部の挺出などが起こり，咬合関係が障害されるため，短期間の使用に留める．

①使用目的

臼歯部を咬合させないことによって，咀嚼筋などの過緊張の防止あるいは緩和をはかることを目的としている．

②作用機序

臼歯部が咬合していないため，強い噛みしめが抑制される．前歯部だけが接触することにより，開口反射が惹起され，開口筋が賦活される．また，閉口筋の弛緩も得られる．

③適応症

閉口筋の緊張が強く，強い噛みしめが認められる症例，たとえばブラキシズムの症例など．

④製作法

上顎前歯部のみを被覆し，臼歯部の咬合面は被覆しない．下顎前歯に対合する部分は平面とし，すべての前歯が均等に接触するよう調整する．

⑤治療成績

本アプライアンス装着前後の咀嚼筋筋電図による研究から，最大咬合力および患側・非患側間の筋活動に変化は認められなかったことが報告されており[9]，今日ではあまり使用されていない．

（4）ピボットアプライアンス

下顎に挺子（てこ）の作用すなわちピボット効果を働かせ，下顎頭を下方に牽引しようとするアプライアンスである．ただし，ピボット効果によって発生する力が外側靭帯や関節包などの軟骨，軟組織に外傷的に作用する可能性があるため，使用に際して注意が必要であり，使用期間も可及的に短期間とすべきである．

①使用目的

片側性と両側性があるが，一般には片側性で，患側の最後方臼歯部にのみ点状の咬合接触を付与し，反対側の臼歯部で咬合させることによって患側の下顎頭を下方に牽引し，下顎頭の運動性を高めることを目的とする（図 12）．

②作用機序

下顎頭を咬合力によって機械的に下方に牽引することにより，顎関節部の軟骨，軟組織を伸展させ，下顎頭の可動性を増し，開口域を増大させる．

③適応症

非復位性関節円板前方転位症例に有効である．マニピュレーションや関節腔内の剝離授動術によって下顎頭の可動性が回復した場合には前方整位アプライアンスまたはスタビリゼーションアプライアンスの適用となる．

④製作法

歯列全体または患側の臼歯部を覆うアプライアンスを直接法あるいは間接法で製作し，対合歯列の最後方臼歯に相当するアプライアンス咬合面に常温重合レジンを築盛して硬化させる（図 13）．

⑤治療成績

ピボットアプライアンスとスタビリゼーションアプライアンスを装着させてクレンチングを行わせた研究では，いずれのアプライアンスも下顎頭が前下方に移動するが，アプライアンス間の差は認められなかったことが報告されており[10]，スタビリゼーションアプライアンスに優る治療効果は期待できないと考えられる．

（鱒見進一）

【V：6.】文献

1） 福島俊士，杉崎正志編．スプリント療法の実際．東京：日本歯科評論社（現ヒョーロン・パブリツシャーズ）；1999，7-18，33-54，131-139.
2） Clark GT. A critical evaluation of orthopedic interocclusal appliance therapy: Design, theory, and overall effectivness. J Am Dent Assoc 1984；108：359-364.
3） Dao TT, Lavigne GJ, et al. The efficacy of oral splints in the treatment of myofascial pain of the jaw muscles: a controlled clinical trial. Pain 1994；56：85-94.
4） 鱒見進一，槙原絵理．第 III 章　材料，技工指示と作製（上顎型）．鱒見進一，皆木省吾編：顎関節症治療のためのスプリントのつくり方・つかい方．東京：ヒョーロン・パブリツシャーズ；2011，35-40.
5） Ekberg EC, Vallon D, NilnerM. Occlusal appliance therapy in patients with temporomandibular disorders. A double-blind controlled study in a short-termperspective. Acta Odontol Scand 1998；56：122–128.
6） 鱒見進一．顎関節症の診かた，治しかた．東京：医学情報社；2003，78-82.
7） Simmons HC 3rd, Gibbs SJ. Recapture of temporomandibular joint disks using anterior repositioning appliances: an MRI study. Cranio 1995；13：227–237.
8） 石橋成六．臨床生理咬合と TMJ 機能障害．東京：書林；1979，185-187.
9） Canay S1, Cindaş A, Uzun G, Hersek N, Kutsal YG. Effect of muscle relaxation splint therapy on the electromyographic activities of masseter and anterior temporalis muscles. Oral Surg Oral Med Oral Pathol Oral Radiol Endod 1998；85：674-679.
10） Demling A, Fauska K, Ismail F, Stiesch M. A comparison of change in condylar position in asymptomatic volunteers utilizing a stabilization and a pivot appliance. Cranio 2009；27：54-61.

7．咬合治療

咬合治療とは，上下顎歯列の機能的・審美的顎間関係を不可逆的に変える治療であり，咬合調整，補綴歯科治療，矯正治療，外科治療がある．しかしながら，顎関節症は多因子性であり咬合が顎関節症の主原因とは考えられないため，これらの治療によって，顎関節症の症状が軽減するわけではない[1-3]．症状が消失した後，再発抑制のために行う治療である．

1）咬合調整

顎関節症に対するその他の保存的治療が奏効した後に，最近装着したクラウン，萌出方向が異常な歯などによる早期接触で，咬頭嵌合位が不安定（中心位との明らかなズレなど）と診断した場合，咬合治療が選択される．しかし，その診断は慎重になされなければならない[1-4]．

咬合治療のゴールは咬頭嵌合位の安定（早期接触の除去），偏心運動時の咬頭干渉の除去，すなわちアンテリアガイダンスを確立することである[4,5]．咬合調整はエナメル質内で留まる場合，最近装着したクラウンなどが適応となる．

①口腔内検査

咬頭嵌合位と中心位のズレ，早期接触から咬頭嵌合位に至る下顎のスライドの方向と距離を観察する．上顎模型をフェイスボウにより，下顎模型を中心位バイトにより咬合器にマウントする（図１）．

②模型診断（咬合調整のシミュレーション）

切歯指導釘を外して上顎弓を閉じ，早期接触部位を観察する（図２）．顆頭球のロックを外し，上顎弓をさらに閉じると，下顎模型が咬頭嵌合位へスライドする．顆頭球をロックし，早期接触部分を咬合紙で印記し（図３），印記部の削合を行う．この操作を咬合接触が安定するまで継続する．偏心運動時の咬頭干渉部位も削合する．

③咬合調整

模型でのシミュレーションを患者に説明する．下顎を誘導しながら，早期接触部位を咬合紙で印記する．印記部が模型でのシミュレーションと同様であるか確認しながら咬合調整を行う．

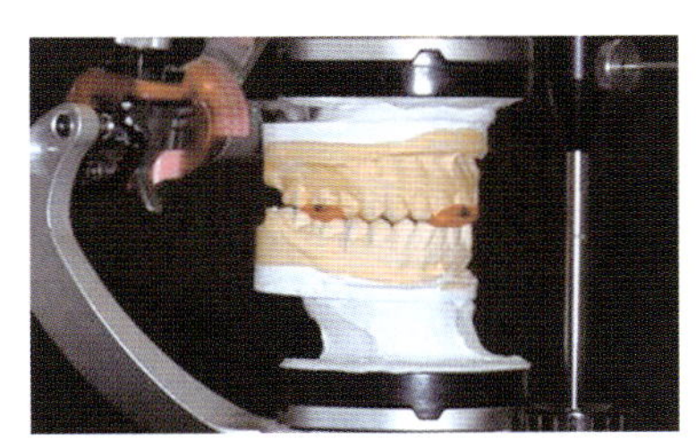

図１　フェイスボウにより上顎模型を，中心位バイトにより下顎模型を咬合器にマウントする．

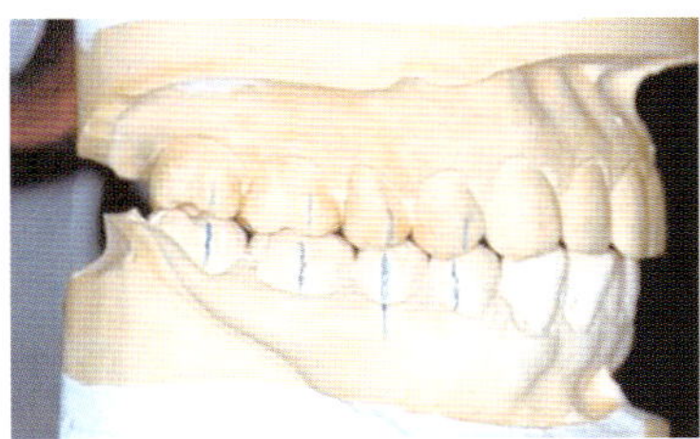

図２　切歯指導釘を外して上顎弓を閉じると，早期接触した位置で止まる．咬頭嵌合位（青線が一致する位置）と明らかなズレがある．

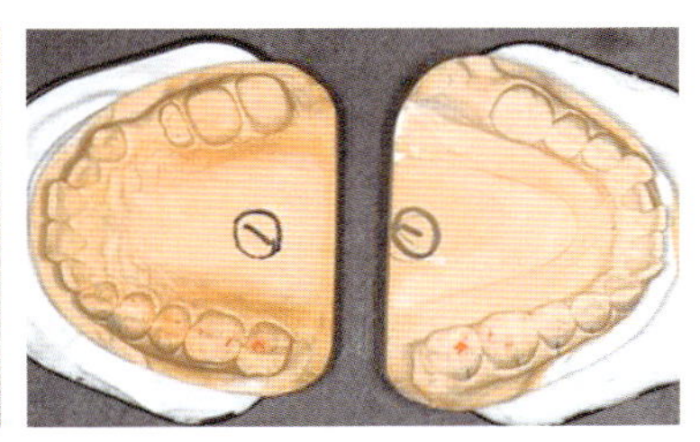

図３　咬合器上で容易に早期接触部位（赤の咬合紙で印記）を記録できる．

2）補綴歯科治療

①口腔内検査

歯・歯質欠損の補綴処置や，既存の補綴装置の再製作によって咬合治療のゴールが達成できる症例については，補綴歯科治療を適用する[3]（図４）．

②模型診断（診断用ワックスアップ）

中心位でマウントした模型上で，診断用ワックスアップを行う[3,4]（図５）．

③プロビジョナル補綴（レストレーション）

診断用ワックスアップからプロビジョナル補綴装置を作製する．顎関節症の再発が懸念される場合は，オーバーレイ型をまず装着する[5]（図６，７）．

④最終補綴歯科治療

プロビジョナル補綴装置の形態を，最終補綴装置に反映させる（図８）．

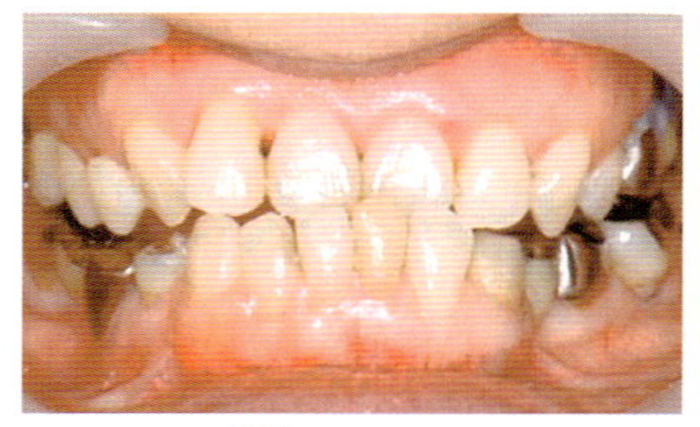

図４　⌊1 と ⌈1 が早期接触した後，下顎が前方に偏位した状態での咬頭嵌合位（図の状態）．臼歯部の咬合接触がほとんどない．

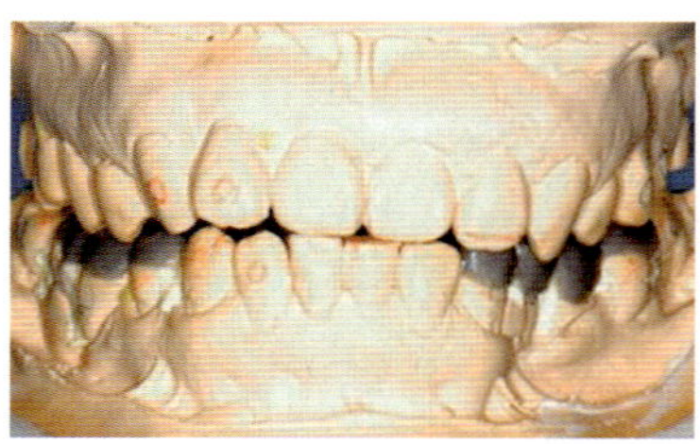

図５　中心位での診断用ワックスアップ．

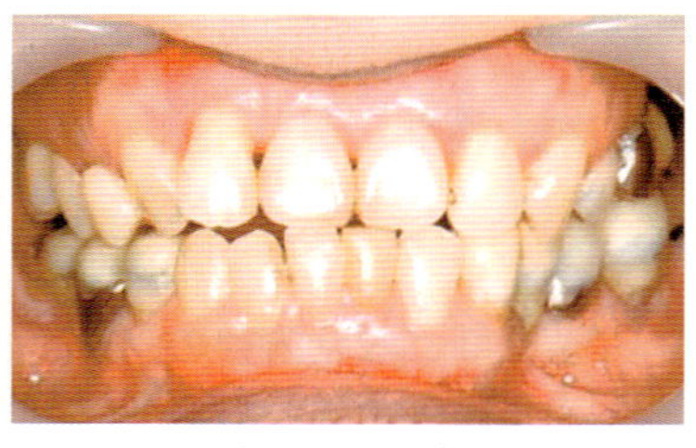

図６　オーバーレイ・プロビジョナル補綴装置の装着．

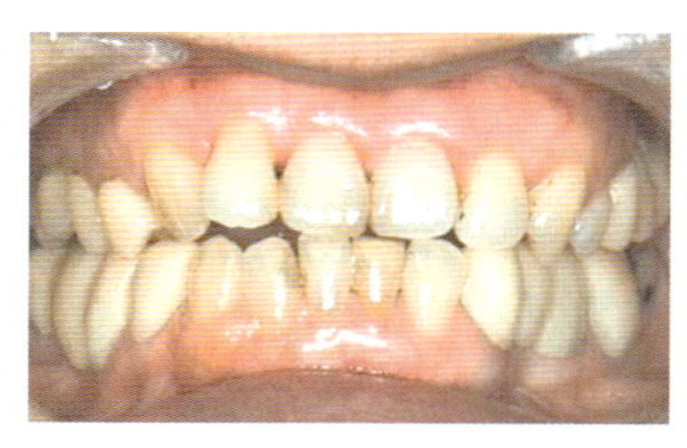

図７　ファイナル・プロビジョナル補綴装置の装着．

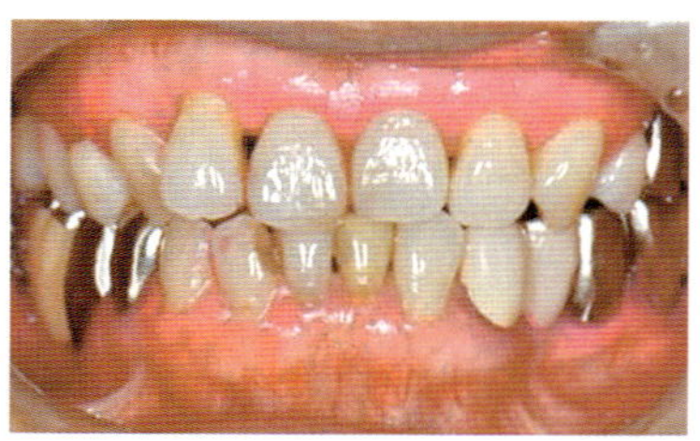

図８　咬頭嵌合位の是正後３年経過．

（佐藤博信，松浦尚志）

【V：7.】文献

1） Okeson JP. Bell's orofacial pains: the clinical management of orofacial pain, 6th ed. Carol Stream: Quintessence Publishing; 2005. 1-543.
2） 日本顎関節学会．顎関節症診療に関するガイドライン．2001；1-26.
3） Okeson JP. Management of temporomandibular disorders and occlusion, 7th ed. St. Louis: Elsevier; 2013. 1-468.
4） Dawson PE. Functional occlusion: from TMJ to smile design. St. Louis: Elsevier; 2007. 1-602.
5） 伊藤雄策，高井基普，西村好美．ザ・プロビジョナルレストレーションズ―補綴物の機能・審美性を追求して―．東京：クインテッセンス出版；2006．1-156.

3）矯正歯科治療

矯正歯科患者の主訴としては，歯並びの不正による審美的問題を相談されることのほかに“かみ合わせの異常”を訴える患者が比較的多く認められる．その際，かみ合わせの異常に関する症状が咬合の異常に起因するものであるか，あるいは顎関節部ならびに咀嚼筋群の異常または他の異常（心理社会的因子など）に起因するものであるかとの鑑別が非常に重要である[1]．これらは複合的に関連していることも少なくないが，自覚症状の原因をしっかりとスクリーニングしておくことが，治療後の経過および予後を左右する．特に，顎関節症に罹患した結果として，開咬を呈し，口腔外科もしくは補綴科から矯正歯科に紹介される場合がある．顎関節部の器質的変化とともに自然と開咬を呈した症例もあるが，スプリントなどのアプライアンスを使用した結果として開咬状態を呈した症例もある．顎関節症の既往を持つ開咬症例には注意を要する．

（1）初診に注意すべきこと

患者の主訴である“かみ合わせの異常”は歯並びがデコボコしているなどといった審美的な問題や，かめない，顎がずれるなどの機能的な問題，または両者の複合型であったりと多種多様である．そこで初診では最初に，機能的な問題の状況を把握し，矯正歯科単独で治療が可能かどうかを見極める必要がある[2]．

① 問診

器質的な病変，外傷の現症および既往の確認．開閉口など運動時の痛み，違和感，開口障害の程度の確認．顎関節症の既往の確認．顎関節部の器質的な変化および運動時の障害や顎関節症の既往があれば，顎関節症専門医や口腔外科へ対診する．口腔内に異常が確認されない場合においては，心身医学的な原因が深く関与していることがあり，他科（心療内科，精神科，歯科心身医療の専門科，など）への対診を行う必要がある．また,咬合している状態にもかかわらず咬耗部分が合致していない場合，下顎頭の吸収が惹起されている可能性が考えられるため，補綴科あるいは口腔外科へ対診する．これらがないことを確認した後に，“かみ合わせの異常”を診察・検査する．

②咬合の診察・検査

「咬合の深さ」……過蓋咬合，開咬の有無．

「咬耗の存在」……上下顎犬歯部ならびに上下顎大臼歯部．

「早期接触」……$\dfrac{2|2}{2|2}$ の反対咬合，$\dfrac{7|7}{7|7}$ の鋏状咬合．

（2）矯正歯科治療精密検査（顎機能検査を含む）時に注意すべきこと

①精密検査（顔面写真，口腔内写真，印象採得，X線規格写真撮影など）．

②術前の顎位の確認．患者の普段の顎運動が，初診時のチェアサイドにて感知不可能である場合もある．その際には，顎運動機能検査や咬合器へのマウントなどを行い客観的に確認する[2]．

（3）診断

①近遠心的な不正咬合（上顎前突，下顎前突）．

②左右的な不正咬合（交叉咬合，鋏状咬合）．

③垂直的な不正咬合（過蓋咬合，開咬）．

④個々の歯の位置異常による不正咬合（叢生など）．

診断では上記に列挙される不正咬合が単独で現れるだけでなく，混合型として存在することが多い．

【特に注意すべき不正咬合の診断[3)]】

「下顎下縁平面角が 32° 以上のハイアングル症例」

「開咬（下顎後退型）症例」

これらの不正咬合は顎関節への負担が大きく，下顎位が不安定である．それゆえ精密検査時の顎関節X線像において，しばしば下顎頭の吸収が観察される．

（4）治療経過中に注意すべきこと

これらの不正咬合で顎関節部に異常を伴う症例の治療経過に起きうる現象を以下に示す．

歯科矯正の治療初期では，咬合状態の変化に伴って下顎位が後退する可能性が大きい．この変化によってオーバーバイトの値がより小さくなる，ANB 角およびオーバージェットの値がより大きくなるなど，治療前と比較して不正咬合の程度が増悪しやすい．そのため，必要に応じてあらかじめ治療前にアプライアンスなどを使用し，下顎位がどれだけ変化するかを確認することが重要である．場合によっては，抜歯部位の再考など治療方針の変更もありうる．治療中においては，下顎頭の吸収が進行し，下顎がさらに後方位をとっていく可能性があることを想定しておかなければならない．定期的な顎関節X線写真撮影にて下顎頭の観察を行い，吸収の程度によっては口腔外科へ対診し，場合によっては矯正歯科治療の中断や外科的矯正治療への移行が必要となることがある．

矯正歯科治療後（保定中）も病状の進行は止まらず，下顎の後退が観察されることがある．事前に完全に想定することは困難であるが，そうした可能性があることを十分に患者には説明をし，同意のうえで矯正歯科治療を開始すべきである．

（宮澤　健，後藤滋巳）

【V：7. 3)】文献

1) 宮澤健，後藤滋巳．第 1 章　口腔・顎の異常を訴える患者が来院したら？ Q35 咬み合わせの異常を訴える患者が来院したら？ 高戸毅監修．医師・歯科医師のための口腔診療必携 困ったときのマニュアル・ヒント集 202．東京：金原出版；2010．48-49.

2) 後藤滋巳，宮澤健．第 22 章　矯正歯科治療に伴う偶発症．相馬邦道，飯田順一郎，山本照子，葛西一貴，後藤滋巳編．歯科矯正学　第 5 版．東京：医歯薬出版；2008．151-155, 326-331, 346-347.

3) Kobayashi T, Izumi N, Kojima T, Sakagami N, Saito I, Saito C. Progressive condylar resorption after mandibular advancement. Br J Oral Maxillofac Surg 2012; 50: 176-180.

4) 中筋幾子，宮津健，田渕雅子，福岡逸人，後藤滋巳．Indirect Bonded Splint (IBS) を用いた顎間固定法の考案．J Jpn Soc TMJ 2008；20(2) :182-183.

5) 野田佳江，中筋幾子，清水幹雄，栗田賢一，宮津健，後藤滋巳，泉雅　浩．開咬を伴う変形性顎関節症に対し Indirect Bonded Splint を応用して顎間牽引療法を行った一症例．J Jpn Soc TMJ 2009；21(1) :1-4.

8. 外科的療法

1）パンピングマニピュレーション（顎関節腔麻酔による徒手的顎関節授動術），顎関節上関節腔洗浄療法（アルスロセンテーシス）

（1）はじめに

顎関節腔（上関節腔）穿刺手技とそれに伴う治療法であるパンピングマニピュレーション（顎関節腔麻酔による徒手的顎関節授動術）および顎関節上関節腔洗浄療法（アルスロセンテーシス）は，顎関節症に対する基本的な外科的治療のひとつである．特に，パンピングマニピュレーションは，非復位性関節円板前方転位に起因し，関節痛を伴う急性の開口障害（急性ロック）に対する治療法としてすでに報告されていた Farrar と McCarty の徒手的顎関節授動術をより効果的に遂行するために Murakami ほか[1)]により考案された術式である．また，顎関節上関節腔洗浄療法は，Nitzan ほか[2)]により初めて報告された．その後本術式の適応が徐々に明らかになってくるとともに，外来で施行可能な本法が世界的に普及して現在に至っている．

（2）顎関節腔穿刺をする前に

①準備器材

3M社トランスポア・サージカルテープ，ポビドンヨード綿，ハイポアルコール綿，無菌綿球，２％リドカイン液（アドレナリンなし），ガラス製薬杯，歯科用ガラス製注射筒（２mL用），穿刺用22Ｇディスポーザブル注射針（35mm長），穿刺用18Ｇディスポーザブル注射針（35mm長），三方活栓，延長チューブ２本，45mm丸穴有窓滅菌ディスポーザブルシーツ（有窓裏面粘着テープ付き45×45cm大，HOGYメッキンオイフ），乳酸加リンゲル液（ラクテック注500mLバッグ），加圧バッグ，点滴用セット，排出液用膿盆，無鈎外科用ピンセット，2.5mLディスポーザブル注射筒，ヒアルロン酸ナトリウム注射液（アルツ2.5mLアンプル），医歯大型開口度計，デンハルト型開口器，滅菌乾綿．

②顎関節腔穿刺の際の患者の体位と頭位

患者の体位は水平位（仰臥位）とし，頭部のみを回転させ，穿刺側耳前部皮膚面が床面と平行になるような頭位とする．これは，顎関節腔穿刺を施行する際は，注射針の方向を視認するうえで，特に初心者では心がけなければならない．

③有髪部のテーピングと消毒

耳前部の有髪を上方に牽引しながら，テーピングする（３M社のトランスポア・サージカルテープは操作性がよく，術後除去する際に便利である）．

④術野の消毒と滅菌シーツの覆布

まず，ポビドンヨード綿で穿刺部位（耳前部）を消毒する．耳珠前方10mm付近を中心に円を描くように消毒し，外耳道や耳介も消毒域に含めること．次いで，ハイポアルコール綿で同様に消毒する．このとき，ポビドンヨードの茶褐色の着色部位が消失していくので，着色部位の最外周を残すようにすると，消毒範囲が明確になる．さらに，外耳道内に，滅菌した綿球を挿入する．

消毒が完了したら，45mm丸孔有窓滅菌ディスポーザブルシーツを取り出し，裏面の粘着テープをはがし，耳珠の後方縁がシーツ有窓部の円周にくるようにシーツをかぶせる．耳珠が有窓部から見えると，注射針の刺入点と刺入方向の「めやす」となり，視認性が確実となるからである．

⑤局所麻酔薬の準備と，穿刺用注射筒の把持法

薬杯に２％リドカイン液を約10mL注入し，注射筒の内筒を薬杯中の麻酔薬液に浸し，内筒と外筒の滑りをよくしておく．これは顎関節腔内穿刺時の“loss of resistance”の感触を得やすくするために必要なことである．穿刺用注射筒内に２mLの２％リドカイン液を吸引し，外筒を示指と中指で挟み，親指の腹を外筒鍔部にあて，親指内側を内筒に押し当てるように注射筒全体を把持する（この把持法は，歯科用カートリッジ式注射の際の把持法とは全く異なるため，事前の練習が必要である）．

（3）後下外側穿刺（第１穿刺）の実際

①刺入点と刺入方向の決定

上関節腔への刺入点と刺入方向については，大西[3]の皮膚面での軟組織位置関係を基準にした方法が報告されているが，左側示指での硬組織（下顎頭外側極と下顎窩外側縁）の触診による位置関係で決定する本法[4]のほうが確実性がある．

まず，患者に開口・閉口をさせながら，左側示指先端で，下顎頭外側極の外周と下顎窩外側縁の外周を触知する．次いで，顎位を下顎前突位あるいは一横指開口位にさせる．この時，下顎頭と下顎窩の間に三日月状陥凹部（関節隙に相当）（図１）ができるので，この三日月状陥凹部で下顎窩後部と下顎頭後部の中点が刺入点となる．同刺入点から，斜め上方に関節隆起後方斜面に向かって針先が向くように刺入（図２，３）する．

②注射針刺入とパンピング操作

22Ｇ注射針の長さは35mmであり，約2/3程度刺入して，骨面に確実に当たっていることを確認

する．刺入点を触知した際に固定した左側示指をいったん離し，次いで，その示指と左側親指とで注射針基部を把持し，注射筒外筒を固定した後，まず内筒を引き，血液の流入のないことを確認し，次いで内筒に添えた右側親指の圧がすっと抜ける感触（“loss of resistance” の感触）があるか否かを確認する（図４）．確実に上関節腔に針先が刺入されていれば，右側の親指と示指で軽く内筒を持ちパンピング操作をすれば，麻酔薬液はスムーズに注射筒内で流入と排出が行われる．このパンピング操作時に患者は「耳のそばでジャーという水が流れるような音がする」と訴えるので，あらかじめ患者に説明しておくとよい．

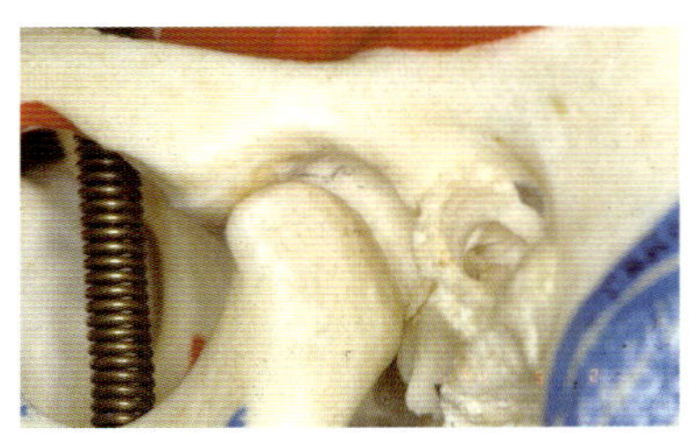
図１　１横指開口位の下顎頭位：下顎頭後縁と下顎窩後縁の間の三日月状陥凹.

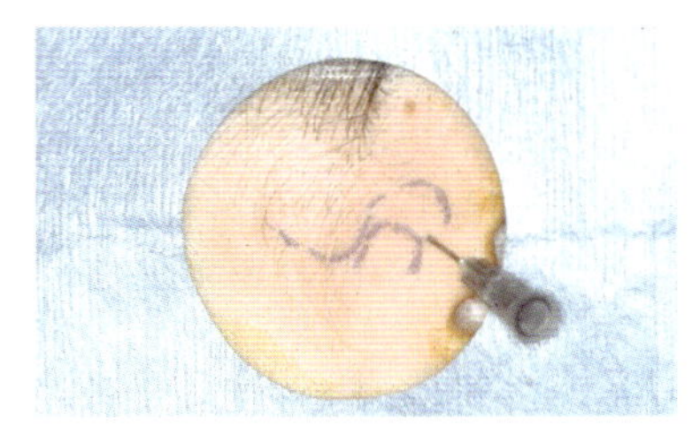
図２　注射針穿刺方向と穿刺深さ.

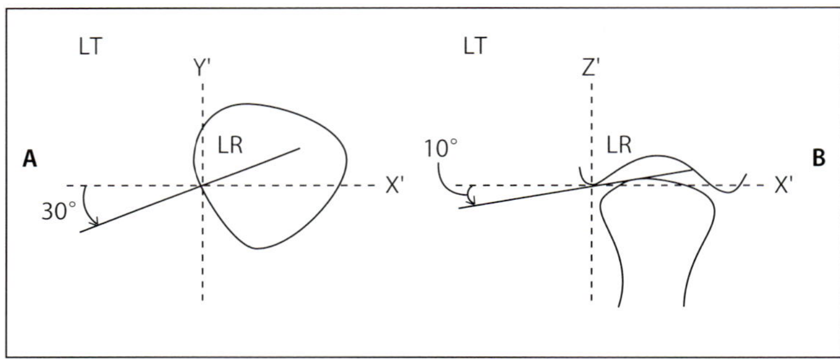

図３　下顎窩外側縁最上部 LR からの穿刺安全角（A：水平面図，B：前額面図）[5]．針の基部を 10° 下方に下げた場合（B），HC を損傷する危険率は 39.58%であるが，同時に針の基部を 30° 後方に傾斜させる（A）と，DP や HC 損傷の危険率は 0%となる.

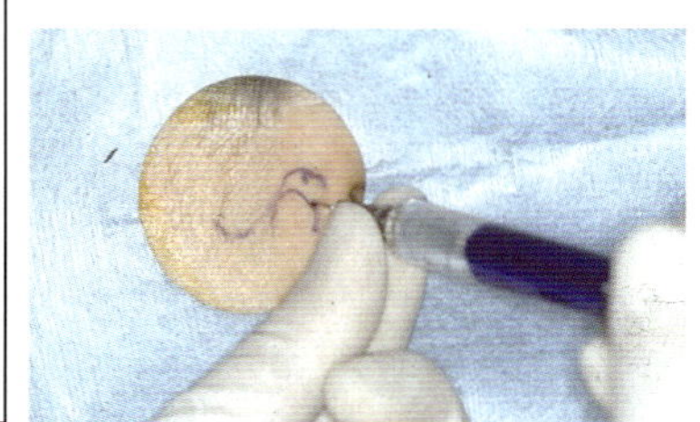
図４　“loss of resistance” の感触の確認とパンピング操作.

（４）上関節腔洗浄療法時の第２穿刺の実際

①刺入点と刺入方向（図５）

後下外側穿刺（第１穿刺）が確実に行えた後，麻酔薬液のパンピング操作（右側手指で注射筒を把持）をまず行い，その後，左側示指で関節結節直下付近の皮膚面を触診する．麻酔薬液が上関節腔内に充満すると，関節結節下点よりやや頸部寄りの皮膚面に「波動」が触知される．最も確実に波動が触知される点が第２穿刺の刺入点である．関節腔内を薬液で充満させるように注射筒に圧を加えた後，18 G 注射針を皮膚面に垂直にゆっくり刺入する．針先が関節腔内に達したら，薬液が 18 G 注射針から排出され，注射筒の圧が抜ける．皮膚面の波動の触知がポイントである．関節腔が狭小で関節結節直下付近の第２穿刺が困難な場合は，第１穿刺の近傍でも波動の触知が可能であるため，確実に「波動」を触知する部位を刺入点とするとよい．

②洗浄回路の完成と上関節腔洗浄

患者の顎関節部上方 100cm に乳酸加リンゲル液バッグをつり下げ，流入用延長チューブを点滴用セットと接続し，第２穿刺を行った 18 G 注射針にも排出用延長チューブを接続し，同チューブの先端を排液用膿盆に導き，洗浄回路が完成する．加圧バッグで300mmHgに加圧し，200mLを30分間で上関節腔を洗浄させる．乳酸加リンゲル液の流入と排出が一定であるように監視することが肝要である．抜針時に，ヒアルロン酸ナトリウム注射液もしくは副腎皮質ステロイド薬を上関節腔内に注入する．抜針後5分程度圧迫し，関節腔事後処理用パッド付き絆創膏（ブラッドバン：祐徳薬品工業）を刺入点に貼付する．

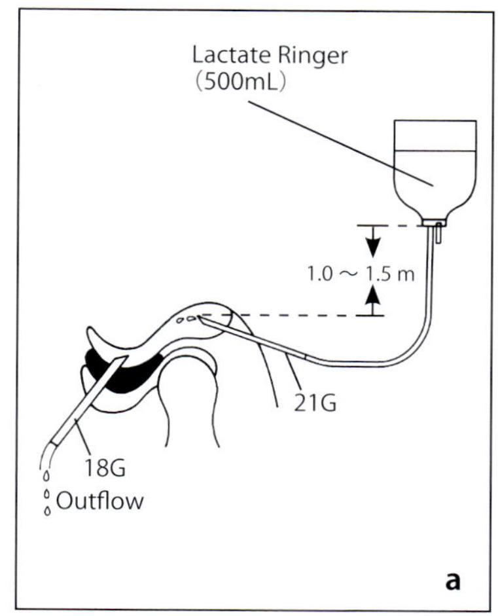

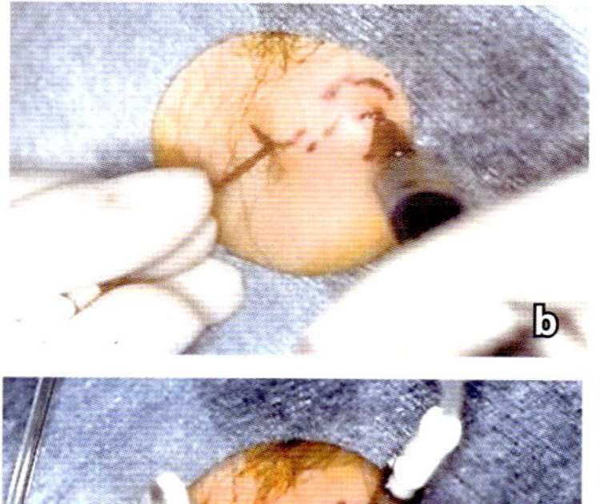

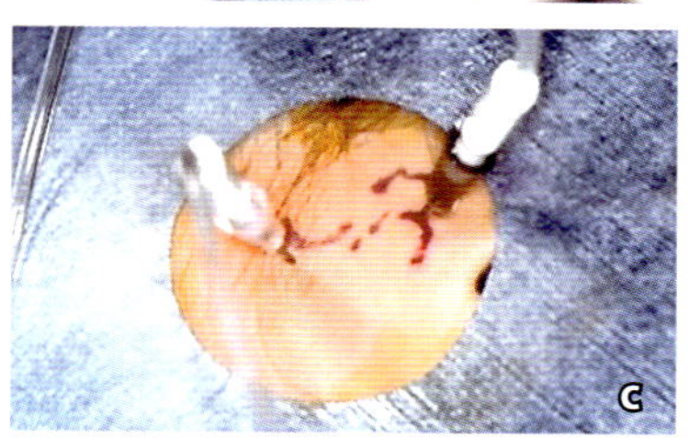

図5　a：上関節腔洗浄療法の洗浄回路の模式図[10]．b：上関節腔洗浄療法時の第2穿刺．c：上関節腔洗浄療法時の穿刺点と穿刺方向．

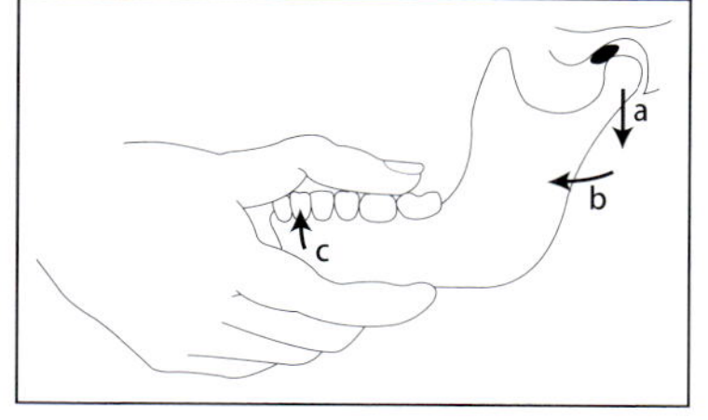

図6　Farrar[11]の徒手的授動術（マニピュレーション法）．

（5）徒手的授動術（マニピュレーション操作）

患者を水平位のままにし，術者は9時の位置に立ち，患者にマニピュレーション操作を行うことを説明して十分リラックスさせた後．左側示指と親指で上顎歯列を保持し，右側親指と示指とで下顎切歯部とオトガイ部を把持し，患者に「これから顎を動かしますが，その動きに沿わせるようにしてください．決してかみしめないでください」と指示して，開口させるのではなくて，顎を前に引き出すようなつもりで顎の授動をさせる(図6)．スムーズにいくと，クリック音とともに引っかかり感が消失し，開口する．開口距離を測定後，デンハルト型開口器をかけ，5分間ほど閉口筋の伸展をはかる．その後，スタビリゼーションアプライアンスを装着させる．

（6）顎関節上関節腔洗浄療法の適応と評価

Nitzanほか[2]により報告された初期には，本術式の作用機序は，非復位性円板前方転位により関節腔内が陰圧となるvacuum効果により，転位したまま戻りにくくなっている円板の状態を，関節腔穿刺と関節腔内洗浄を施行することにより，顎関節症状を寛解に導くと考えられてきた．その後，洗浄療法直後に徒手的授動術（マニピュレーション）を追加するなどの変法が報告[6,7]され，その長期経過例の良好な報告[8]から，本術式の適応は，非復位性関節円板前方転位に起因し，関節痛を伴う閉口障害（急性ロック）とされるようになり，関節鏡視下剝離授動術に代わる術式と考えられるようになってきた．しかし，無作為対照化試験による本術式の有用性を検討した最近の報告[9]では，関節腔内洗浄そのものの有用性を疑問視する結果が得られ，今後，多施設でのこのような報告が求められている．

（覚道健治，窪　寛仁）

【V：8．1)】文献

1）Murakami KI, Iizuka T, Matsuki M, Ono T. Recapturing the persistent anteriorly displaced disk by mandibular manipulation after pumping and hydraulic pressure to the upper joint cavity of the temporomandibular joint. J Craniomandib Pract 1987; 5: 17-24.
2）Nitzan DW, Dolwick MF, Martinez GA. Temporomandibular joint arthrocentesis: a simplified treatment for severe, limited mouth opening. J Oral Maxillofac Surg 1991; 49: 1163-1167.

3) 大西正俊．顎関節腔穿刺法とその応用に関する臨床的研究．口病誌 1970；37：178-200.
4) 覚道健治．顎関節腔穿刺法（後下外側穿刺） 安全・確実に行うために．日本口腔外科学会編．口腔外科ハンドマニュアル'10. 東京：クインテッセンス出版；2010．128-136.
5) 杉崎正志．上関節腔穿刺に必要な解剖学的知識．顎関節セミナー実行委員会編．［臨床マニュアル］顎関節腔穿刺法の実際とその応用．東京：顎関節セミナー実行委員会；1994．8-15.
6) 濱田傑，浜口裕弘，小倉孝文，杉原正章，松矢篤三ほか．顎関節内障クローズドロック症例に対する関節洗浄マニピュレーション法の効果．日口外誌 1993；39：284-286.
7) 由良晋也，大賀則孝，大井一浩，馬渕亜希子，由川哲也，出山文子ほか．上関節腔内に癒着を伴うクローズドロック患者における関節洗浄・強制開口療法の効果．日口外誌 2006；52：582-587.
8) Nitzan DW, Samson B, Better H. Long–term outcome of arthrocentesis for sudden-onset, persistent, severe closed lock of the temporomandibular joint. J Oral Maxillofac Surg 1997; 55: 151-157.
9) Sahlström LE, Ekberg EC, List T, Petersson A, Eriksson L. Lavage treatment of painful jaw movements at disc displacement without reduction. A randomized controlled trial in a short-term perspective. Int J Oral Maxillofac Surg 2013; 42: 356-363.
10) 日本顎関節学会編．顎関節症．京都：永末書店；2003．175.
11) Farrar WB. Diagnosis and treatment of anterior dislocation of the articular disc. NY J Dent 1971; 41: 348-351.

2）顎関節鏡視下手術

関節鏡視下手術とは，関節腔内を内視するための光学機器すなわち関節鏡を顎関節上関節腔内へ挿入し，滑膜被覆部および軟骨性関節面の内視診断を行い，さらに関節鏡の視野のもとで，関節包を切開開放することなく手術を実施する内視鏡下手術の一種である．本手術では，皮膚切開を行わず低侵襲に施術できるので，患者の精神的・肉体的苦痛を低減できる．しかし顎関節は，関節腔が狭小であることから，関節鏡視下ではごく単純な外科的処置のみが可能で，複雑な術式には不適といえる．

（1）顎関節鏡視下剝離授動術

関節鏡視下手術は，顎関節の慢性炎症状態に関連する上関節腔の線維性癒着などに対する剝離処置および狭小化した関節腔の拡大に伴う関節可動性の回復，すなわち関節鏡視下剝離授動術が主に行われる．顎関節の関節鏡視は，諸外国に先立ち本邦の大西ほか[1]によって実施され，米国の Sanders ほか[2]の報告によって顎関節に対する関節鏡視下手術が一般化され，種々の術式の変遷を経て現在に至っている．

適応症：顎関節の関節内病態のほとんどは，関節円板障害と変形性顎関節症に関連している[3]．

関節鏡視では，術中の生理的食塩水の持続的灌流洗浄により，サイトカインなどの炎症性因子や関節面破壊に直接関与するタンパク分解酵素などが排除され，さらに，関節腔を水圧拡張できることなどから，痛みをはじめとする臨床症状を緩和する．

顎関節鏡視下剝離授動術の手技：関節腔内への関節鏡の挿入は，まず関節腔パンピングに準じて，上関節腔を十分に水圧拡張し，鋭利な内芯を装着した洗浄外套管で耳前部皮膚を穿通する．次いで鈍端の内芯に装換して関節包内へと進入する．その後，内芯を関節鏡本体に換える．続いて排水用注射針を関節腔に刺入し，注水下に関節内を内視する（図７，８）．手術用器具の関節腔内への導入方法としては，すでに穿刺した洗浄外套管を経路として，関節鏡と手術器具を交互に導入しながら盲目的操作で手術する単一穿刺法がある．この方法では，パンチ生検や単純な剝離操作のみが可能である．関節鏡の視野内で手術器械を操作するには，手術器具が通過するための２つ目の外套管穿刺を追加設置することが求められ，いわゆる第二穿刺法と呼ばれる．関節鏡視下剝離授動では第二穿刺法を用いることで，種々の手術器具を鏡視野内で用いて関節腔内の癒着病変の切離，線維化した滑膜壁の剝離，ならびに外側関節包の剝離弛緩などを行う．必要に応じて，パワーシェーバーによる表層病変除去，回転切削器具による軟骨，骨の削除も行われ，さらに電気メスやレーザーによる焼灼を行う場合もある[4]．現在では外径 1.2mm 微細径関節鏡の臨床応用が進み，関節洗浄療法で使用する注射針刺入と大差ない低侵襲関節鏡視が可能となり，さらに外科的介入後の経過観察のための２次的な関節鏡視すなわち second look も顎関節で可能となった（図７）[5]．

（近藤壽郎）

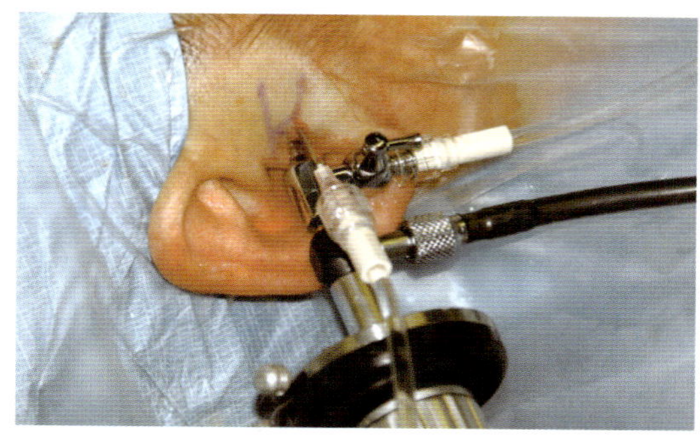

図７　顎関節の関節鏡視（1.2mm 微細径顎関節用関節鏡による）.

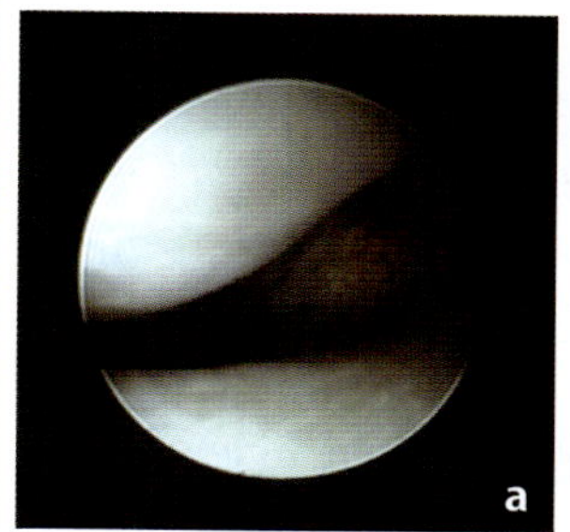

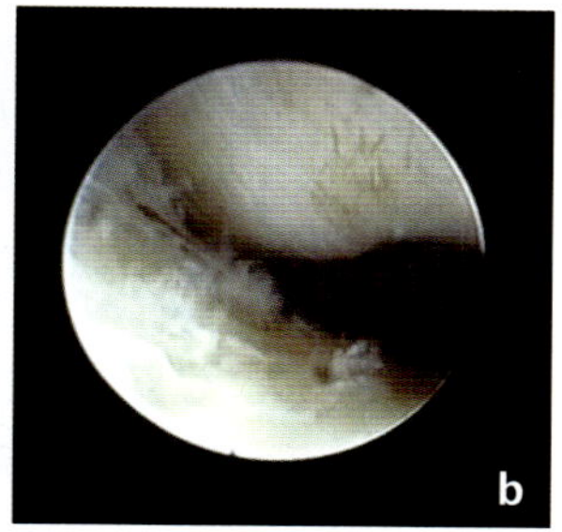

図８　顎関節上関節腔の鏡視像．a：正常関節面，b：関節円板表面の線維化（初期変性所見）.

3）顎関節開放手術

顎関節症に対する外科的療法には，顎関節上関節腔穿刺による徒手的授動術（パンピングマニピュレーション），顎関節腔洗浄療法（アルスロセンテーシス），全身麻酔下徒手的授動術，顎関節鏡視下手術などの顎関節非開放手術と顎関節開放手術とに大別され，さらに後者は対象とする施術部位から関節軟組織に対する手術と関節硬組織に対する手術とに分類される（表１）[6].

【顎関節開放手術の適応症と適応基準】

これまでの顎関節症における外科的療法についての治療成績を文献的に検証した最近の報告[6]では，手術療法に関する系統的な適応基準は明らかでないと述べられている．しかしながら，種々の保存的治療や顎関節腔穿刺療法（パンピングマニピュレーション，顎関節腔洗浄療法）が奏功しない場合には，MR 画像や造影 CT などの画像診断を考慮するとともに，顎関節における癒着の程度や骨変形の程度に応じて救済手術（salvage operation）としての顎関節開放剝離授動術，関節円板切除術あるいは顎関節形成術の適用を考慮すべきであろう（図９）.

表１　顎関節開放手術の種類（文献６を改変引用）.

Ⅰ．顎関節部軟組織に対する術式
- **1．顎関節開放剝離授動術**
- **2．関節円板切除術**
  - 1）円板切除術
  - 2）円板切除後中間挿入物を使用する術式
    - i）暫間的使用
    - ii）永久的使用
- **3．関節円板形成術**
  - 1）関節円板整位術
  - 2）関節円板形態修正術
  - 3）関節円板修復術

Ⅱ．顎関節部硬組織に対する術式
- **1．関節隆起形成術**
- **2．下顎頭形成術**

・パンピングマニピュレーション後も開口距離の増加が得られない（30mm以下）.
・パンピングマニピュレーション施行１日後に後戻りがみられた.
・顎関節腔洗浄療法，顎関節腔へのヒアルロン酸注射，開口訓練，薬物療法（NSAIDs）が奏効しない.
・顎関節穿刺療法後も顎関節痛により開口訓練の継続が困難.

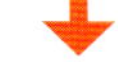

■ MR findings
■ CT findings with double contrast arthrography

関節円板の癒着（stuck disc）
・mild～moderate：全身麻酔下マニピュレーション＋関節鏡視下洗浄
・severe：顎関節開放手術

図９　顎関節症における救済手術の適応.

【顎関節への外科的到達法と解剖学的留意事項】

顎関節部への外科的到達法については，顔面神経損傷の防止や，手術の容易さ，術後の皮膚瘢痕などを考慮してさまざまな方法（耳後切開法，耳内切開法，耳前切開法，耳前－側頭切開法など）が用いられている．特に，耳前－側頭切開法である Al-Kayat Bramley 法に準じた到達法[7-9] はきわめて容易に顎関節部を明視下におくことができ，広い術野が得られる．また，顔面神経側頭枝ならびに頬骨枝と耳介側頭神経は剥離皮弁中に含まれるため神経損傷がみられず，さらに切開線が有髪部と耳内に存在するため，整容的にも優れている点が特徴である．

顎関節への到達時，特に注意すべき解剖学的留意構造物は，① 筋膜などでは，側頭頭頂筋膜，側頭筋膜浅葉，側頭筋膜深葉，疎性輪紋状結合組織，② 神経と脈管では，顔面神経側頭枝，浅側頭動脈（頭頂枝，前頭枝），浅側頭静脈〈頭頂枝，前頭枝〉および中側頭静脈である（図 10）．また，下顎窩内側には顎動脈と下顎神経とがある．

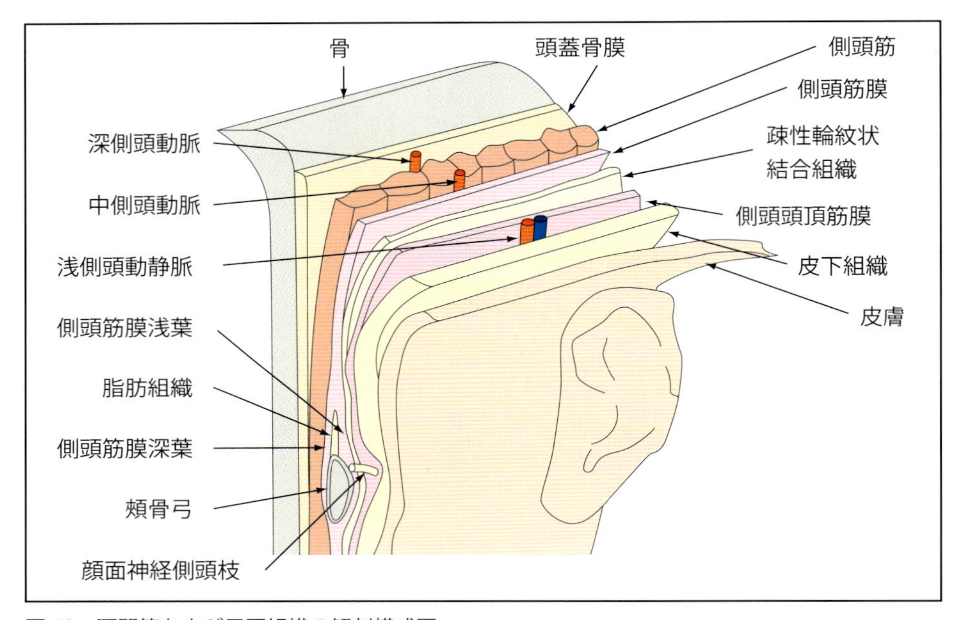

図 10　顎関節および周囲組織の解剖模式図.

（1）顎関節開放剥離授動術（顎関節鏡支援下）の実際

① 手術中に開口状態や咬合状態の確認が必要であるため，経鼻挿管による全身麻酔下で施行する．

② あらかじめ側頭部の剃毛を行っておく．

③ Al-Kayat Bramley 法では，こめかみの上方の有髪境界部付近から始まり，側頭部，耳介最上付着部から耳前部にまわり，耳珠に至る疑問符状の皮膚切開を加える（図 11）．このとき，側頭部の皮膚切開線直下に側頭頭頂筋膜を確認し，その直上に存在する浅側頭動脈の分枝（頭頂枝および前頭枝）を結紮・切断する（図 12 左）．

④ 次いで，側頭頭頂筋膜を切開すると，白色綿菓子状の疎性輪紋状結合組織が認められる（図 12 右）．この結合組織直下に側頭筋膜が存在する．側頭筋膜上で，上方から頬骨弓部に向かって鋭的に側頭皮弁の剥離を行う．皮弁内に浅側頭動静脈が含まれる（図 12 右）．

⑤ 側頭筋膜は頬骨弓より上方約 2 cm の高さで浅葉と深葉に分かれており，その間に帯黄色の脂肪組織が存在するので，浅葉を前上方に 30°～ 45°の角度で切開を加える（図 13 左）．（切開線のなす角度が 45°以上になると中側頭静脈に遭遇することがあるので注意を要する．また，前上方への切開線の限界は頬骨前頭突起の後縁とする．

⑥ 耳介前縁部から耳珠縁内側にかけての皮膚切開の際，皮膚直下に耳珠軟骨が存在するので，軟骨膜上の深さまで切開し，軟骨膜に沿って前方に鋭的剝離を進め，側頭筋膜深葉の深さで剝離された疑問符状切開の彎曲部と連結させる．このとき，耳介前縁部で浅側頭動脈の分枝である中側頭動脈に遭遇するのでこれを結紮切断する．また，耳珠前方部で，同動脈の分枝である前耳介動脈に遭遇するのでこれを結紮切断する．浅側頭動脈の頭頂枝は皮弁に含まれる．

⑦ 疑問符状切開の彎曲部では，側頭筋膜浅葉を皮弁側につけて鋭的に剝離を進める（図 13 右）このとき，浅側頭頂筋膜上の顔面神経側頭枝はすべて皮弁内に含まれる．そのため，手術野を鈎で無理に展開した際の牽引・圧迫による一過性の神経障害を除いて顔面神経麻痺は起こりえない．

⑧ 側頭骨頬骨突起上端で，側頭筋膜深葉下から脂肪層を貫いて，浅葉上に出現する中側頭静脈と遭遇するので，同静脈を結紮・切断する（図 14）．次いで側頭筋膜浅葉は頬骨弓骨膜に移行しているので，頬骨弓上端より 1 mm 下方で骨膜を横切開して頬骨弓骨面に達する（図 15 左）．

⑨ 頬骨弓下方に関節包が存在するので，骨膜を剝離し，その延長上にある関節包上の結合組織を鋭的に剝離し，関節包外側面を露出させる．下顎窩外側縁から関節結節外側縁にかけて S 状に # 11 のメスで関節包を切開し，上関節腔内に到達する（図 15 右）．

⑩ 上関節腔に顎関節鏡を挿入し，顎関節鏡支援下で，耳鼻科用黒須式剝離子で丁寧に癒着部位を剝離する（図 16）．関節円板は温存する．下関節腔も開放する場合は，経上関節腔的に関節円板外側縁に沿って切開し，下関節腔を開放する．これらの操作の際，下顎窩内側には顎動脈と中硬膜動脈の分枝，下顎神経が走行するので，内側縁癒着部の剝離操作には注意を要する．

⑪ 開口器を口腔内に装着させ,術中に十分な開口距離が獲得できていることを確認する．その後，生理食塩水で上関節腔内を十分洗浄する．術後の開口訓練を行いやすくするため，ヒアルロン酸製剤を注入することもある．

⑫ 創をナイロン糸で復位，縫合し，ペンローズドレンを挿入して手術を終了する（図 17）．手術後 2 ～ 3 日は創部を圧迫して，皮下血腫の予防に努める．

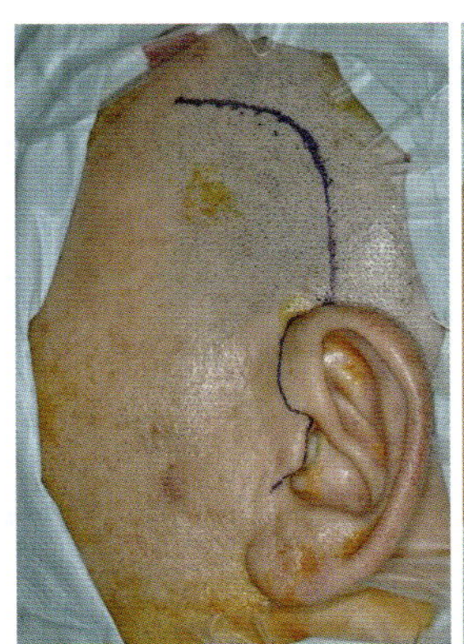
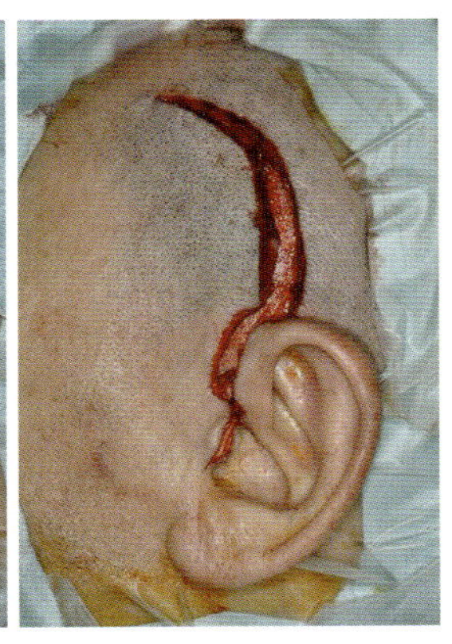

図 11　Al-Kayat Bramley 法による切開線.

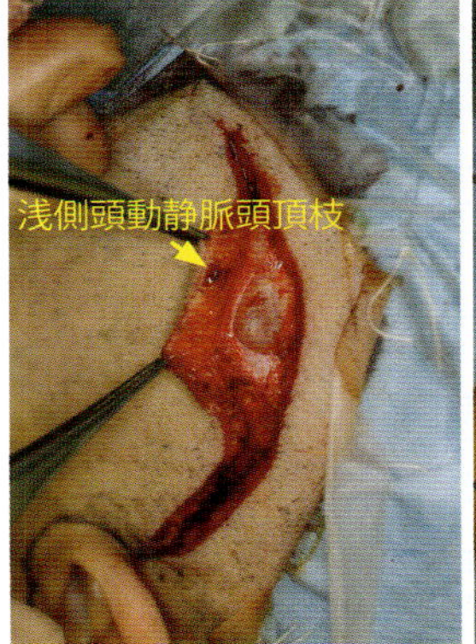

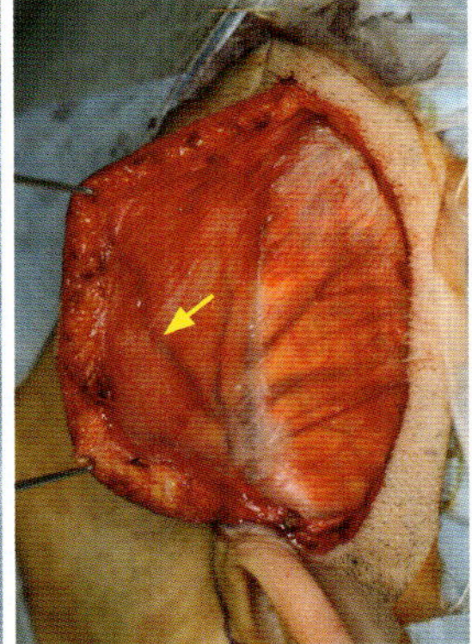

図 12　左：浅側頭動静脈頭頂枝と頭頂側頭筋膜．直下に側頭筋膜が認められる．右：白色綿菓子状の疎性輪紋状結合組織が認められる．矢印は皮弁に含まれる浅側頭動静脈.

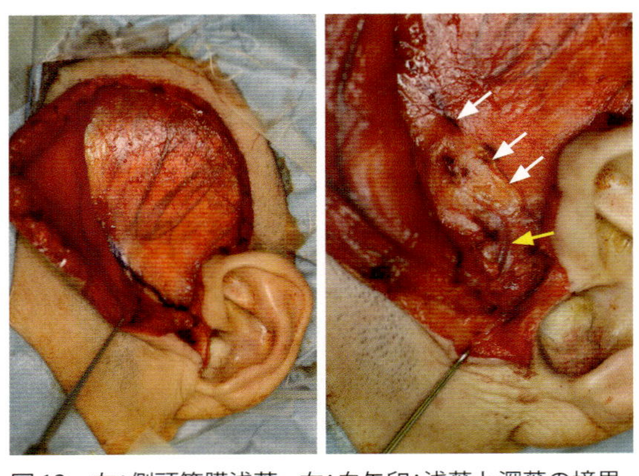

図 13　左：側頭筋膜浅葉．右：白矢印；浅葉と深葉の境界．（黄色矢印；中側頭静脈）．

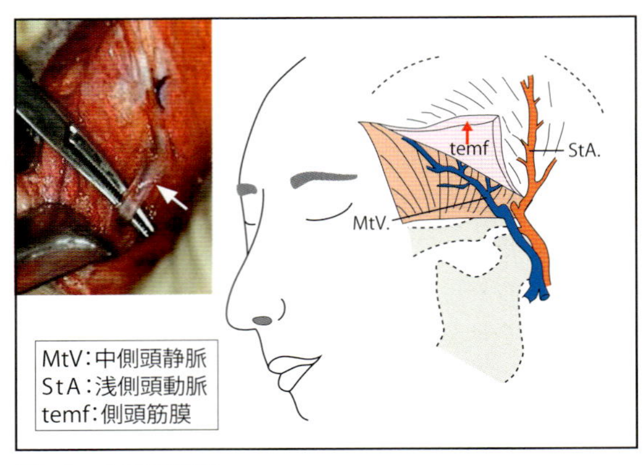

図 14　中側頭静脈．

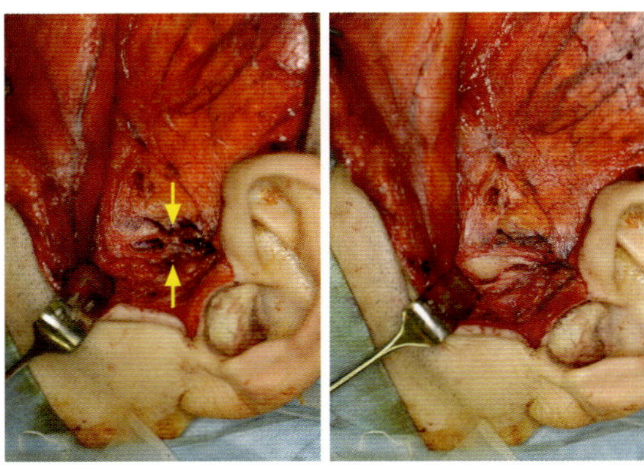

図 15　左：頬骨弓骨膜の横切開．右：頬骨弓骨膜剥離後の関節包切開．

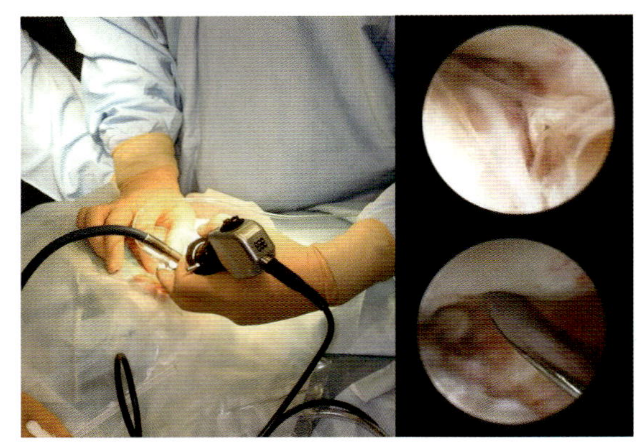

図 16　左：剥離子と関節鏡の上関節腔内への挿入．右：耳鼻科用黒須式剥離子を使用しての関節鏡支援下による剥離操作．

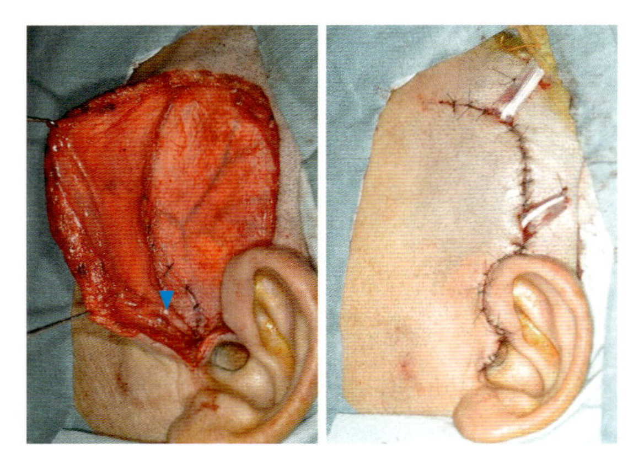

図 17　左：ナイロン糸による側頭筋膜浅葉の縫合．右：ナイロン糸による皮膚縫合とペンローズドレーンの創部への挿入．

（覚道健治，窪　寛仁）

（2）関節円板切除術

顎関節開放手術の標準をなす術式で，単純に関節円板の切除のみを行う場合と，関節形成術の一部として実施する場合がある．前者はおもに非復位性の顎関節円板障害に対して適応し，後者はおもに変形性顎関節症に対して施行する．関節円板切除術は 1919 年に Pringle[15] によって報告されており，関節円板整位手術を行った患者の予後不良に対して２次的に関節円板切除が適応されている．関節円板切除術は，通法の耳前切開法，または耳内切開法により外側関節包に至り，上下関節腔を開放し，後方は関節円板後部組織（２層帯），内側は関節包関節円板付着部，そして前方は関節円板―外側翼突筋移行部で切離し関節円板を摘出除去する（図 18，19）．関節円板の切除の後，外側関節包を復位し，縫合閉鎖して手術を終了する．

関節円板切除術の適応症：関節円板切除術の適応としては，関節円板転位，特に非復位性で関節円板自体の形態変化が著しく，関節痛，特に強い運動時痛（開口痛または咀嚼時痛）とともに下顎頭－関節円板複合体の滑走運動能低下による関節運動障害の場合に適応されることがある．また上記経過の患者のなかで，捻髪音または関節面摩擦を示唆する雑音が発生し，下関節腔透視造影検査などの追加により，関節円板穿孔所見が確認された場合では関節円板切除術の適応が絞り込まれることとなる．同様に変形性顎関節症への適応では，関節面構造の退行性変性すなわち関節円板の摩滅穿孔，ならびに軟骨・骨構造の変形と関節面の荒廃によって捻髪音，軋轢音が著しく，関節痛，特に強い運動時痛（開口痛または咀嚼時痛）などに起因する下顎頭－関節円板複合体の滑走運動能低下がみられる場合，関節面の形成手術すなわち軟骨・骨の削除整形とあわせて関節円板切除術の適応が考慮される．

適応決定の手順としては，長期間の薬物療法や床副子および理学療法などの保存的治療に対して効果がなく，関節腔パンピングや関節洗浄療法といった低侵襲な外科的介入に対しても抵抗性を示す関節円板転位および変形性顎関節症患者に対して関節円板切除術を計画する．

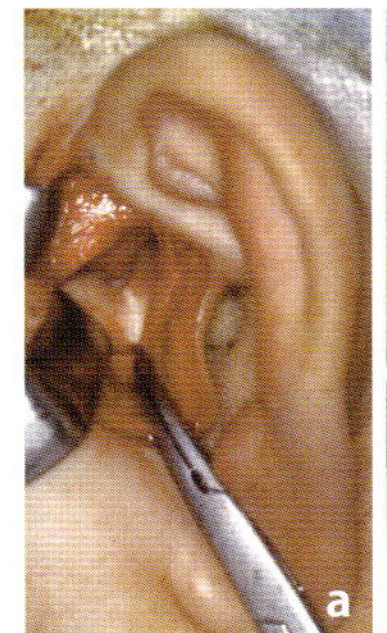

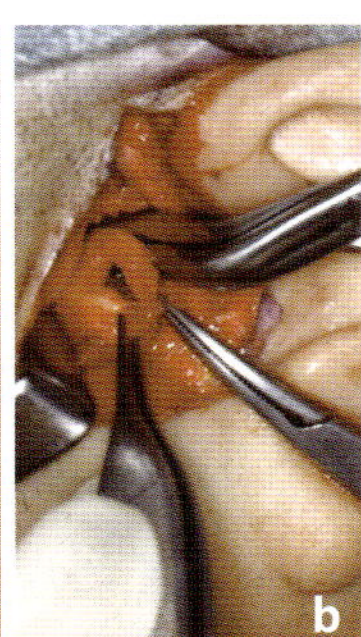

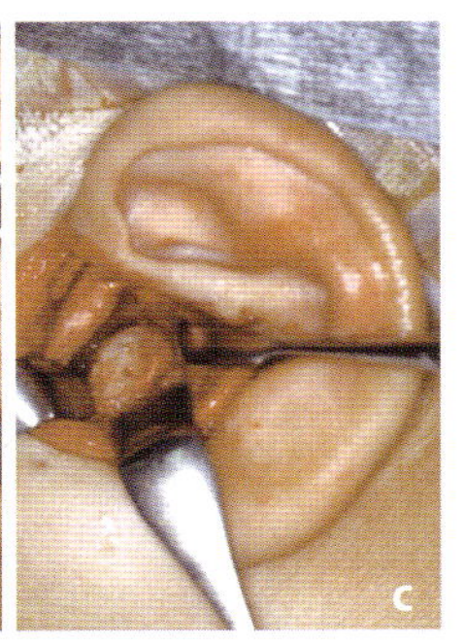

図 18　関節円板切除術．a：上関節腔の開放（関節円板穿孔が視認される）．b：関節円板の切除．c：関節円板切除後（下顎頭の明示）．

図 19　切除した関節円板．関節円板穿孔を認める．

（3）顎関節形成術

おもに顎関節の変形性顎関節症に対して適応される顎関節開放手術である．手術術式としては，退行性変性によって荒廃した関節面構造すなわち，側頭骨関節隆起，下顎頭および関節円板のすべてに対して外科的介入を行う．実際には側頭骨関節隆起および下顎頭関節面の骨・軟骨の形態修正または削除に加えて関節円板切除，または関節円板形態修正などを関節面変性の程度に応じて各手術要素を組み合わせて行う．

（近藤壽郎）

（4）手術後の後療法

開放手術後の後療法として，軟らかい食事から普通食へ移行するまでの食事の管理を含めた生活指導，消炎鎮痛薬や中枢性筋弛緩薬の適切な投与とともに，長期間の拘縮があった閉口筋へのリラキシゼーションや，デンハルト開口器を使用した強制開口訓練を中心とした理学療法が予後を左右する重要な要素である（図 20）．

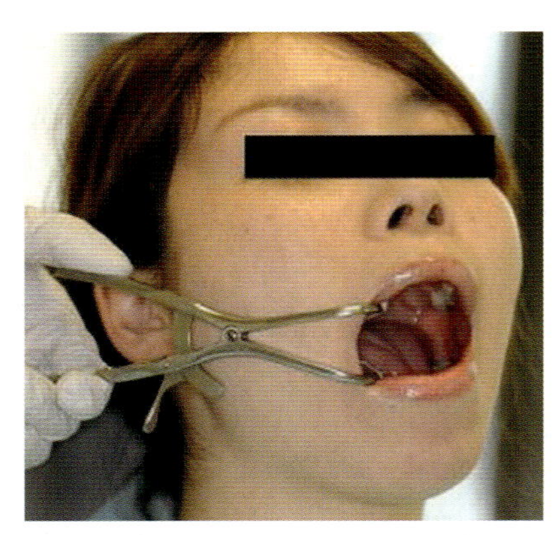

図 20　デンハルト開口器による強制開口訓練．

（覚道健治）

【V：8．2)，3)】文献

1) Ohnishi M. Arthroscopy of the temporomandibular joint. J Stomatol Soc Jpn 1975; 42: 207-213.
2) Sanders B. Arthroscopic surgery of the temporomandibular joint: Treatment of internal derangement with persistent closed lock. Oral Surg Oral Med Oral Pathol 1986; 62: 361-372.
3) Westesson P-L, Rohlin M. Internal derangement related to osteoarthrosis in temporomandibular joint autopsy specimens. Oral Surg Oral Med Oral Pathol 1984; 57: 17-22.
4) McCain JP, Hossameldin RH. Advanced arthroscopy of the temporomandibular joint. :Atlas Oral Maxillofac Surg Clin North Am 2011; 19: 145-167.
5) Kondoh T, Dolwick MF, Hamada Y, Seto K. Visually guided irrigation for patients with symptomatic internal derangement of the temporomandibular joint: preliminary report. Oral Surg Oral Med Oral Pathol 2003; 95: 544-551.
6) 柴田考典．口腔外科領域における顎関節症の治療法．日補綴誌 2012；4：246-255.
7) Al-Kayat A, Bramley P. A modified pre-auricular approach to the temporomandibular joint and malar arch. Br J Oral Surg 1979；17：91-103.
8) 覚道健治，久保誼修，松尾亮，荒木春美，大竹智子，白数力也ほか．顎関節外科における局所解剖—特に顔面神経との関連について—．日口外誌 1988；34：865-871.
9) 覚道健治．顎関節鏡支援下での顎関節開放剥離授動術 —適応と術式—．日口外誌　2005；61：440-448.
10) Van Sickels JE, Nishioka GJ, Hegewald MD, Neal GD. Middle er injury resuiting from temporomandibulr joint arthroscopy. J Oral Maxillofac Surg1987; 45: 962-965.
11) McCain JP. Arthloscopy of the human temporomandibular joint. J Oral Maxillofac Surg1988; 46: 648-655.
12) Carter JB, Schwaber MK. Temporomandibulr joint arthroscopy. Complications and their management. Oral Maxillofac Surg Clini North Am 1989; 1: 185-199.
13) Murphy MA, Silvester KC, Chan TYK. Extradural haematoma after temporomandibulr joint arthroscopy. Int J Oral Maxillofac Surg 1993; 22: 332-335.
14) 日本顎関節学会編．顎関節症．京都：永末書店；2003．199.
15) Pringle JH. Displacement of the mandibular meniscus and its treatment. Brit J Surg 1919; 6:385-389.

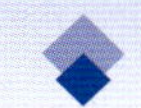

VI. 心身医学・精神医学的な対応

1．心身医学・精神医学的な対応はなぜ必要か

1）多軸診断の必要性

既出のとおり顎関節症は，多因子の要素が関与している病態である．すなわち顎関節症の対応を考える際には，関係する多因子の評価が必須となる[1]．その多因子のなかでも，心身医学・精神医学的な因子は，身体症状にさまざまな影響を及ぼしかねないため，身体症状と同様正確な評価が必要である（『第Ⅱ章５．心身医学・精神医学の基本』参照）．すでに，米国口腔顔面痛学会（AAOP）は，身体面と精神面（２軸）で評価することを推奨している[2]．

2）身体疾患と精神疾患との関係

身体疾患・症状に精神疾患・症状が関連するときは，３つのケースを考える．１つは，身体疾患・症状が精神症状を生じさせている場合．２つ目は，精神疾患が身体症状を生じさせている場合．３つ目は，身体疾患と精神疾患が併存している場合である．

顎関節症について考えれば，第１のケースでは，痛みや開口障害，あるいは雑音といった症状が持続し常時生じていることによって，慢性的な不快感，ストレスを引き起こして精神症状に発展することが，また，第２のケースでは，身体症状を呈することのある精神疾患が何らかの形で先行し痛みや開口障害を生じさせていることなどがそれぞれ考えられる．これらのケース，また第３の併存したケースをきちんと評価しないと，身体症状，顎関節症の症状を呈している患者に対し，誤ったアプローチで対応してしまいかねない．このような対応では，治療はうまくいかないことも多いため，身体疾患を診ていく際には，ある程度精神疾患についての知識も必要になってくる．

2．心身医学・精神医学的対応に向けての評価

1）精神医学的医療面接[3]

精神面の評価に，精神医学的面接が用いられる．面接は，「診断をするための面接」と「治療的な意味合いをもつ面接」に分けられるが，臨床場面では両者を分けることは不可能といってよい．調査を目的とした面接においては，M.I.N.I.[4] などの構造化面接や半構造化面接が用いられる．臨床場面における精神医学的面接といっても，大まかな流れは通常の医学的面接と大差はない．

まず，何を目的として受診に至ったか，いわゆる主訴を聞く．主訴は，患者が何を求めているかを治療者が知るための最初にしてかつ重要な要素で，ここをきちんと聴取し，整理しないと，その後の評価や治療がまったく的外れになってしまい，治療が進まないどころか，トラブルの大きな因子となりかねない．その後，生活歴，現病歴と聞いていく．生活歴とは，出生から現在までの，生活上の個人史－学歴，職歴などであり，それに付随して，家族歴や既往歴も聴取していける．特に聴取の順番の規定はない．薬歴，アレルギー歴も，必須のというよりは，いまや聞き逃してはいけない聴取項目である．

通常の医学的面接と異なる点は，精神症状を評価するところであろうか．精神科臨床では一般身体

科に比べて，他覚的所見が圧倒的に少ない．これを補うのがこの精神症状の評価である．

評価は診察室に患者が入室したときから始まる．そういった意味でも，通常の医学的面接と精神医学的面接を明確に分けることは困難である．前述した項目を聞きながら，外見・表情，歩行，態度，意識，知能，記憶，感覚，思考，感情，意欲，自我などの項目を評価していく．

2）心理検査・評価尺度[5)]

心理検査は，知能発達検査とパーソナリティ検査に分かれる．主な心理検査を表1に示す．知能発達検査とパーソナリティ検査のうち，特に投影法などでは，検査者の技能が必要な検査が多い．

このほか精神症状の評価するための尺度がいくつかある．自己記入式質問票，観察者による症状評価尺度，構造化面接に分けられる．何を目的として，あるいはどの症状を標的とするかによって，検査法が選択される．自己記入式質問票では，精神健康度尺度として，General Health Questionnaire：GHQが，不安や抑うつの評価目的には，State-Trait Anxiety Inventory：STAIやProfile of Mood States：POMSが，観察者による症状評価尺度では，全般的機能水準検査で，Brief Psychiatric Rating Scale：BPRSやGlobal Assessment of Functioning Scale：GAFが，うつ状態の評価として，ハミルトンうつ病評価尺度などがある．

心理検査やこの評価尺度は，あくまでも症状を評価することが目的であって，臨床的な精神科診断ができるわけではない．そのため，検査結果が正常域から外れていることを根拠に「精神疾患がある」と安易に判断してはならない．これらの検査・評価はあくまでも参考であり，総合的な診断・評価は他の検査所見と合わせて行われるべきである．

（宮地英雄，玉置勝司）

表1　主な心理検査．

知能発達検査	パーソナリティ検査
WAIS-R成人知能発達検査 （Wechsler尺度） 田中・ビネー知能検査 遠城寺式乳幼児分析的発達検査　など	**A．質問紙法** MMPI（ミネソタ多面人格目録） Y-G性格検査 CMI（コーネル・メディカル・インデックス） STAI（状態・特定不安検査） **B．投影法** ロールシャッハ・テスト SCT（文章完成テスト） P-Fスタディ **C．作業検査法** 内田クレペリン精神作業検査

3．心身医学・精神医学的な対応

1）心身医学療法

顎関節症の発症に心身医学的要素があるとすれば，治療も当然，心身医学的な対応が求められる．ただし心身医学療法という特別な治療法があるわけではなく，心・身両面における対症的なアプローチが必要になる．対応の原則としては，まずきちんとした評価が重要になる．評価については，多軸診断が有用である（『第Ⅱ章5．心身医学・精神医学の基本』および『本章1．心身医学・精神医学的な対応はなぜ必要か1）多軸診断の必要性』参照）．原則としては，心・身の両面の対応を同時並行的に進めるとよいが，評価により，急がなければならない問題があれば，優先的に行う．たとえば，明らかな炎症により開口障害や開口時痛が引き起こされていれば，炎症に対しての対応が優先となる．ただし，心身両面の要素をもっている患者では，炎症が治まれば症状がすべて治まるとは限らないことを治療者も念頭に置き，患者にその旨を十分説明し，対処すべきである．

評価の際に詳細な問診が必要となるが，先の項で示したように，「治療的な意味合いをもつ面接」というのがある（『本章２．心身医学・精神医学的対応に向けての評価１）精神医学的医療面接』参照）．面接の際症状の発症したきっかけや，症状の改善因子，増悪因子を聴取することになるが，このこと自体が，患者，治療者双方に，対応のヒントを与えてくれることになる．患者は，日常生活のことでも気づかずに過ごしていることが多く，初診時，１回の診察ではなかなか表出できない．それでもこれを聞いていくことで，日常生活の過ごし方が重要であることを患者に示し，患者が増悪，改善に注意することができる．これを期待して面接をしていくことが，治療的な意味合いをもつことになる．

２）薬物療法[6)]

対症療法的アプローチに際しては，薬物療法もひとつの方法となる．ただし導入に際しては，きちんとした評価が不可欠となる．顎関節症症状を心身症と評価したならば，一部のベンゾジアゼピン系抗不安薬には，心身症としての適応があるが，薬物使用に際しての，心身症として挙げられている疾患群には，「顎関節症」の記載はない．ベンゾジアゼピン系抗不安薬には筋弛緩作用がある．しかし当然ながら，筋弛緩作用は咬筋に特異的に働くわけではなく，全身の筋に働くため，ふらつきという副作用を考えなければならない．特に高齢者には転倒の危険性が問題となる．

うつ病や統合失調症，それぞれの類縁疾患でも顎関節症状に影響を及ぼす（『第Ⅳ章３．顎関節症と鑑別を要する疾患あるいは障害９）精神神経学的疾患』参照）．そのため顎関節症にこれらの疾患が併存している際は，症状の改善にそれぞれの疾患に対しての治療を要し，その際に抗うつ薬，抗精神病薬を使用することになる．ただし，それぞれの薬剤も，全身的あるいは口腔や口腔周囲に関連した副作用が発現するため，診断の段から精神科と連携し，治療・処方の段には，さらに密な連携が必要になる．口腔周囲関連の副作用としては，口渇や不随意運動などが挙げられる．全身的には，眠気，ふらつき，意識障害，不整脈，肝機能障害ほか，さまざまな副作用がある．ふらつきは歩行にも注意を要する．意識障害では，生活面全般にいたる支障は当然ながら，特に治療の進行に重要な，インフォームド・コンセントが十分できずに，トラブルになる[7)]ことも考えられる．

３）精神科との連携

歯科医師と精神科医師が連携を取ることがよいと考えられるケースは，大きく分けて２通りある．第１は，もとは精神科にかかっていた患者が，口の中に問題を生じた場合．第２は，口の中に生じた問題が，精神的問題に関連していると考えられる場合である．後者は，患者の自覚症状を，そのとれる他覚所見では説明できない場合に考えられる[8)]．しかし，実際は，「この所見が，症状を説明しうる」ということはいえても，「この所見が症状を説明できない」といい切ることはなかなか難しい．その点からも，精神症状の関連ということは，慎重に検討すべきである．理論上からも経験上からも，このような他覚所見と自覚症状が乖離しているケースで，外科的処置，不可逆的処置を行った場合は，その後の治療はうまくいかないことがほとんどで，患者との関係性が悪くなることが多い[9)]．この状態で精神科に紹介されても，精神科医はなすすべがない．それどころか，さらに紹介した医師への不信感が増強することが多い．

連携の具体的な取り方としては，主治医が起点となり，患者と対診医がスムースに診療を進められ

表２　精神科に依頼する場合の原則・注意．

①身体面の診断は正確に告げ，精神科診断については安易な説明はしない．
②専門外のことを他の専門医に相談する過程であることを強調する．
③憂うつ感や不安感を取り上げ，それが身体症状を増悪させうることを伝える．
④歯科でも引き続き併行して経過をみることを伝える．
⑤依頼先の精神科医と連絡がとりやすいことを伝える．
⑥家族の協力を得る．

表３　紹介状の書き方のポイント．

●いつ，どのような主訴で来院したか．
●その主訴に対し，どのような検査をし，結果からどのような評価をしたか．
●問診した簡単な結果．
●精神症状があれば，また所見をとれれば，それを示す．
●精神的な評価，精神症状への対応についてお願いするという旨．
●患者の希望，歯科（当院）でも引き続き経過を診ること，精神科へ紹介するに至った過程，説明した内容．

るよう調整していく．宮岡は著書のなかで，「精神科に依頼する場合の原則・注意」として，６項目を挙げている[10]．要点を表２に示す．

①については，精神科へ受診させることを焦るあまり，安易に推測で精神科診断を（たとえば「あなたはうつ病ですから，～」といったように）言わないほうがよい．この場合でも，患者は，医療不信のなかで，対診医を受診することになり，治療が困難になる一因になる．②，④については，患者は，「精神科に回される」という感覚をもってしまうと，その後の診療が進みにくくなる．まずは「相談」「併診」とし，丸投げはせず，しばらくは並行して診ていくような意識でいくとよい．⑥については，特に，診療を進めるのに困難が予想されるケースや，患者の理解力，判断力が低いと考えられるケースには，家族に同席してもらい，治療者側の進め方を家族に開示していくともに，患者の判断を助けてもらうようにする．

また，連携の重要ポイントのひとつに紹介状の書き方がある．ポイントを表３に示す．主治医は，主訴，症状，検査所見から，できること，できないこと，必要なこと，必要でないことを整理して伝えることが肝要である．精神科診断は容易につけられないはずであるが，症状は評価してもよいと思われる．これらのポイントを踏まえるにも，繰り返しになるが，主訴に対する歯科的な評価をきちんと行うことと，丁寧な問診と患者への説明が不可欠となる．

（宮地英雄，宮岡　等）

【Ⅵ】文献

1） 玉置勝司，和気裕之，三橋晃，松本淳，小林優，櫻井孝ほか．心身医学・精神医学を導入した包括的歯科診療システム．神奈川歯学 2005；40：臨床,24-29.
2） Okeson JP 編（藤井弘之，杉崎正志監訳）．口腔顔面痛の最新ガイドライン．東京：クインテッセンス出版；1997.
3） 小椋力，田辺敬貴編．臨床精神医学講座　精神医学的診断法と検査法．東京：中山書店；1999．3-74.
4） Sheehan DV,Lecrubier Y.（大坪天平，宮岡等，上島国利訳）：M.I.N.I.- 精神疾患簡易構造化面接法．東京：星和書店；2000.
5） 松下正明，浅井昌弘，牛島定信，倉知正佳，小山司，中根允文ほか編．臨床精神医学講座．精神科データブック．東京:中山書店；2001．138-142，173-193.
6） 宮岡等，和気裕之監，宮地英雄，依田哲也編．こころの病気と歯科治療．東京：デンタルダイヤモンド社；2018．61-69.
7） 宮岡等，和気裕之監，宮地英雄，依田哲也編．こころの病気と歯科治療．東京：デンタルダイヤモンド社；2018．166-179.
8） 和気裕之．サイコデンティストリー　歯科医のための心身医学・精神医学．東京：砂書房；2009．16-21.
9） 玉置勝司，和気裕之，三橋晃，佐氏英介，池田浩子，島田淳ほか．臨床のアクシデントピットホール，22．精神疾患を顎関節症，咬合異常として治療を続けた．東京：デンタルダイヤモンド社；2008．66-67.
10） 宮岡等．内科医のための精神症状の見方と対応．東京：医学書院；1995.

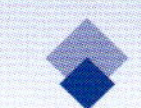

Ⅶ．医療安全，医療倫理，感染予防対策，個人情報保護に沿った診療を実施するために必要な知識

1．医療安全

1）医療安全とは

国民にとって，健康で快適な生活を維持することは，生きていくうえでの基本であり，医療の基本原則は安全確保と患者本位である．2007年4月1日，医療法の一部改正が施行され，医療機関に対する医療安全対策が条文化され，義務化された．医療安全とは，患者と医療従事者の双方が納得できる安全な医療，すなわち医療の質の向上・医療事故の防止・患者参加の医療の実現を目指すことにある．

2）顎関節症診療にあたっての医療安全

顎関節は，人体構成中の運動器官のなかで最も複雑な動きと構造をしている．特に顎関節症診療は，歯科医療のなかで最も幅広い分野の知識が必要とされる．すなわち，顎関節・顎骨・歯牙硬組織・咀嚼筋群・関連筋群・神経組織など解剖学的知識，咀嚼・嚥下・顎運動など運動生理学的知識，痛みに関する大脳生理学的知識，心身医学的知識，使用薬剤などの薬理学的知識，それに補綴・保存・歯科口腔外科・歯科放射線・歯科矯正・小児歯科などの歯科臨床学の知識など多岐にわたる学識を必要とする．

これら知識に立脚したEBMに基づく医療を実践できる臨床経験と，患者に提供すべき治療法の種別の提示とインフォームド・コンセントこそが，顎関節症治療を行ううえでの医療安全の根本となる．

2．医療倫理

1）医療倫理とは

「医療倫理」とは，医師・歯科医師など医療の担い手と患者との間を調整するための規範（ルール）であり，また基盤となる人間の道徳的・倫理的・法的規範についての意識をいう[2,3]．昔からいわれる「医の倫理」とは，医師の倫理すなわち医師の自律性を確保するための個人的かつ道徳的な規範をいい，患者側の視点でみた患者の権利（病気を知る権利・治療法選択等の自己決定権など）については考慮されていなかった．この点が最大の相違点であり，「医の倫理」ではなく「医療倫理」が，医師と患者との良好な関係を構築していく（インフォームド・コンセント）ための最も重要な要素である．医療倫理の原則論は，1979年米国の哲学者トム・ビーチャムと神学者ジェイムス・チルドレスが，『Principles of biomedical ethics（生命医学倫理の諸原則）』を出版したことから始まった．同書で掲げられた4原則（表1）は[4]，医療倫理の問題を解決するための方法として浸透していった．

表1　医療倫理の4原則．

自律尊重原則：患者が自己の価値観や信念に基づいた考えをもち，選択し，行為する権利を認めること．
無危害原則：患者や家族に対して危害となるような行動ならびに危害のリスクを負わせることを意図的に控えること．
善行原則：他者の利益のために行為すること．
正義・公正原則：社会的負担や利益は正義に従い適正に配分すること．

3. インフォームド・コンセント

1）インフォームド・コンセントとは

インフォームド・コンセントとは，患者が医師から治療法などを「十分に知らされたうえで同意・承諾」することである. 医師が患者に対して，治療を開始する前にこれから始める治療内容について「なぜこの治療が必要なのか」「どのくらいの治療期間がかかるのか」「この治療による臨床的効果はどうか」「治療にかかる費用はどの程度か」などをわかりやすく説明し，患者から同意・承諾を得ることをいう. 欧米では 1960 年代に確立した概念であり，日本では，1990 年に日本医師会生命倫理懇談会が「説明と同意についての報告」を出してから周知されるようになった.

インフォームド・コンセントは，よりよい医療環境を築くという基本的な考え方に基づくものでなければならない. 自己の権利のみを主張する患者や，形式的に患者の同意を得ようとする医療従事者を想定したものではなく，懇切丁寧な説明を受けたいと望む患者と，十分な説明を行うことが医療提供の重要な要素であるとの認識をもつ医療従事者が協力し合う医療環境，すなわちラポールの形成を構築することが目標なのである. 患者の選択権・自由意思を最大限尊重することも重要であり，得られた同意・承認はいつでも撤回できることが条件である[5-7].

（1）エビデンスと NBM

インフォームド・コンセントを実践していくうえにおいて，医療従事者側は，病名，病状，予後などの説明に際して，科学的根拠（エビデンス）に基づいて正確に伝えることも大切だが，患者が真に納得して受け入れるためには，narrative-based medicine：NBM（物語に基づいた医療；ナラティブ）に基づいた，患者の心情や価値観，理解力に配慮したわかりやすい説明が必要である. 専門用語の乱用は望ましくなく，一方的な説明ではインフォームド・コンセントにはならないため，患者への医療行為におけるメリットとデメリット等を公平に提示し理解を得る必要がある.

それではナラティブとは，どんなことであろうか. 近年，医療はエビデンスに基づいた診療理念が定着してきた. エビデンスは，最新の臨床研究に基づいて統計学的に質の高い有効性が証明された治療を選択することにより，より効果的な医療を提供することを目的としている. 実際，エビデンスに基づいた，疾患ごとに診断や治療について作成された診療指針（ガイドライン）が有効であることが実証されている.

しかし，エビデンスだけはすべての患者に有効であるわけではなく，有効率は 60 ～ 90％とされ，有効でない患者も少なからず存在することになる. また，顎関節症のように根拠になるデータが十分そろっていない疾患，治療が困難な疾患，高齢者のケア，死に至る病気，あるいは精神にかかわる病気などエビデンスだけでは適用が困難な疾患も数多く存在する. さらに，患者の考えや意見を考慮しない患者不在の画一的な医療となってしまう可能性もある. そのため，エビデンスに基づき有効とされる医療技術を患者に応用するか否かは，患者の病状や副作用を考慮し，患者の価値観や意向を取り入れ，医師の経験を活かして決めることが望ましい. こうした考え方から，エビデンスに基づく医療を実践してきた英国の開業医から提唱されたのが NBM である.「ナラティブ」は「物語」と訳され，患者が対話を通じて語る病気になった理由や経緯，病気について今どのように考えているかなどの「物語」から，医師は病気の背景や人間関係を理解しなければならない. そして患者の抱えている問題に対して身体的，精神・心理的，社会的にアプローチしていこうとする臨床手法である[8].

サイエンスとしての医学を支えるのは客観的なデータであるが，医療従事者も患者もそれに頼るあまり，両者の対話や診察が軽視されがちである. その結果，患者はいきなり検査を希望したり，医師は検査に異常がなければ病気と考えず，患者の悩みや苦しみは癒されないことになる. ナラティブの立場からは，従来の問診と身体診察の重要性を再認識する必要がある. エビデンスとナラティブは対立するものではなく，医師としてお互いの欠点を補いながら診療にあたることがきわめて重要であり，真に患者の満足度が高い“患者中心の医療”を目指さなければならない．研究成果を臨床に適用しようとするときにしばしば起こる不協和音は，エビデンスのみを強調して医療を行い，ナラティブをおろそかにすることにより発生する．われわれ医療従事者が患者を診察する際，「病気を診るのではなく人を診る」ことが重要である．病名，病状，病態，予後などの説明に際して，科学的に正確に伝えることも大事だが，患者が真に納得して受け入れるためには，患者の心情や価値観，理解力を十分に考慮したわかりやすい説明が必要なのである．このようにエビデンスとナラティブの両者を十分に活用することが EBM を実践することとなる．

2）インフォームド・コンセントを実践するうえでの留意点

通常は口頭による同意でよいが，手術，その他危険を伴う診療行為，治験などにおいては，口頭のみならず書面による説明を行い，同意を得る．理解力のある患者かどうかを見極め，そうでなければ理解力のある家族（場合によっては代理人）と一緒に行う（表２）．また，患者の権利を尊重することも重要である．リスボン宣言（1995 年）には，表３の条項が挙げられている．

表２　家族や代理人による同意が必要な場合．

未成年
意思疎通のできない患者
重度な精神疾患を抱えた患者
救急患者
終末期医療を迎える患者　など

表３　リスボン宣言の条項（1995）．

良質の医療を受ける権利
選択の自由の権利
自己決定の権利
意識のない患者の権利
法的無能力の患者の権利
患者の意思に反する処置
情報を得る権利
機密保持を得る権利
健康教育を受ける権利
尊厳を得る権利
宗教的支援を得る権利

4．感染予防対策

1）感染予防対策とは

本邦では 1999 年に新感染症予防法が制定されたが，それは米国 CDC（疾病管理予防センター）ガイドラインが，広く認知され利用されるに至った背景がある．CDC ガイドラインは，標準予防策と感染経路別予防策から成り立っている．標準予防策はすべての患者に対して適用される普遍的予防策であり，感染経路別予防策は感染力が強く標準予防策で不十分な感染症に対し感染経路の遮断を目的として標準予防策に追加される予防策である[9-11]．

院内感染を抑制し，医療の安全管理，質の向上および患者本位の最良の医療を実現するために以下に掲げる基本的事項を実践し，各組織（診療所・病院など）におけるマニュアルを遵守のうえ，院内感染対策に努めることが必須である．院内感染とは，医療施設において患者が原疾患とは別に新たに罹患した感染症，または医療従事者などが施設内において感染した感染症であり，院内感染防止対策は，医療従事者ごとではなく，医療施設全体として対策に取り組むことが必要である．

2）標準予防策

エイズ（HIV）や A・B・C 型肝炎が血液などの体液により蔓延することが判明してから，普遍的予防策の考え方が生まれ，それを基に標準予防策が生まれた．これは，すべての患者の血液・体液，分泌物，排泄物（これらを湿性生体物質と呼ぶ）は感染の危険があるとみなす考え方である．標準予防策の方法としては，当然のこととして，湿性生体物質に触れたら手を洗う．それに触れそうなときは，手袋，マスク，エプロンなどの防護予防策のための装備を着用してケアをする．リキャップしないなどの針刺し防止法も標準予防策に含まれる．

5. 個人情報保護

患者を診察，診療するにあたり，患者個人の各種情報に関しては，厳重に管理する必要がある．個人情報保護に関しては，2003年5月12日に個人情報保護法が公布され，だれもが安心してIT社会の便益を享受するための制度的基盤として，2005年4月に全面施行された．この法律は，個人情報の有用性に配慮しながら，個人の権利利益を保護することを目的として，民間事業者が，個人情報を取り扱ううえでのルールを定めている．

医療従事者にとって重要な義務のひとつとして，守秘義務がある．守秘義務は，公務員，弁護士，医師，歯科医師，薬剤師，中小企業診断士，宗教者など，その職務の特性上秘密の保持が必要とされる職業について，それぞれ法律により定められている．これらの法律上の守秘義務を課された者が，正当な理由なく職務上知り得た秘密を漏らした場合，処罰の対象となる．刑法 第134条（秘密を侵す罪）によれば，第1項「医師，歯科医師，薬剤師，医薬品販売業者，助産師，弁護士，弁護人，公証人又はこれらの職にあった者が，正当な理由がないのに，その業務上取り扱ったことについて知り得た人の秘密を漏らしたときは，６月以下の懲役又は10万円以下の罰金に処する」とある．

守秘義務はなぜ必要か．患者からみれば，医療従事者に言いたくないこと，言いにくいことは必ずといっていいほど存在するが，医療上重要な情報が医師側に伝わっていなかったために，鑑別診断上の有力な情報が得られず，誤診や治療効果の低下につながることも多々ある．それを回避するためにも，患者自身の個人情報を包み隠さず話してもらうことは重要である[12]．そのためには，医療従事者と患者との信頼関係の構築（ラポールの形成）が必須であり，その背景には，患者は，身内にも話したことがないことまで話すという信頼関係がある．言葉を換えれば，暗黙のうちに医療従事者の守秘義務を信用していることにほかならない．

しかし，なかなかそうはいかないケースも多い．患者の医療従事者への信頼は，「聞かれたから仕方がないから言うけれど，黙っていてくれよ」という気持ち，もしくは「信じているから頼んだよ」ということから始まる．やがて診療を通じ，この先生なら大丈夫だという信頼が生まれ，ラポールの形成へとつながっていくのである．こうして初めて個人情報の保護が成り立つのである．

（田口　望）

【VII】文献

1) 日本医師会編．医療従事者のための医療安全対策マニュアル．東京：日本医師会；2007.
2) 医療倫理Q&A刊行委員会編．医療倫理．東京：太陽出版；2003．20-37.
3) 宮坂道夫．医療倫理学の方法―原則，手順，ナラティヴ　第2版．東京：医学書院；2011.
4) 井部俊子監修．医療倫理学のABC，第二版．東京：メヂカルフレンド社；2012.
5) 水野肇．インフォームドコンセント―医療現場における説明と同意―．東京：中央公論新社；1990.
6) 星野一正．インフォームドコンセント―日本に馴染む六つの提言―．東京：丸善ライブラリー；1997.
7) 医療倫理Q&A刊行委員会．医療倫理Q＆A．東京：太陽出版；1998．86-112.
8) 山本和利．NBM narrative based medicine．日本医師会雑誌 2006；135：1726-1730.
9) 向野賢治．院内感染の標準的予防策．日医雑誌 2002；127，340-346.
10) 向野賢治訳，小林寛伊監訳．infection control 別冊 病院における隔離予防策のための CDC 最新ガイドライン．大阪：メディカ出版；1996.
11) 荒川宜親監修．医療機関における院内感染対策マニュアル，作成のための手引き（案）．平成18年度 厚生労働科学研究費補助金（新興・再興感染症研究事業）薬剤耐性菌等に関する研究．2005；1-10.
12) 井部俊子監修．医療倫理学のABC，第二版．東京：メヂカルフレンド社；2012．30-41.

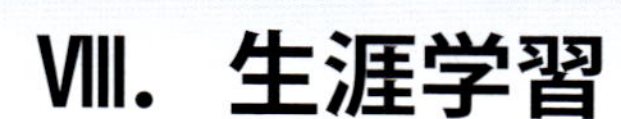

Ⅷ．生涯学習

はじめに

医師・歯科医師は，日進月歩の医学・歯科医学，医療を実践するために，生涯にわたって自らの知識を広げ，技能を磨き，常に研鑽する責務を負っている．医師・歯科医師の生涯学習はあくまで医師・歯科医師個人が自己の命ずるところから内発的動機によって自主的に行うべきものであるが，自己学習・研修を効果的に行えるよう一般社団法人日本顎関節学会は，生涯学習を支援するための研修支援制度を実施している．

本制度は，医師・歯科医師の研修意欲をさらに啓発・高揚させること，また社会に対しては，医師・歯科医師が勉強に励んでいる実態を示し，社会からの信頼を増すことを目的としている．

1）学術大会，教育研修会に参加する

一般社団法人日本顎関節学会では毎年，学術大会を１回，教育研修会を２回開催している．学術大会の一部と教育研修会では歯科顎関節症専門医の取得に向けた研修カリキュラムを考案しており，そのカリキュラムに則った講演が企画されている．すなわち，学術大会，教育研修会に参加することは，自動的に，歯科顎関節症専門医の取得にむけた研修カリキュラムを履修することになる．

2）EBM の重要性を説明できる

EBM とは，医療に際し経験や直感だけに頼らず，科学的な根拠にも基づいて最適の医療・治療を選択し，実践する方法論であり，入手可能で最良の科学的根拠を把握したうえで，個々の患者に特有の臨床状況と価値観に配慮した医療を行うための行動指針と定義される．

それに対して，従来の医療活動は，臨床経験のなかで似たような患者を思い出して，それに準じた診断・治療が行われ，専門家や臨床経験の多い医師の助言が大きく影響している．EBM は過去の臨床経験を系統的かつ客観的に評価したうえで，診療に応用しようとするものである．

EBM を実践するためには，診療において疑問をもつこと，疑問をもったことについての情報を収集すること，さらに収集した情報はほとんどの場合，玉石混淆であるので確かな情報を評価できること，評価した情報を疑問の解決に応用すること，最後に，以上の過程が適切であったかどうか評価することが求められる．すなわち，この EBM 実践の過程は，解決する問題をはっきりさせて，その解決のために情報を集め，集めた情報が利用できるかどうか評価して，利用できる情報を使って問題を解決することである．そして，最後に一連の行為が適切だったかを考えるといった流れになり，これが身につくと生涯学習の強力な武器になる．

3）学会発表をする

EBM を実践するうえで，「学会発表をする」ことは短期間に集中的に EBM を実践するよい機会になる．すなわち，臨床発表の多くは，診療において疑問をもつこと，疑問をもったことについての情

報を収集すること，さらに収集した情報が確かな情報かどうかを評価できること，評価した情報を疑問の解決に応用すること，最後に，以上の過程が適切であったかどうか評価し，それをまとめて発表することだからである．学会発表には，ポスター発表と口演発表があるが，あまり大きな差はない．学会発表の利点は，質疑応答を通して，その問題の属する領域の専門家から貴重なアドバイスや問題解決のヒントが提供されることにある．

4）学術論文を作成する

学会発表を通して評価が定まり，公表する価値が高い研究成果については，それらをもとに学術論文を作成して公表することになる．論文執筆の手引きの類いは数多く公表されているのでここでは触れない．なお，学術雑誌・専門誌においては，寄せられた原稿がすべて掲載されるわけではなく，そこに掲載される前に，原稿はあらかじめ，同じ分野の専門家（査読者）による内容の妥当性についての評価を受ける．これを査読といい，一般に査読制度を有する学術雑誌は，一定の論文の質が担保されていると判定される．

また，学術論文は，学術雑誌に掲載された後に，他の研究者から，論文執筆にあたりどれだけ引用されたか，すなわち引用件数により最終的な評価が定まる．このような論文間の引用情報に関する索引として，サイテーションインデックスがある．代表的な論文データベースではWeb of Scienceがあり，論文の引用情報に基づき，学術論文誌の影響度の指標であるインパクトファクターの算出に用いられる．ただし，学術論文は，基本的に英語で書かれているため，日本語などの非英語論文は評価の対象となっていない．

（柴田考典）

【Ⅷ】文献

1） 相原守夫，池田正行，三原華子，村山隆之監訳．医学文献ユーザーズガイド　根拠に基づく診療のマニュアル　第2版．青森：凸版メディア；2010．

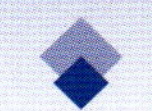

Ⅸ．到達度の評価

顎関節学会の専門医制度における歯科顎関節症専門医研修カリキュラムは，顎関節症診療に関連する知識，態度，技能を修得し，地域の歯科医師および医師からの要請に応えることができる能力を養成することを目的として編成されている．本カリキュラムでは，中項目ごとに，知識，態度，技能などのそれぞれの到達目標に応じた必須到達度を定め，研修の目標とするとともに，研修終了後の到達度を評価できるように分類している（表１）．

表１　到達度評価の分類．

一般目標	到達度	
基本知識	A	説明できる
	N	説明できない
診察，検査	A	自身で実施できる
	B	所見を判断できる
	C	必要性を判断できる
	N	必要性を判断できない
診断	A	自身で実施できる
	B	疾患を疑い専門医に依頼できる
	C	疾患を理解し説明できる
	N	疾患を説明できない
治療，管理	A	自身で実施できる
	B	指導のもとで実施できる
	C	適応症を判断できる
	N	適応症を判断できない
医療安全，医療倫理	A	実施できる
	N	実施できない
生涯学習	A	実施できる
	N	実施できない

一般目標：「顎関節症の診断，治療に必要な基本知識を修得する」

この領域の到達目標は知識に関するものであるため，到達度は「A：説明できる」，「N：説明できない」の２つに分類される．顎関節症の病態分類，疫学的特徴，発症メカニズムと症候，顎関節症が誘発する病態などの顎関節症の疾患概念は，顎関節症を専門とする者が当然知っておくべき基本的事項である．また，顎関節症の診断，治療に必要な基本知識として，顎口腔系の構造，機能，発生，成長・発育，加齢変化，習癖などや，咬合・顎運動，さらには痛みに関する基本知識や心身医学・精神医学に関する知識を修得することが求められる．このように，この領域の到達目標はすべて知識に関するものであり，その修得状況は具体的には「説明できる」ことが必須到達度として求められる．

一般目標：「顎関節症の診断，治療において診察し，検査を選択し，施行するために必要な知識，技能，態度を修得する」

診察，検査に関する到達目標は，知識，態度，技能のすべての領域に及ぶため，必須到達度は到達目標ごとに「A：自身で実施できる」，「B：所見を判断できる」，「C：必要性を判断できる」，「N：必要性を判断できない」の４つに分類される．顎関節症の診察，検査では，医療面接，口腔外の診察，口腔内の診察は自身で実施できることが求められる項目である．また，顎関節症は現病歴や既往歴が診断に直結することも多いため，医療面接は，当然のことながら，「自身で実施できる」必要がある．一方，画像検査や血液検査，顎口腔機能検査についてはMR画像やCT像，筋電図や顎運動検査機器などの設備がない医療機関もあるため，少なくともパノラマＸ線撮影法や顎関節単純撮影法などが「自身で実施できる」必要があるが，その他の検査については「B：所見を判断できる」，さらには造影法や超音波検査法，顎関節鏡や滑液検査などについては「C：必要性を判断できる」とされている．学校歯科健診については，どの歯科医師も実施できる項目であるため，「自身で実施できる」必要がある．

一般目標：「顎関節症の診断に必要な知識，技能，態度を修得する」

診断に関する到達目標は，知識，態度，技能のすべての領域に及ぶため，必須到達度は到達目標ごとに「A：自身で実施できる」,「B：疾患を疑い専門医に依頼できる」,「C：疾患を理解し説明できる」,「N：疾患を説明できない」の４つに分類される．顎関節症の診断では，顎関節症以外の顎関節・咀嚼筋の疾患あるいは障害があるかどうかを疑い，顎関節症ではない疾患あるいは障害と鑑別することが重要である．顎関節症を病態別に分類することや先天異常や発育異常，外傷，炎症，腫瘍および腫瘍類似疾患の診断が「自身で実施できる」ことが求められている．別の疾患が疑われるのであれば，自己判断せずに専門医に依頼する必要がある．したがって，心臓・血管系の疾患，神経疾患，精神疾患・精神障害など，他の専門領域の医師が主体となって診断すべきものについては，「疾患を疑い専門医に依頼できる」必要がある．なお，専門医に求められるレベルとしては，「疾患を理解し説明できる」という到達度は除外されている．

一般目標：「顎関節症の治療および管理を行うために必要な知識，技能，態度を修得する」

治療に関する到達目標は，知識，態度，技能のすべての領域に及ぶため，必須到達度は到達目標ごとに「A：自身で実施できる」,「B：指導のもとで実施できる」,「C：適応症を判断できる」,「N：適応症を判断できない」の４つに分類される．顎関節症は病態ごとに治療・管理目標があり，初期治療診療ガイドラインが顎関節学会から提示されている．顎関節症は保存療法が主体で，患者自身で自己管理することも初期治療に含まれるため，患者への生活指導や理学療法の指導などがある．その他の治療には，理学療法，薬物療法，オクルーザルアプライアンス（スプリント）療法，外科的療法などがあるが，外科的療法や補綴歯科治療は「適応症を判断できる」ことが必須到達度であり，その他の治療については一部の薬物療法以外は「自身で実施できる」ものとされている．

一般目標：「医療安全，医療倫理，感染予防対策，個人情報保護に沿った診療を実施するために必要な知識，技能，態度を修得する」

医療安全，医療倫理に関する到達目標は，知識，態度，技能のすべての領域に及ぶため，必須到達度は到達目標ごとに「A：実施できる」,「N：実施できない」の２つに分類される．この領域では，医療安全，医療倫理，インフォームド・コンセント，感染予防対策，個人情報保護法に沿った診療を実施するための必要な知識を持ち，すべて実施できることが専門医に求められる事項であり，すべての中項目についての必須到達度は「実施できる」とされている．

一般目標：「生涯学習，EBMを実践するために必要な知識，技能，態度を修得する」

生涯学習に関する到達目標は，知識，態度，技能のすべての領域に及ぶため，必須到達度は到達目標ごとに「A：実施できる」,「N：実施できない」の２つに分類される．この領域では，学術論文の作成をする，学会発表をする，学術大会，教育研究会に参加する，症例検討会に参加する，EBMの重要性を説明できる，以上のすべてが専門医に求められる事項であり，専門医として生涯学習し続けることが求められている．したがって，この領域のすべての中項目についての必須到達度は「実施できる」とされている．

（古谷野潔，桑鶴利香）

（付録）一般社団法人 日本顎関節学会 歯科顎関節症専門医研修カリキュラム

1．一般目標

一般社団法人日本顎関節学会顎関節症専門医（以下，専門医とする）として，国民，顎関節症患者，地域の歯科医師および医師等の社会的要請に応えるために顎関節症診療に関連する基本的知識，態度，技能を修得する．

A．顎関節症の診断，治療に必要な基本知識

一般目標：顎関節症の診断，治療に必要な基本知識を修得する．

到達目標：

（1）顎口腔系の構造を説明できる．
（骨・軟骨，歯・歯列，咀嚼筋と関連筋，神経系，脈管系，顎関節，靱帯，唾液腺）

（2）顎口腔系の機能を説明できる．
（神経筋機構，咀嚼，開口，嚥下，構音，その他）

（3）咬合・顎運動を説明できる．
（顎運動，下顎位，咬合接触，咬合力，顎関節負荷と生体反応）

（4）顎口腔系の発生，成長・発育，加齢変化を説明できる．
（頭蓋・顎顔面，顎関節，歯列と咬合，機能，モデリング・リモデリング）

（5）顎口腔系の習癖を説明できる．
（ブラキシズム，習癖・異常運動，姿勢）

（6）痛みの基本事項を説明できる．
（痛みの発生メカニズム，痛みの伝導路・伝達物質，痛みの抑制系，慢性疼痛，侵害受容性疼痛，神経因性疼痛，心因性疼痛，関連痛）

（7）心身医学・精神医学の基本事項を説明できる．
（心身症（狭義，広義），精神疾患・精神障害の診断基準，その他）

（8）顎関節症の病態を説明できる．
（咀嚼筋痛障害，顎関節痛障害，顎関節円板障害，変形性顎関節症）

（9）顎関節症の疫学的特徴を説明できる．
（患者数，年齢分布，性差，自然経過）

（10）顎関節症の発症メカニズムと症候，継発する病態を説明できる．
（多因子説・リスク因子，咀嚼筋痛，顎関節痛，関節雑音，開口障害，顎運動異常，顎関節退行性変化，咬合異常）

B. 顎関節症の診断，治療に必要な診察，検査

一般目標：顎関節症の診断，治療において診察し，検査を選択し，施行するために必要な知識，技能，態度を修得する.

到達目標：

（１）医療面接を実施できる.
（主訴，現病歴，既往歴，家族歴，生活歴，生活習慣・習癖，社会・心理的状況，QOL，質問票）

（２）口腔外の診察を実施できる.
（顎関節，咀嚼筋，顎運動，その他）

（３）口腔内の診察を実施できる.
（歯・歯槽骨，歯列・咬合接触・下顎位，口腔軟組織）

（４）必要な血液検査を選択できる.

（５）血液検査の所見を説明できる.

（６）顎口腔機能検査所見を説明できる.
（筋電図，顎運動，咬合接触圧・咬合力）

（７）画像検査所見を説明できる.
（パノラマＸ線撮影法（回転方式），パノラマ顎関節撮影法（４分割），顎関節単純撮影法，頭部Ｘ線規格撮影法，Ｘ線断層撮影法，コンピュータ断層撮影法（CT），磁気共鳴撮像法（MRI），顎関節腔造影法，その他）

（８）関節鏡検査の適応を説明できる.

（９）心身医学・精神医学的診察の必要性を説明できる.
（精神医学的医療面接，多軸診断，心理テストなど）

C. 顎関節症の診断

一般目標：顎関節症の診断に必要な知識，技能，態度を修得する.

到達目標：

（１）顎関節症の診断および病態診断ができる.
（咀嚼筋痛障害（Ⅰ型），顎関節痛障害（Ⅱ型），顎関節円板障害（Ⅲ型）：(a. 復位性（Ⅲ a 型），b. 非復位性（Ⅲ b 型），変形性顎関節症（Ⅳ型））
註１：重複診断を承認する.
註２：顎関節円板障害の大部分は，関節円板の前方転位，前内方転位あるいは前外方転位であるが，内方転位，外方転位，後方転位，開口時の関節円板後方転位などを含む.
註３：間欠ロックは，復位性顎関節円板障害に含める.

（２）顎関節症以外の顎関節疾患と鑑別できる.
（先天異常・発育異常，外傷，炎症，腫瘍および腫瘍類似疾患，顎関節強直症，分類困難な顎関節疾患）

（３）顎関節症類似の臨床症状を呈する疾患と鑑別できる.
（頭蓋内疾患，隣接臓器の疾患，筋骨格系の疾患，心臓・血管系の疾患，神経系の疾患，頭痛，精神神経学的疾患，その他の全身性疾患など）

D. 顎関節症の治療・管理

一般目標：顎関節症の治療および管理を行うために必要な知識，技能，態度を修得する．

到達目標：

（1）各病態に対し治療・管理目標を設定できる．
初期治療では本学会の診療ガイドラインを参考に適切な対応をとることができる．
（咀嚼筋痛障害（Ⅰ型），顎関節痛障害（Ⅱ型），顎関節円板障害（Ⅲ型）：(a. 復位性（Ⅲ a 型），b. 非復位性（Ⅲ b 型）)，変形性顎関節症（Ⅳ型））

（2）生活指導，習癖の指導を行える．

（3）理学療法を行える．
（物理療法，運動療法，その他）

（4）薬物療法を行える．
（消炎鎮痛薬，鎮痙薬 *，抗不安薬 *・抗うつ薬 *，その他）
注：顎関節症患者に対して * の薬剤は有効な場合があるが，適応外処方となるため，医師との医療連携が望ましい（下記（9）参照）

（5）オクルーザルアプライアンス（スプリント）療法を行える．
（スタビリゼーションアプライアンス，その他）

（6）咬合治療を行える．
（咬合調整，補綴歯科治療，矯正歯科治療，その他）

（7）マニピュレーションを行える．

（8）外科的療法の適応症を判断できる．
（顎関節腔穿刺法（パンピング），顎関節腔洗浄療法（アルスロセンテーシス），関節鏡視下手術，顎関節開放手術）

（9）心身医学・精神医学的な因子を有する患者への対応ができる．
（心身医学療法，薬物療法，精神科等との連携，その他）

E. 医療倫理，感染予防対策，個人情報保護

一般目標：医療安全，医療倫理，感染予防対策，個人情報保護に沿った診療を実施するために必要な知識，技能，態度を修得する．

到達目標：

（1）医療安全に沿った診療が実施できる．
（2）医療倫理に沿った診療が実施できる．
（3）インフォームド・コンセントに沿った診療が実施できる．
（4）感染予防対策に沿った診療が実施できる．
（5）個人情報保護に沿った診療が実施できる．

F．生涯研修，EBM の必要性と生涯学習の習慣

一般目標：生涯学習，EBM を実践するために必要な知識，技能，態度を修得する．

到達目標：

（1）学術論文を作成する．

（2）学会発表をする．

（3）学術大会，教育研修会に参加する．

（4）症例検討会に参加する．

（5）EBM の重要性を説明できる．

索引

アルファベット

和文

あ

い

う

え

お

か

き

く

け

こ

さ

し

す

せ

そ

た

ち

つ

て

と

な

よ

り

れ

ろ

この度は弊社の書籍をご購入いただき、誠にありがとうございました。
本書籍に掲載内容の更新や訂正があった際は、弊社ホームページ「追加情報」にてお知らせいたします。下記のURLまたはQRコードをご利用ください。

http://www.nagasueshoten.co.jp/extra.html

新編 顎関節症 改訂版　　ISBN 978-4-8160-1350-8

© 2013. 11. 23　第1版　第1刷
2018. 7. 2　第2版　第1刷

編　　一般社団法人 日本顎関節学会
発行者　永末英樹
印刷　株式会社 サンエムカラー
製本　新生製本 株式会社

発行所　株式会社　**永末書店**

〒602-8446　京都市上京区五辻通大宮西入五辻町 69-2
（本社）電話 075-415-7280　FAX 075-415-7290　（東京店）電話 03-3812-7180　FAX 03-3812-7181
永末書店 ホームページ　http://www.nagasueshoten.co.jp